퀄린 박사의
암을 이기는 **영양요법**의 **힘**

퀼린 박사의

암을 이기는
영양요법의 힘

패트릭 퀼린 지음 | 박창은·한재복 옮김

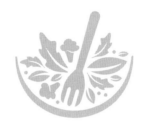

중앙생활사

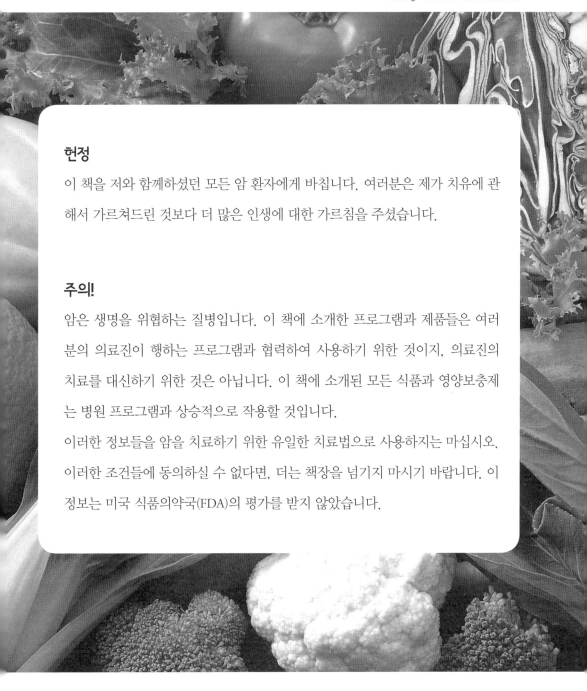

헌정

이 책을 저와 함께하셨던 모든 암 환자에게 바칩니다. 여러분은 제가 치유에 관해서 가르쳐드린 것보다 더 많은 인생에 대한 가르침을 주셨습니다.

주의!

암은 생명을 위협하는 질병입니다. 이 책에 소개한 프로그램과 제품들은 여러분의 의료진이 행하는 프로그램과 협력하여 사용하기 위한 것이지, 의료진의 치료를 대신하기 위한 것은 아닙니다. 이 책에 소개된 모든 식품과 영양보충제는 병원 프로그램과 상승적으로 작용할 것입니다.

이러한 정보들을 암을 치료하기 위한 유일한 치료법으로 사용하지는 마십시오. 이러한 조건들에 동의하실 수 없다면, 더는 책장을 넘기지 마시기 바랍니다. 이 정보는 미국 식품의약국(FDA)의 평가를 받지 않았습니다.

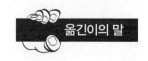

음식이 약이 되게 하고,
약이 음식이 되게 하라!

　암이란 우리 몸의 세포가 비정상적으로 변화되어 무한정 증식하는 병이다. 이와 같은 병적인 변화에는 여러 가지 요인이 관여하겠지만 크게 보면 암을 일으키려는 힘(발암력)과 암을 막으려는 힘(항암력)의 균형이 암을 일으키는 힘 쪽으로 기울어진 채 오랜 기간 지속되는 것이 그 원인이라 하겠다.

　산업화·과학화·현대화는 인간의 생활을 좀더 편리하고 풍요롭게 했지만 그 부작용으로 많은 발암인자를 만들어냈고, 간편해진 식생활 문화는 우리의 식탁으로부터 좋은 항암인자들을 빼앗아갔다. 그 결과 현대인들은 인류 역사상 가장 암이 발생하기 쉬운 조건을 구비하게 된 것이다.

　한의학에서 정기(精氣 혹은 正氣)가 충만하면 사기(邪氣)가 침범하지 않는다는 개념은 질병의 발생을 이해하는 데 중요한 기본개념이다. 따라서 치료에서는 정기를 기름과 동시에 사기를 제거하는 것, 즉 부정거사(扶正拒邪)가 하나의 강령이 된다.

이러한 개념은 암에도 그대로 적용될 수 있다. 정기란 항암력이라고 할 수 있고, 사기란 발암력이라고 할 수 있다. 이렇게 본다면 암의 이상적인 치료법은 항암력을 길러주고 발암력을 억제하는 것이라고 하겠다.

그런데 현대의학적인 암치료는 사기를 제거하는 것에 초점을 맞추고 있기 때문에 정기를 기르는 것에는 소홀한 면이 크다.

이 책의 목적은 암 환자나 그 가족, 암 예방에 관심이 있는 모든 사람에게 스스로 항암력, 즉 정기를 기르는 방법을 학습시키는 데 있다. 정기를 기르는 데는 여러 가지 방법이 있을 수 있겠지만, 그중에서도 가장 중요한 것은 정(精)이라는 글자 자체를 들여다보면 알 수 있듯이 낟알 곡식[米]과 푸른 채소와 맑은 물[靑], 즉 먹고 마시는 음식(飮食)이 가장 중요하다.

영양요법이란 질병의 예방과 치료에 영양학적인 지식을 적용하는 것이다. 즉 음식이 약이 되게 만드는 방법의 하나라고 할 수 있다. 이 책은 암과 관련된 영양요법에 초점을 맞추고 있으며, 부수적으로 운동이나 호흡, 마음의 수양 등과 관련된 내용을 포함하고 있다.

'의식동원(醫食同原)'이라든지 '음식이 약이 되게 하고, 약이 음식이 되게 하라'라는 말은 흔히 하지만 실제로는 의과대학이나 한의과대학에서 영양학적인 교육을 하지 않기 때문에 의사나 한의사들은 대부분 영양학적인 측면에서 제대로 된 섭생 지도를 하지 못하고 있는 실정이다.

사실 먹는다는 것은 매일, 그것도 여러 차례 해야만 하는 일상적인 일이고 매끼 다른 사람이 먹을거리를 정해주기는 현실적으로 어려움이 따른다. 따라서 영양요법은 생활요법이라는 특성상 환자 자신이나 가족의 몫이 될 수밖에 없다. 이 책이 좋은 참고서 내지 지침서가 되어줄 수 있으리라 믿는다.

이 책의 가장 큰 특징은 과학적인 증거들을 기반으로 하여 쓰여졌다는 점이다. 시중에는 암 치료약으로 가장한 건강보조식품이나 대체의학적인 방법들, 그리고 암을 완치시킨다는 명의(名醫)들의 광고가 넘쳐나고 있다. 신문이나 잡지에 실린 기사로 가장한 많은 광고를 보면 단지 사람들을 현혹하고 유인하는 말들로만 잘 포장하고 있을 뿐, 과학적인 근거가 결여되어 있는 경우가 많다.

암은 완치되는 질병이 아니다! 설사 조기에 발견하여 수술, 항암제, 방사선요법, 골수이식 등을 성공적으로 했다고 하더라도 힘의 균형을 항암력 쪽으로 기울어지게 하여 계속 유지하지 못한다면 언제든 재발하거나 새로운 암이 발생할 수 있기 때문이다.

따라서 암은 완치되는 질병이라기보다는 당뇨, 고혈압, 비만과 같이 평생 관리를 해야 하는 질병이다. 그 관리 항목의 처음에 두어야 할 것은 음식이라고 할 수 있으며, 그런 면에서 이 책은 한 번 보고 던져버릴 책이 아니라 두고두고 참고해야 할 책이다.

이 책에 소개된 많은 영양소는 항암뿐만 아니라 항노화, 항염증 등의 효과도 있어 다른 질환에도 응용이 가능하다. 이 책에는 대체·보완의학에서 사용하고 있는 거의 모든 영양소가 설명되어 있다. 따라서 이 책은 암 환자의 식단을 짤 때나 건강보조식품, 영양제 등을 선택할 때 큰 도움을 줄 것이다.

　내용 중 생소한 단어들이 많고 다소 중복되거나 산만하게 느껴지는 구성으로 책을 읽는 데 약간 어려움이 있더라도 각 영양소에 관한 내용들을 정리, 요약해가면서 차근차근 학습하다 보면 어느새 영양요법의 전문가가 된 자신을 발견하게 될 것이다.

　한 가족의 건강이 밥상에서 시작된다고 본다면 영양요법에 관한 학습은 먹을거리를 책임지고 있는 대다수 주부에게 절실히 요구된다. 이 책이 암 환자나 그 가족뿐만 아니라 영양요법에 관심있는 모든 분에게 도움이 되기를 바란다.

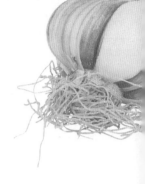

옮긴이의 말 6

건강한 암 환자가 되기 위한 21일 훈련법 13

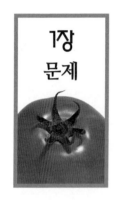

1장
문제

암과의 전쟁에서 계속되는 패배

프롤로그 39

1. 무엇이 암을 유발하는가 54

2. 암과의 전쟁에 대한 경과 보고 64

3. 요즘 이용되는 암치료법 79

4. 주치의에게 알려라 104

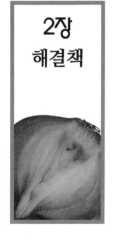

2장
해결책

공격적인 영양요법

5. 영양요법은 암치료 결과를 개선한다 113

6. 암 환자들의 영양실조 128

7. 영양소는 의학적 치료결과를 개선한다 137

8. 영양요법은 면역기능을 개선한다 145

9. 혈당을 낮추어서 암의 성장을 늦춘다 157

10. 생물학적 반응 변조자로서의 영양소 170

11. 영양소 시너지의 힘 184

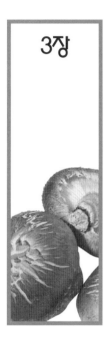

3장

암에 대항하기 위한 식품과 영양보충제

12. 전체 음식의 치유력　191

13. 암에 대한 건강보조식품　200

14. 한약　208

15. 선 추출물　224

16. 지방　229

17. 미네랄　239

18. 효소　250

19. 비타민　254

20. 음식 추출물　281

21. 부속인자들　296

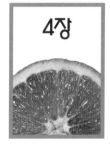

4장

전반적인 건강상태 개선하기

22. 암의 기저요인 변화시키기　311

23. 암의 증상 이겨내기　337

24. 맺음말　339

참고문헌　342

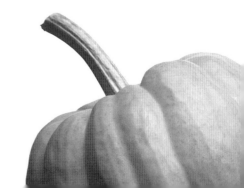

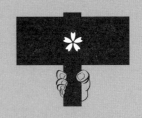

건강한 암 환자가 되기 위한
21일 훈련법

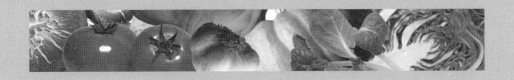

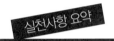

건강한 암 환자가 되기 위한
21일 훈련법

만약 책 읽는 것이 힘들 정도로 많이 아프다면 이 단원을 보세요. 암을 물리치는 과정을 21일로 나누어 기본적인 것만 간단하게 설명했습니다.

> *"결국 당신이 받는 사랑의 양은 당신이 준 사랑의 양과 같을 것이다."*
>
> – 애비 로드, Beatles, 1969

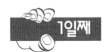 **1일째** **희망, 낙관 그리고 투지 넘치는 영혼**

암이 아니라 당신의 몸 가운데 제대로 작동하고 있는 부분에 초점을 맞춰라. 지금 이 책을 읽을 수 있을 정도라면 당신 몸의 일부, 아마도 많은 부분이 제대로 작동하고 있을 것이다. 생각할 수 있는 모든 것에 감사하라. 감사는 몸과 마음을 치료하는 약이다.

당신의 인생에서 우선순위를 차지하는 것들은 무엇인가? 암이라는 진단을 받은 후에 그것들의 순위가 바뀌었는가? 더 나아졌는가? 암이 비록 생명을 위협하기는 하지만, 당신의 의식을 일깨우는 가치를 지닌 것이라고 여길 수 있나?

우리는 모두 죽을 것이다. 우리가 궁금해하는 것은 '죽을까, 안 죽을까'가 아니라 '언제 죽을까'이다. 암 환자들에게는 이 '언제 죽을까'가 더 절박한 문제가 된다. 그러나 유한한 우리 생명은 우리 모두에게 언제나 문제가 되어야 한다. 생명은 소중한 것이다. 낭비되어서는 안 된다. 그러나 많은 사람이 사소하고 하찮은 일들로 일상을 가득 채우고 있다. 우리는 너무나 많은 시간을 별 의미도 없는 일들을 걱정하느라 소모하고 있으며, 인생에서 정말로 문제가 되는 것들은 돌아보지 못한다.

- 지금 여기에서
- 당신의 사명을 가치 있게 여기고
- 당신의 친구들과 가족들을 소중히 여겨라.
- 일몰과 일출을 감상하고
- 당신 주위에 널려 있는 아름다움과 음악과 웃음과 재미를 흠뻑 느끼되 불협화음이나 형편없는 상업주의에 빠져들지는 말라.
- 창조주와 평화롭게 지내고 그를 이해하려고 하라.

사람들은 언제나 암을 물리치고 있다. 그러나 죽음에 대한 공포가 살아야 할 이유는 될 수 없다. 당신의 장례식 때 사람들이 무슨 얘기를 하기를 바라는가?

새로워진 목적의식과 감사, 인생에서 진정으로 기억할 만한 것들에 대한 적당한 전망을 가지고 오늘부터 시작하라. 투지 넘치고 '열의 있는' 영혼을 만들라. 다가올 암치료의 긴 여정에서 많은 도움을 줄 것이다. 당신이 의욕을 잃고 지쳐 있을 때 당신에게 계속해서 동기를 부여해줄 수 있는 '동료 환자(co-patient)', 애인 혹은 가족을 찾아라. 열의를 가져라.

'열의'라는 말에는 '신명'이라는 뜻이 내포되어 있다. 즐거움, 열의, 감사 그리고 이타심을 가질 때 우리 몸은 신의 생명이 깃드는 성전이 된다.

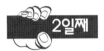 2일째 지식, 선택사항, 정보수집

당신의 암을 진단한 의사가 치료하기 위해 어떤 계획을 세워놓았다 해도, 그것이 암을 치료하기 위한 유일한 치료법은 아닐 것이며, 또한 가장 좋은 치료법이 아닐 수도 있다. 따라서 선택사항을 검색해볼 필요가 있다.

요즘은 누구나 쉽게 정보를 얻을 수 있다. 인터넷 서핑을 하며 당신과 같은 암 환자들을 도와줄 수 있는 사람들의 전화번호와 정보를 수집하라. 자신이 암치료 지식을 많이 가지고 있을수록 앞으로의 치료를 누구에게 맡길지 올바른 선택을 할 수 있다.

당신이 너무 피곤해서 이러한 일을 할 수 없다면, 이 분야의 전문가에게 의뢰하라. 당신과 같은 종류의 암을 성공적으로 치료한 경험이 있는 의사들에 대해 상세하게 알아봐줄 수 있는 사람이어야 한다.

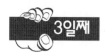 ## 식이요법의 상승효과

상승작용이란 1+1이 단순히 그 합인 2보다 더 큰 것, 예를 들면 3이나 500이 되는 걸 뜻한다. 어떤 요인들이 결합해서 작용할 경우 기대했던 것보다 더 큰 효과가 나타나는 것이다.

암치료를 위해서는 '특효약'이라는 영양소에 의존하지 말라. 그런 것은 없다. 인체에는 50여 가지의 알려진 필수영양소와 건강식에만 있는 수백 가지의 유익한 영양소가 필요하다. 여기서 필수영양소란 인체가 대사로 생산하지 못하므로 꼭 외부에서 섭취해야 하는 영양소를 의미한다.

차에서 가장 중요한 부분은 무엇인가? 어떤 사람들은 '엔진'이라고 한다. 그렇다면 엔진 하나만 있으면 그걸 몰고 집까지 갈 수 있는가? 차는 건강한 인체와 마찬가지로 많은 필수부품으로 이루어져 있다.

가장 중요한 것은 당신에게 부족한 부분이다. 집을 지을 때는 모든 재료가 적절한 비율로 적절한 시간에 준비되어 있어야 한다. 그렇지 않으면 견고한 집을 지을 수 없다. 사람의 몸도 마찬가지다. 적절한 영양소들을 적절한 비율로 적절한 시간에 섭취해야만 신체는 질병과 기꺼이 싸울 수 있다.

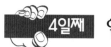 ## 암을 굶겨라

암은 설탕을 먹고 산다. 과학자들은 이것을 '편성 포도당 대사체'라고 한다. 암세

포가 이용하는 연료를 줄임으로써 암의 성장을 늦출 수 있다. 현대인들은 늘 달콤한 음식과 음료를 많이 먹고 있다.

이로써 혈중의 포도당 농도가 항상 높게 유지되어 암, 당뇨병, 고혈압, 심장병, 곰팡이 감염증 같은 많은 질병이 야기된다. 혈당을 일정하게 높이는 식사를 하면서 암을 물리치려고 노력하는 것은 산불을 끄려고 애쓰고 있는데 옆에서는 기름을 뿌리는 것과 같다.

단 음식을 먹지 말라. 과일을 비롯해 달콤한 음식은 아주 조금만 섭취하라. 혈당을 연소시켜 관리하기 쉬운 수준으로 내릴 수 있도록 운동을 시작하라. 당신이 암을 굶기기 시작하면 암은 행복해하지 않을 것이다.

당신은 지금보다 훨씬 더 많이 단 음식에 대한 욕망을 느낄 것이다. 하지만 그것을 이겨내고 끝까지 참아내야 한다. 불편함을 참고 앞으로 나아가야 한다.

생선과 채소들을 식사의 주요 식품으로 삼아라. 과일은 신선한 것으로 소량만 다른 음식과 섞어서 섭취한다면 혈당을 별로 증가시키지 않을 것이다. 계피는 혈당을 안정시키는 데 도움을 주므로 아끼지 말고 사용하라. 크롬과 마그네슘을 보충할 수 있는 보조식품을 섭취하라. 1년에 1인당 약 64kg가량인 평균 섭취량 이상으로 설탕을 잔뜩 먹으면서 암을 물리치는 환자는 여태껏 보지 못했다.

5일째 영양실조를 피하라

암은 소모성 질환이다. 40% 이상의 암 환자가 실제로는 암 때문이 아니라 영양실조로 사망한다. 암은 식욕을 감소시키면서 칼로리 소모를 증가시키는 화학물질을 생산해낸다. 이로써 많은 암 환자의 체중이 감소하기 시작한다.

영양상태가 나쁘면 생명을 위협하는 질병과 맞서 싸울 수가 없다. 암세포를 죽이는 임무를 부여받은 면역계를 활성화하려면 적절한 영양을 섭취해야 한다. 면역계의 주된 요소는 단백질이다.

영양실조라고 하면 보통 영양이 부족한 상태, 즉 단백질, 지방, 포도당 등의 거대 영양소가 부족한 상태를 생각하게 된다. 그러나 '영양실조'는 영양의 조화가 깨진 모든 상태를 의미한다.

요즘 우리 주변에서 흔히 볼 수 있는 영양실조와 이 책에 앞으로 등장할 영양실조는 단백질, 탄수화물, 지방 등의 거대 영양소는 풍부해서 겉으로 보기에는 체격도 건장하고 건강해 보이지만 비타민, 미네랄 등 우리 몸에 꼭 필요한 미세 영양소가 부족한 경우이다.

6일째 영양 + 약물 = 더 나은 결과

화학요법이나 방사선은 암세포를 죽이기도 하지만, 인체 전체에 대한 독작용도 가지고 있다.

영양상태가 양호한 암 환자는 화학요법이나 방사선으로부터 건강한 세포들은 보호하고, 암세포들은 약물에 더욱 취약하게 만들 수 있다. 즉 적절한 영양은 화학요법과 방사선이 암에만 더욱 특이적으로 작용하게 만들어서 환자에게는 피해가 덜 발생하도록 만드는 것이다.

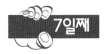 ## 7일째 면역계의 힘을 증강시켜라

면역계는 인체에서 경찰이나 군인, 환경미화원 등의 역할을 수행하는 20조 개의 세포로 구성된다. 면역계는 인체에 나쁜 암, 곰팡이, 세균, 바이러스 그리고 죽은 세포들을 포함해서 정상적인 생리활동에 참여하지 않는 모든 세포를 죽인다.

"나쁜 놈들은 죽이고 쓰레기는 치워." 이것이 면역계가 하는 일이다. 그런데 당신이 암을 가지고 있다는 것은 면역계에 뭔가 문제가 있다는 것을 의미한다. 대개는 스트레스, 독소, 영양실조 등이 문제가 된다.

전문적으로 만들어진 영양보조식품을 섭취하라. 스트레스를 줄여라. 안내자의 도움을 받아 당신의 면역세포들이 마치 상어떼처럼 암세포들을 집어삼키는 상상을 하라. 이 기술은 실제로 효과가 있다! 당신의 몸에서 독소들을 제거하라. 현대인의 몸속에는 산업시대 이전의 원시조상들에 비해 1,000배나 많은 독성 중금속이 들어 있다. 독소들은 면역계가 암세포에 대항하여 싸우는 능력을 무력화한다.

우리 몸속에선 하루에도 수십억 번의 세포분열이 일어나므로 실수를 일으킨 세포도 있게 마련이다. 실수를 일으킨 세포들 중에서 때로는 암세포로 자라는 것들도 생기지만, 면역계가 결함이 생긴 세포들을 인식하여 미리 제거한다.

성인들은 평균적으로 일생 동안 여섯 번 정도 암과 전투를 벌인다. 42%는 암으로 사망하지만, 58%는 훌륭한 면역계를 가지고 있어서 결함이 있는 세포들이 생명을 위협하는 암 덩어리로 자라지 못하게 막는다. 당신도 면역계가 제대로 작동하여 암을 빨리 낫게 하라.

면역계를 강화하는 것으로 알려진 영양제로는 초유 추출물(lactoferrin, transfer factor), 알로에 추출물, 잎새버섯 추출물(Maitake D-fraction), 곰팡이 추출물(1,3 beta glucan), IP-6(phytic acid), MGM-3(버섯 추출물+IP-6), 에시악(essiac) 차 등이 있다.

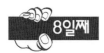 **8일째 유기농 식품의 치유력**

암에 대한 정답은 놀랄 정도로 단순할 수 있다. 미국의 두뇌가 뛰어난 연구자들은 30년 동안 450억 달러를 써가며 암치료와 관련된 복잡한 문제들과 씨름했다. 그러나 자연은 수천 년 동안 그 딜레마를 풀고 있었다.

우리 모두가 언제나 암에 걸리지만 유기농 식품 속에 있는 마법의 성분들이 암을 물리칠 수 있도록 도와주고 있었던 것이다. 장과(漿果, 딸기류)에 들어 있는 엘라직산(ellagic acid)은 암세포의 '자살'을 유도한다. 토마토에 있는 라이코펜(lycopene)은 암의 성장을 억제할 수 있게 돕는다.

콩 속에 있는 제니스테인(genistein), 푸른 잎 채소에 있는 글루타치온(glutathione), 마늘에 있는 S-알릴 시스테인(S-allyl cystein) 등과 이보다 훨씬 더 많은 물질이 21세기의 새로운 항암제로서 과학적인 입증을 받았다.

제약회사들이 임상실험을 하는 데 걸리는 7년이라는 세월을 기다릴 필요도 없고, FDA의 승인을 기다릴 필요도 없으며, 독작용을 많이 가지고 있으면서도 한 달치 가격이 수천 달러씩이나 하는 약들을 의사가 처방해주기를 기다리지 않아도 된다. 이들 기적의 항암제는 집 근처의 식료품 가게나 건강보조식품 가게에서 당신을 끈질기게 기다리고 있다.

- 음식들은 가능한 한 자연적인 상태로 먹어라.
- 장이 받아주는 한 여러 색깔의 채소를 먹어라.
- 음식이 썩거나 싹이 나지 않는다면 버려라.
- 식료품 가게의 통로에서 멀리 떨어져 있는 채소를 사라.

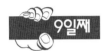 ## 9일째 영양가도 있고 맛도 있는 조리법

자, 이제 암을 물리치기 위해 건강식이 중요하다는 것을 이해했다면, 음식을 맛있게 만드는 몇 가지 요령이 필요하다. 나는 암 환자 수백 명을 위해 많은 교육을 주최했는데, 그때마다 어떤 음식이 암을 물리치는 데 도움이 되는지 얘기하곤 했다.

일반적으로 여성들이 이러한 새로운 요리의 개념을 더 잘 받아들이는 것 같았다. 대개 남자들은 그동안 유지해온 식습관을 바꾸는 데 별로 관심이 없는 것 같았다. 우리의 조리법에 콧방귀를 뀌던 남성들은 지금 거의 살아 있지 않다.

자연으로부터 곧바로 얻은 간단한 음식에 건강에 좋은 양념들을 묻혀서 간편하고 맛있는 식사를 만들어 먹으려고 노력해야 한다. 압착기, 전자레인지, 그릴 등은 영양가 있는 음식을 만드는 데 도움을 주는 훌륭한 조리도구이다.

그러나 어떤 음식은 날것으로 먹을 때 가장 영양가가 높다. 예를 들면 채소나 과일 같은 것들이다. 고속 믹서기는 입맛이 당기지 않거나 그냥 먹기에는 부담스러운 음식을 분쇄해 부드러운 음료나 훌륭한 수프로 만들 수 있다.

아침은 삶은 달걀 두 개와 선식 한 그릇, 멜론 반 컵을 먹어보라. 점심은 삶은 닭 가슴살에 시금치와 양파를 곁들인 샌드위치, 현미밥, 이탈리아식 드레싱을 묻힌 진한 색깔의 야채 한 그릇, 디저트는 딸기 반 컵으로 해보자. 저녁은 레몬즙을 뿌린 구운 넙치, 구운 감자, 신선한 토마토와 양파에 이탈리아식 드레싱, 디저트는 신선한 파파야 반 컵으로 하면 좋을 것이다.

이들은 모두 영양가 있는 음식들로서 쉽게 그 맛에 익숙해질 수 있고, 만들기도 편하고, 동네 식료품 가게에서 쉽게 구할 수 있다. 그리고 당신이 암을 물리칠 수 있게 도와줄 것이다.

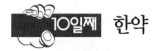 **한약**

암을 치료하기 위해 수천 년 동안 사용된 한약은 수천 가지나 된다. 암의 치료를 보증하는 것은 아무것도 없다. 그러나 많은 한약은 면역기능과 해독기전을 독작용 없이 촉진한다. 만약 모든 암 환자가 매일 먹어야 할 기본적인 한약을 먹길 원한다면, 마늘부터 시작하라. 음식으로든, 양념으로든, 알약으로든지 간에.

한약에 관한 단원에서 보듯이, 주목받을 만한 다른 한약이 많다. 황기, 히드라스티스(goldenseal), 감초, 인삼, 은행나무, 생강 등은 암 환자의 회복을 도와주는 한약으로 각광받고 있다.

당신의 질병과 현재 받고 있는 치료, 위장의 내성 그리고 호주머니 사정을 고려했을 때 어떤 한약이 가장 적합한지 한의사와 상의하라.

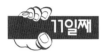 ## 11일째　건강에 좋은 기름

너무 많은 기름과 좋지 않은 기름이 많은 이의 생명을 단축시키고 있지만, 한편에서는 새로운 형태의 영양실조인 필수지방 결핍이 발생하고 있다. 생선기름, 유리지치 혹은 앵초기름, 아마기름, 포합형 프로바이오틱스레익산(소나 양과 같은 반추동물의 젖과 고기에서 추출), 상어 간 기름 등은 모두 암을 물리치는 데 도움이 되는 기름이다.

간단하게 시작하려면, 생선기름 캡슐을 하루에 몇 개씩 먹는 것으로 시작하라. 가급적이면 비타민 A와 D가 파괴되지 않은 상태에 있는 대구 간 기름이 좋다. 아마기름, 올리브기름, 물, 식초와 기타 양념 등으로 맛있고 건강에 좋은 이탈리아식 샐러드 드레싱을 만들 수도 있다.

음식으로 섭취된 몸에 유익한 기름은 암을 물리치는 데 유익한 프로스타글란딘을 만들어내는 공정에 공급된다. 몸에 좋은 기름은 세포막을 덮고, 인슐린을 더 효과적으로 만듦으로써 혈당을 낮추는 데 도움이 된다. 면역세포들이 암세포를 더 잘 인식하고 파괴할 수 있도록 해주기도 한다.

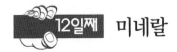 ## 12일째　미네랄

옛날 농부들은 곡물을 기르기 전에 거름과 퇴비로 땅을 비옥하게 만들었다. 오늘날에는 기본적인 비료로 질소, 인, 칼륨만을 사용한다. 수확을 거듭할수록 땅과 우리 몸에서 건강에 필수적인 미네랄은 점차 결핍되어간다.

예를 들면 과학자들은 먼지만큼 적은 양의 셀레늄(하루에 200microgram)이 암 발병률을 60%나 감소시키고 면역기능을 놀랄 만큼 증가시킬 수 있다는 것을 발견하였다. 동물에게 마그네슘을 주지 않으면 자연적으로 림프종이 발생한다. 암 환자가 점점 증가하는 원인 중에서 일부는 필수 미네랄의 광범위하고도 심각한 결핍 때문이다.

상당량의 칼슘, 마그네슘, 크롬, 셀레늄이 들어 있는 기본적인 미네랄 보충제를 사라. 다시마를 비롯하여 해조류를 섭취하라. 해조류에는 바다에서 발견되면서 체액에서도 발견되는 미량의 미네랄이 풍부하게 함유되어 있다.

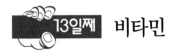 ## 13일째　비타민

비타민은 공장에서 일하는 노동자와 같다. 열량은 에너지를 얻기 위한 연료이고, 미네랄은 구조의 일부가 되거나 비타민이 일하는 것을 돕는다. 사람들은 대부분 비타민 결핍 상태이며 하루 권장량도 섭취하지 못하고 있다. 동네의 건강보조식품 가게에서 지식이 있는 판매원을 찾아 품질이 괜찮은 종합비타민제를 구입하

라. 예산이 허락한다면 비타민 C(하루에 3~18g)와 비타민 D(하루에 2,000~4,000iu)를 함께 복용하라.

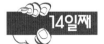 **14일째** ## 프로바이오틱스 : 우호적인 세균

엘리 메치니코프 교수는 1908년 면역계에 대한 연구로 노벨상을 수상했다. 후에 그는 요구르트를 만드는 세균(lactobacillus)을 발견했으며, "죽음은 대장에서 시작된다"고 선언하였다. 실제로 그럴 수 있다. 현대인의 장은 불량한 세균들과 자유기*에 점령당했다.

우리가 영양가 있는 음식을 섭취하면, 대장에서 군집을 잘 형성하고 있는 우호적인 세균들이 마치 새가 벌레를 잡아먹듯이 곰팡이들을 잡아먹는다. 많은 사람이 기름과 설탕을 너무 많이 먹고 섬유질은 부족하게 섭취한다. 요구르트나 김치 같은 프로바이오틱스(probiotics)는 거의 먹지 않고, 우호적인 세균까지 포함해서 몸에 있는 모든 세균을 쓸어내버리는 항생제를 복용하며, 각종 스트레스에 자신들을 내어주고 있다.

이 모든 것이 장 내에서 좋은 세균들과 나쁜 세균들 간의 힘의 균형에 영향을 미친다. 궁극적으로 장관벽을 통해서 면역계에 영양을 공급하는 우호적인 세균들은

***자유기(free radical)** : 최외각 전자가 쌍을 이루지 못한 물질. 다른 물질로부터 전자를 빼앗는데, DNA를 공격하여 손상을 초래함으로써 암세포를 만든다. – 옮긴이

줄어들고, 곰팡이들이 과다 증식하게 된다. 장 내용물을 분해해 대변을 만드는 곰팡이들이 장 내에서 정권을 잡는 이른바 '불량생물화(dysbiosis)'나 우호적인 미생물이 제 역할을 다하지 못할 경우 건강상 문제가 많이 야기된다.

섬유질은 더 많이 섭취하고 백설탕은 먹지 말라. 깨끗한 물을 많이 마셔라. 요구르트나 김치를 매일 먹거나 프로바이오틱스를 복용하라. 매일 대변을 보도록 하라. 필요하다면 한약성분의 약한 완하제(緩下劑)를 사용해도 좋다. 40년 동안 좋지 않은 식습관과 만성적인 변비를 가지고 있었던 사람들은 때로는 장을 한번 확 씻어내야 할지도 모른다. 이 문제에 대해 검증된 전문가를 찾아보라.

면역계의 적어도 40%는 위장관 주위를 둘러싸고 있다. 장의 상태가 좋으면 암 환자는 치유되기 시작할 것이고, 장의 상태가 나쁘면 암 환자의 상태도 악화되기 시작할 것이다.

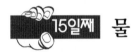 **15일째** 물

우리 몸과 지구 표면의 3분의 2는 물로 구성되어 있다. 물은 지구상에서 가장 경이로운 물질로서, 우리 몸 안에서 생명에 필수적인 액체를 구성하고 모든 세포를 감싸고 있다. 그런데 사람들은 대부분 물을 충분히 마시지 않을 뿐만 아니라 오염된 물을 마시고 있다.

환경감시단체들은 수질오염 상태가 마치 시한폭탄과 같다고 말한다. 강, 호수, 바다를 독성물질을 마구 내버려도 되는 하수도처럼 여겨왔다. 그러나 결국에는 그

물을 우리가 다시 마시게 된다. 수질오염 또한 암이 증가하게 된 원인의 하나이다.

좋은 정수기를 사서 주방에 설치하라. 이중탄소 여과장치는 10~20만 원 정도 할 것이고, 거기에 역삼투압 방식이 추가되면 두세 배 정도 비싸질 수도 있다. 필요하다면 믿을 만한 메이커의 생수를 사먹어라. 어떤 생수는 수돗물에 맛을 좋게 하기 위해 설탕을 조금 탄 것도 있다.

소변을 색깔이 깨끗하고 역한 냄새가 나지 않을 정도로 희석하기 위해 충분한 양의 물을 마셔라. 만성적인 탈수는 처음엔 쭈글쭈글해진 피부, 집중력 저하, 변비, 잦은 감염 등으로 나타나다가 결국엔 암을 일으킬 수 있다. 물은 당신의 친구이다. 깨끗한 물을 많이 마셔라.

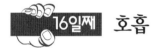 **호흡**

암은 혐기성 성장을 하는데, 이는 산소를 싫어한다는 뜻이다. 이에 반해 건강한 세포들은 호기성인데, 이는 산소를 필요로 한다는 뜻이다. 그래서 암은 산소가 잘 공급되어 있는 조직을 싫어한다.

그런데 산소가 잘 공급되는 폐조직에 암이 발생하는 것은 흡연에 따른 발암물질과 폐조직을 보호하는 항산화물질의 결핍으로 과도하게 '녹이 슬기' 때문이다. 흡연하지 않는 폐암 환자가 이 책에 나오는 지침들을 잘 따르면 암을 물리칠 수 있을 것이다.

인체가 필요로 하는 영양소 중에서 가장 필수적인 것은 산소이다. 우리는 밥을 굶어도 몇 주 내지 몇 개월은 생존할 수 있다. 물이 없으면 며칠밖에 살 수 없다. 하지만 산소가 공급되지 않으면 몇 분 내에 사망한다. 우리는 산소를 필요로 하는 창조물로 만들어진 것이다.

하지만 암은 정반대이다. 불행히도 많은 사람이 얕은 호흡만 하면서 살고 있고, 횡격막을 이용한 심호흡으로 신체조직에 산소를 충분히 공급하는 것보다는 뭘 먹는가가 더 중요하다고 생각하고 있다.

적당한 운동과 요가나 체조를 하라. 이제부터 제대로 숨쉬기를 시작하라. 바닥에 누워서 배 위에 책을 얹고 책을 위로 밀어올리면서 공기를 빨아들여 폐의 밑바닥까지 공기가 도달하게 하라. 폐가 완전히 채워지고 가슴이 완전히 팽창되게 호흡하는 것을 계속하라. 숨을 내쉴 때는 반대로 완전히 내쉬도록 하라.

이러한 '복식호흡'은 몸에 산소를 충분히 공급할 것이고, 번쩍이는 태양이 흡혈귀들을 물리치듯이 암세포들을 물리치도록 도와줄 것이다.

17일째 근본적인 원인을 변화시켜라

아스피린 결핍이 두통의 원인은 아니다. 마찬가지로 항암제나 방사선치료를 받지 않아서 암이 생기는 것은 아니다. 이들 치료는 암의 무게를 줄여줄 뿐이지 근본적인 원인을 변화시키지는 못하는 것이다.

어떤 부인이 전이성 유방암에 걸렸다고 가정하고 그 원인을 추정해보자. 그녀는 2년 전에 이혼했다. 그로써 그녀의 내분비계와 자율신경계의 균형은 스트레스 양상으로 변화하고 이것이 면역기능을 떨어뜨리게 되었다.

그녀는 매일 밤 당도 높은 과자 한 봉지를 들고 잠자리에 들었다. 생선기름, 아연, 비타민 D는 결핍되었고, 에스트로겐과 프로게스테론의 균형도 깨졌다.

담당의사는 그녀의 유방을 절제하고 에스트로겐을 무력화하기 위해 타목시펜(tamoxifen)이라는 약을 투여하며, 항암 화학요법과 방사선치료를 하게 될 것이다. 그러나 이러한 치료 중 근본적인 원인을 변화시키기 위한 것은 하나도 없다. 따라서 질병으로 몰고 가는 원인을 역전시키지 않는 한 암은 재발할 것이다.

영양학적인 성향을 가진 의사를 찾아라. 당신을 이러한 상황으로 몰고 온 조건들이 무엇인지 판단하고, 이 상황에서 벗어나기 위한 구체적인 전략을 세워라.

18일째 곰팡이 감염병을 진압하라

곰팡이는 우리 주변 어디에나 있다. 곰팡이는 약 40만 종이 있는데, 이 중에서 400종이 인간에게 질병을 일으킬 수 있다. 건강한 인체에서 곰팡이는 아주 유용한 역할을 수행하고 있다. 곰팡이는 '장의사이자 생태학자'이다. 대변을 분해하고, 우리가 죽으면 몸을 분해한다.

그런데 불행히도 면역기능 저하, 독성물질, 영양실조, 오랫동안 앉아서만 생활하는 생활양식, 스트레스, 과도한 항생제 복용, 곰팡이 균주의 독력 증강, 실내(곰팡이는 어둡고 덥고 습하며 공기의 흐름이 정체된 환경에서 잘 자란다)에서 생활하는 시간 증가 등으로 우리는 좀더 일찍 곰팡이에게 희생되고 있다.

많은 암 환자에게 2차적으로 혹은 기회감염으로 곰팡이 감염증이 발생하고 있기도 하지만, 일부 암은 곰팡이가 1차적 원인이라고 믿을 만한 증거가 있다. 아스페르질루스(Aspergillus)라는 곰팡이는 아플라톡신(aflatoxin)이라는 독소를 생산해내는데, 이것이 발암물질로 알려져 있다. 이것은 단지 빙산의 일각일 뿐이다.

곰팡이의 과잉 증식이 의심된다면 다음과 같은 조치를 취하라.

• 의사의 진료와 처방을 받아 적절한 약과 함께 영양제를 복용하라.
• 곰팡이를 굶기기 위해 탄수화물 섭취를 줄여라.
• 방어력을 증강함으로써 곰팡이가 서식하기 어렵게 하라.

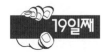 **19일째 암의 증상 물리치기**

"암이 당신을 죽이지 않는다면 암으로 인한 부작용이 당신을 죽일 것이다"라는 말이 있다. 주목할 만한 문구이다. 메스꺼움, 우울함, 식욕부진, 변비, 설사, 빈혈, 무력감, 피로감, 통증 등이 암의 흔한 부작용이다. 암이 어느 정도까지 진행되었는지, 어떤 치료를 받고 있는지, 전반적인 건강상태는 어떤지 등에 따라 증상들을 견딜 만한 정도까지 감소시킬 수 있다.

이 책의 뒤에서 다시 설명하겠지만, 이는 아주 중요하다. 왜냐하면 일부 암 환자들은 너무 오랫동안 지속되는 몹시 심한 증상 때문에 투병을 포기해버리기 때문이다.

또한 통증과 불편함은 스트레스를 야기하는데, 이는 암 환자에게 가장 중요한 면역계의 기능을 떨어뜨린다. 암으로 인한 증상들 중 많은 부분은 대증요법이나 자연요법으로 감소시킬 수 있다. 적절한 도움을 받아라.

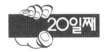 **20일째 암의 무게를 선택적으로 줄이기**

암에 대항하는 방어기전이 제대로 작동하게 하기 위해서는 10조 내지 20조 개의 암세포를 제거해야 하며, 그러기 위해서는 외부의 도움이 필요하다. 2일째에 수집한 정보(치료의 선택사항)에 따라 암의 크기를 줄이는 과정을 시작하라. 수술, 화학요법, 방사선요법, 면역요법, 온열암치료 등은 모두 일반적인 선택사항이다.

여기서 중요한 것은 암의 크기를 '제한적으로' 감소시키는 것이다. 누구든지 몸속의 암세포를 모조리 죽일 수 있다. 비소 한 모금만 먹으면 된다. 하지만 그런 방법은 암세포를 다 죽이지만 당신도 죽게 만든다.

외과의사들은 카우보이처럼 저돌적으로 덤벼들어 암 주위의 조직들까지 모조리 없애버리곤 했다. 림프절을 너무 많이 제거해버리는 바람에 팔다리에 림프 부종이 생겨 퉁퉁 붓고, 절단해버려야 할 정도로 통증이 심해지는 경우를 종종 보게 된다. '표적기관의 제거'는 암을 수술하는 의사들의 표어였다. 허리 아래에 암이 있는 환자들에게 행해지는 하반신 절단은 저돌적인 수술의 최고봉이었다.

그러나 이렇듯 불쌍한 희생자들의 생존율은 아무것도 하지 않은 암 환자들의 생존율과 다를 바가 없었다. 암 주위의 복강 내 장기들을 모두 제거해보았자 생존율은 별 차이가 없고, 환자의 삶의 질만 현저하게 떨어질 뿐이다.

'죽지만 않을 정도로 최대한 항암제 투여'는 많은 암 전문의의 표어였다. 환자를 일단 죽음의 가장자리로 몰고 갔다가 끄집어내면, 재수 좋게 살 사람은 살아나는 것이다.

신중하게 제한된 만큼만 암을 제거하는 의사를 찾아라. 너무 많이도 아니고, 너무 적게도 아니고, 딱 적당하게만 제거해줄 수 있는 의사가 필요하다. 의사는 당신의 죽음을 앞당길 수도 있고, 당신의 몸이 숨을 쉴 수 있는 공간을 만들어주어서 자연적인 방어기전이 뒤를 이어받아 제대로 작동할 수 있게 해줄 수도 있다. 주치의를 현명하게 선택하라.

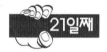 가르침을 위한 도구로서의 질병

암이라는 진단을 받은 후에 당신은 무엇을 배웠는가? 당신 삶에서 우선순위는 어떻게 바뀌었나? 인생을 다른 시각으로 바라보게 되었는가? 석양과 친구들에게 더욱 감사함을 느끼게 되었는가? 만약 그렇다면 당신은 치료를 위한 올바른 방향으로 나아가고 있는 것이다. 만약 그렇지 않다면, 정신 차려라.

500명이 넘는 암 환자와 개인적으로 함께 일하고, 암 환자 수천 명과 얘기해본 결과, 누구든지 인생에서 심각한 병이 찾아올 때는 명확한 메시지가 함께 따라온다는 것을 알 수 있었다. 질병은 피할 수 없는 교육수단이다. 친구들과 사랑하는 사람들의 충고는 무시할 수 있지만 최종 진단을 무시할 수는 없기 때문이다.

나 자신도 건강상의 문제를 많이 겪어왔고, 그것들은 나에게 많은 가르침을 주었다. 우리는 이 땅에서 아주 제한된 시간만을 살 수 있다.

우리는 귀중한 시간과 재능을 가지고 무엇을 하고 있나? 당신은 그냥 존재하는 인간인가, 일하는 인간인가? 당신은 사랑하는 것보다 더 미워하지는 않는가? 주는 것보다 받는 것을 더 바라지는 않는가? 잔을 보면 반이 찼다고 기뻐하기보다는 반이 비었다고 아쉬워하지는 않는가? 미래를 꿈꾸기보다는 지나간 걸 후회하는 데더 많은 시간을 소모하고 있지는 않은가? 사람들을 존경심을 가지고 대하는가, 아니면 이용하기 위한 존재로 생각하는가? 세상이 필요로 하는, 당신만이 가지고 있는 독특한 기술을 알고 있는가?

암은 단순한 하나의 전신적 질병만은 아니다. 그것을 치료하려면 좋은 영양과음식보다는 그 이상이 필요하다. 그것은 가장 강력한 깨우침의 소리이다. 그 소리에 귀를 기울이는 암 환자는 많은 어려움을 경험하고 더 나은 사람이 될 것이다.

많은 암 환자가 "암은 나에게 일어난 일 중 가장 귀중한 체험이었습니다"라고 말한다. 당신도 이 말에 동의한다면, 당신은 치유를 향해 나아가고 있는 것이다.

'위기'라는 단어는 두 글자로 이루어진 한자말이다. 한 글자는 '위험'을 뜻하고, 다른 한 글자는 '기회'를 뜻한다. 암은 분명히 위험한 질병이다. 미국에서는 매년 50만 명(한국에서는 매년 7만 명) 이상이 암으로 사망하고 있다. 그러나 암은 암 환자 수천 명의 삶의 우선순위와 양식을 바꿔놓았다.

당신의 육체를 존중하라. 당신의 육체는 '거룩한 영혼이 머무르는 성전'이다. 당신의 마음과 시간을 즐거움, 열정, 도움, 음악, 웃음, 놀이, 기도, 감사, 친구, 가족, 그리고 당신의 일로 채워서 인생에서 암이 차지할 공간을 내주지 말라. 다이아몬드는 엄청난 압력으로 눌려진 탄소 조각이다. 당신도 암을 치유하는 과정에서 다이아몬드가 될 수 있다.

환자 사례 _ 말기 결핵을 물리침

다음 이야기는 실화이다. 19세기의 가장 흔한 사망원인은 결핵이었다. 1856년 가을에 갤런 클라크는 말기 결핵으로 42세의 생을 마감하기 위해 요세미티 계곡으로 갔다. 의사는 그에게 기침할 때 폐조직까지 떨어져 나올 정도면 두 달에서 여섯 달밖에 살지 못한다고 말했다.

이 병에는 치료법이 없었다. 클라크는 '만약 내가 곧 죽게 된다면, 내가 가본 곳 중 가장 아름다웠던 요세미티에 가서 죽어야겠다'고 생각했다. 그러자 그는 행복해졌다. 요즘 과학자들은 행복감을 느끼면 엔도르핀 분비가 촉진되는데, 이것이 면역계의 기능을 끌어올려 암의 성장속도를 둔화시킨다고 한다. 클라크는 자신의 죽음을 받아들이고 이 땅에서의 유한한 삶에 더욱 감사함을 느끼게 해주는 의식을 하기 위해 자신의 묘비를 만들었다. 그러고 나서 그는 요세미티에서 구할 수 있는 것들, 즉 깨끗하고 날씬한 야생 수렵동물, 산(山) 송어, 견과, 딸기, 채소, 다량의 깨끗한 물을 먹기 시작했다. 설탕이나 유제품은 전혀 먹지 않았다.

그리고 그는 하고 싶었던 일을 시작했다. 그것은 그가 가장 소중히 생각하는 장소인 요세미티에서 등산을 하고, 작은 오솔길들을 만들어가는 것이었다. 그는 좋은 생각과 좋은 영양으로 '비특이적인 숙주 방어기전'을 튼튼하게 만들었던 것이다.

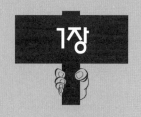

1장

[문제]
암과의 전쟁에서 계속되는 패배

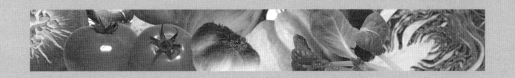

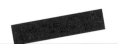

프롤로그

"내가 틀렸다. 벌레는 아무것도 아니다. 땅이 전부이다."

– 루이스 파스퇴르가 1895년 임종을 맞으며

 ## 육체는 건강하기를 원한다

모든 생명체에는 자기 자신을 어떻게 치유하는지 '알고 있는' 신비롭고 독특한 힘이 있다. 부러진 뼈, 팔에 생긴 상처, 엄마 자궁 안에서 자라고 있는 아기, 잘려진 손끝을 재생하는 아이들의 능력, 이 모든 것은 자연이 인간의 건강과 장수를 위해 엄청난 계획을 가지고 있음을 말해주는 것이다. 그러나 우리 안에 있는 이 자연의 힘은 육체의 재건을 위한 원자재(영양)와 정신의 재건을 위한 원자재(감정과 생각)가 공급되고, 독소의 방해가 비교적 없을 때 제대로 발휘될 수 있다.

암 환자에게는 암의 부담을 줄이기 위해 외부의 도움이 필요하다. 인체의 암세포가 10조 개를 넘어서면 우리의 회복력은 압도당하게 되어 외부의 도움 없이는 치유할 수 없게 될 수 있다. 그렇지만 의사가 암의 크기를 줄이기 위해서 신중하게 치료하고 있는 동안에도 당신은 몸의 회복력을 북돋기 위해 자신의 능력으로 구할 수 있는 모든 것을 찾아야 한다.

오늘날 일부 의사들은 인체를, 정상적으로 작동하기 위해서는 외부의 도움을 지속적으로 받아야 하는 결함이 있는 유기체라고 여기고 있다. 하지만 그것은 틀린 생각이다.

만약 인체가 그런 결함을 가지고 있고 불안정한 것이라면 인류가 어떻게 수백만 년 동안이나 현대의학의 도움 없이 생존할 수 있었겠는가?

암이나 감염은 허약하고 상처 입은 개체를 공격한다. 암은 건강한 육체를 침범하지 못한다. 당신의 육체를 더욱 건강하게 만들라. 그러면 암은 자연히 사라질 것이다.

이 책은 당신의 신체를 어떻게 건강하게 만들어서 암이 살지 못하게 만드는지 가르쳐줄 것이다.

당신의 생명력 등급은 어느 수준인가

인체는 60조 개의 잘 조직화된 세포들로 이루어져 있으며, 이들은 매초 기적을 연출하고 있다. 육체는 섭취한 음식으로 구성되지만, 21세기의 선진국에서는 피할 수 없는 독소들도 포함되어 있다.

당신이 젊고, 잘 먹고, 충분히 쉬고, 자주 운동하고, 독소들을 섭취하지 않고, 부정적인 기분을 느끼지 않고, 인생에 대해 흥분해 있고, 주변 사람들을 믿고, 뭔가 할 일이 있고, 누군가 사랑할 사람이 있고, 희망이 있다면, 당신의 생명력 등급은 매우 높다.

당신은 암이나 다른 어떤 질환에도 걸릴 확률이 낮다. 감염된 사람 주위에 있어도 감염되지 않을 것이다. 눈에 보이지 않는 알레르기 유발물질(꽃가루, 먼지, 진드기 등)이 꽉 찬 곳에서 살아도 알레르기 때문에 재채기를 하는 일도 없을 것이다.

반면에 적절한 건강을 위한 영양소도 제공해주지 못할 뿐만 아니라, 독소로 가득 찬 아주 세련된 인스턴트 식품을 먹고 산다면, 감옥에 갇힌 것 같은 느낌이 든다면, 우리 몸이 중화하거나 제거할 수 있는 양 이상으로 독소를 섭취한다면, 운동을 충분히 할 수 없다면, 우리 몸은 신비로운 자기 재생능력을 잃게 된다.

그 결과 심장병, 당뇨병, 암 등이 발생할 수 있다. 만약 암에 걸렸다면 당신의 생명력 등급은 낮다. 이 책은 당신의 생명력 등급을 순식간에 끌어올릴 수 있도록 도와주는 정보를 제공할 것이다. 당신은 최소한 더 건강한 암 환자는 될 것이다. 그리고 이상적이라면, 암으로부터도 해방될 것이다.

대합조개는 자신을 보호하기 위해 조개 껍데기를 두 개 가지고 있다. 이 중 한 개는 육체적인 보호를 위한 것으로, 적절한 영양섭취, 운동, 독소의 회피 그리고 신체조직과 에너지 흐름의 적절한 배열을 나타내는 것이라고 가정한다면, 다른 하나는 정신적인 보호를 위한 사랑, 인간관계, 삶의 목적의식, 재미있는 일거리, 즐거움, 그리고 신에 대한 의존을 나타내는 것이라고 할 수 있다.

조개 껍데기 두 개가 함께 붙어 있다면 조개는 잘 보호될 것이다. 그러나 한쪽이라도 없다면 연약한 조개는 감염되거나 포식자에게 잡아먹힐 것이다.

마찬가지로 우리 인체의 '비특이적인 숙주 방어기전(육체적 혹은 정신적)'의 한쪽이라도 없어진다면, 우리는 암이나 다른 질병에 잘 걸리게 될 것이다. 이 책에서 제공하는 정보를 통해서 원래 당신 것이었던 방어력과 회복력을 복원할 수 있을 것이다.

조개에 비유해서 마지막으로 한 가지만 더 말하겠다. 진주는 아름답고 귀한 것이지만, 원래는 조개에 가해진 자극에서 시작된 것이다. 자극받은 부위를 조개가 칼슘으로 덮고 덮고 또 덮음으로써 생겨난 것이다.

암이 일으키는 자극을 당신의 기적 같은 치유력으로 덮고 덮고 또 덮어서, 암이 사라졌을 때는 당신의 인생을 바꾸어줄 '진주'가 남게 되기를 바란다.

🪨 위기＝위험＋기회

"암은 나에게 생긴 최고의 사건이다." 이 말은 나를 깜짝 놀라게 만들었다. 나는 한 모임에서 암에 걸렸다가 살아남은 몇몇 생존자의 경험담을 듣고 있었다. 이들은 이 이상한 말을 나중에 이렇게 설명하였다.

"나는 인생을 잘못 살았다. 내 몸을 돌보지 않았다. 올바르게 먹지 않았다. 충분히 쉬지 않았다. 내 일을, 나 자신을, 내 주위의 것들을 좋아하지 않았다. 삶에 감사하지 않았다. 길을 가다가 길가에 핀 장미의 향을 맡으려고 서본 적이 거의 없다. 암은 차를 길가에 세우고 지금 당장 수리하라고 알려주는 계기판의 빨간 신호였다."

이 승리자들은 불운을 큰 승리로 바꿔놓은 최고의 용기를 보여주었다. '위기'라는 말에는 '위험'이라는 뜻과 '기회'라는 뜻이 포함되어 있다. 암은 개인이나 인류에게 무엇과도 비할 수 없는 큰 위기이다. 그러나 소수의 암 환자에게 암은 그들의 인생을 걸작으로 만들어준 훌륭한 기회였다.

🎬 암의 큰 그림

현재 400만 명이 넘는 미국인이 암에 걸려 치료를 받고 있으며, 또 다른 400만 명은 '관해상태'에 머물러 있다. 관해상태란 암치료 후 암세포가 발견되지 않을 정도로 개선된 상태를 말하는데, 이는 또한 언제든지 재발할 가능성을 가지고 있는 상태이기도 하다.

해마다 140만 명 이상의 미국인이 새로이 암이라는 진단을 받고 있으며, 또 다른 100만 명은 피부암으로 외래에서 치료받는다. 유럽은 더 높은 암 발병률을 보이고 있다. 지난 40년 동안 미국에서는 암의 발병률과 그에 따른 사망률이 계속 증가하고 있다. 이상한 것은, 현대의학의 멋진 첨단기술에도 불구하고 암 환자의 40%는 암 자체 때문이 아니라 영양실조로 사망하고 있다는 사실이다.

이 책은 영양요법을 이용해 과학적으로 증명된 방법으로 다음과 같은 목적을 이루기 위한 것이다.

• 암 환자를 괴롭히는 일반적인 영양실조를 예방하거나 치료한다.

- 화학요법이나 방사선요법을 하는 동안 환자가 손상을 덜 받게 함으로써 이러한 치료가 암에만 더욱 선택적인 독성을 갖게 한다.
- 환자의 면역계를 강화시켜 신체 전반에서 암세포와 싸우게 한다. 치료 후 필연적으로 남을 수밖에 없는 암세포를 발견하고 파괴할 수 있도록, 영양상태가 좋은 면역계에 의존할 수 있을 때 비로소 의사들은 "우리는 전부 다 없앴다고 생각합니다"라고 말할 수 있기 때문이다.
- 설탕 섭취, 혈당 수준, 혈중 인슐린 수준을 변화시킴으로써 설탕을 먹고사는 암세포들을 선택적으로 굶길 수 있게 도와준다.
- 암세포의 침입을 잘 막아낼 수 있게 고용량의 영양소를 공급하여 암의 파급을 느리게 만든다.

한마디로 말해서 이 책은 암의 성장에 적합하게 되어버린 신체조건을 변화시키고, 암 환자들을 건강한 상태로 되돌리기 위해서 쓰였다. 인체가 더욱 건강하다는 것은 질병에 덜 걸린다는 것을 뜻하며, 암이 잘 자라기에는 좋지 않은 조건임을 뜻한다.

곰팡이는 덥고 습하고 어두운 나무에서 잘 자란다. 나무에서 곰팡이를 잘라내거나 불태우거나 약을 뿌려 없앨 수는 있지만, 곰팡이가 자라기 좋은 환경이 계속되는 한 곰팡이는 다시 피게 되어 있다.

이와 마찬가지로 암이 성장하기 좋은 조건이 있다. 나의 광범위한 연구에 따르면, 암 환자들은 암이 성장하기 좋은 조건을 변화시킬 수 있는 능력에 따라 살이 찔 수도 있고 마를 수도 있으며, 살 수도 있고 죽을 수도 있다.

```
┌─────────────────────────────────────────────────────────────┐
│                  비정상적인 성장을 부추기는 요인                      │
│                                                               │
│        ─ 열          ─ 약한 저항력      ─ 호르몬 불균형           │
│        ─ 습기         ─ 고혈당          ─ 스트레스              │
│  곰팡이  ─ 어두움       ─ 면역 저하        ─ 영양실조        암      │
│        ─ 설탕         ─ pH 변화         ─ 소화불량             │
│        ─ 약한 저항력    ─ 독소           ─ 곰팡이 감염           │
│                      ─ 노화                                   │
└─────────────────────────────────────────────────────────────┘
```

🔭 마부를 지혜롭게 선택하라

1800년에서 1900년 사이에 미국 서부에는 루이지애나를 건너온 마차들이 정착했다. 동부 사람들은 3,000km나 되는 위험한 길을 가로질러 서부 해안에 이르는 여행을 이끌어줄 마부를 고용해야만 했다. 굶주림, 더위, 탈수, 적대적인 아메리카 원주민, 야생동물 등은 상존하는 위험이었다.

사람들은 성공적인 여행을 몇 번이나 수행했는지에 근거해서 마부를 선택하였다. 이와 마찬가지로 암 환자들도 암치료라는 위험지대를 잘 통과할 수 있도록 도와줄 마부인 의사를 선택해야 한다. 너무나도 많은 암 환자가 마부를 선택하는 데는 시간을 할애하지 않는다. 때로는 너무 늦어버린 경우도 있지만, 환자들은 그제야 의사를 선택하는 것이 미국 개척자들이 마부를 고르던 것만큼이나 중요한 일이란 걸 깨닫는다.

당신의 주치의에게 당신과 같은 종류의 암 환자를 몇 명이나 치료해보았는지, 더 중요한 것은 얼마나 많은 환자가 그 의사에게 치료를 받고 나왔는지 물어보라. 만약 당신의 의사 혹은 마부가 암 환자 혹은 '개척자'를 적지를 통과해서 이동시킨 경험이 적다면, 당신은 다른 마부를 찾아나서야 할지도 모른다.

사고방식의 전환

루이스 파스퇴르는 열처리로 세균을 죽이는 방법을 발견하자 지구상의 모든 세균을 제거하기 위한 작업에 착수했다. 그는 열정적이었지만 결국은 좌절하고 말았다. 그리고 한 세기가 지난 지금 수많은 강력 항생제가 개발되었음에도 미국에서 감염은 심장병, 암 다음으로 흔한 사망원인이다.

많은 세균이 약제에 내성을 가지고 있으며 실질적으로 막을 방법이 없다. 암에 대해서도 마찬가지다. 우리는 독약을 이용해서 암을 환자의 몸 밖으로 몰아낼 수 있을 거라고 생각했다. 하지만 오히려 많은 암이 약제에 대한 내성을 획득하고 호르몬 없이도 살 수 있게 되었으며, 독약은 우리의 면역계를 약화시켜 암과의 전쟁에서 우리를 더욱 무방비 상태로 만들었다.

과학계와 의학계에서는 새로운 철학이 대두되고 있다. 주요 암 관련 잡지에 실린 논문 몇 편에 따르면, 일부 종양학자들은 다음과 같은 의문을 가지고 있다. "치료를 위해서 꼭 죽여야만 하는가?"

한 저명한 임상 종양학 잡지(Journal of Clinical Oncology, April 1995, p. 801)에서 의사 시퍼(Schipper), 고(Goh), 왕(Wang)은 강력한 세포독성을 이용해 암세포를 죽이지 않고도 암 환자를 치료할 수 있다는 것에 대한 논쟁을 불러일으켰다.

우리는 파스퇴르 박사가 마지막으로 남긴 "땅이 전부다"라는 말을 여러 방식으로 재음미해볼 필요가 있다. 여기서 땅이란 육체를 가리키는 것이다. 영양소, 산소, 좋은 생각, 운동으로 적절히 자양해주면 육체는 질병회복이라는 기적적인 위업을 달성할 것이다.

우리는 아직 '비특이적인 숙주 방어기전'에 대해 완전히 이해하고 있지는 않지만, 그것들을 존중하고 이용해야 할 필요가 있다. 그것이 바로 '암과의 전쟁'에서 승리하기 위한 방법이다.

🥊 왜 나이며, 왜 지금인가

나는 영양학 학사, 석사, 박사학위를 취득한 후 대학에서 9년 동안 영양학을 가르쳤으며, 국립보건원(National Institutes of Health, NIH) 대체의학사무국, 미 육군 유방암 연구 프로젝트, 남부캘리포니아의 스크립스 클리닉과 라 코스타 스파의 자문위원이었다. 또한 영양사 면허가 등록되어 있으며, 미국 영양학대학협회에서 수여하는 전문 영양학자 자격증을 가지고 있는 미국 내 1,000명가량 되는 사람들 중 하나이다.

책을 17권 저술했고, '암치료 보조영양'이라는 주제로 국제 심포지엄을 최초로 세 번이나 주관했으며, 같은 제목의 교과서를 편찬했다. 수많은 논문을 썼으며 의학 교과서의 한 장을 집필하는 데 기여하기도 하였다. 나는 미국 영양학대학협회와 뉴욕 과학아카데미의 회원이기도 하다.

더욱 중요한 것은 내가 '암의 영양학'이라는 주제에 관해서 어느 누구보다도 집중적으로 공부했다는 사실이다. 한층 더 결정적인 것은, 500명이 넘는 암 환자를 대상으로 10년 이상 영양요법을 특정한 형식에 맞춰 임상에 사용하는 특전을 누렸다는 사실이다.

과학적인 연구는 중요하다. 그러나 내 앞에서 환자들에게 일어나는 변화는 더욱 중요하다. 영양요법은 어디서나 통한다. 1993년에 이 책의 초판이 나온 뒤, 나는 수백 번이나 전자우편과 편지를 받았고 환자들에게서 직접 "이 책에 나오는 정보가 내 생명을 구했다. 감사하다"는 증언을 들었다. 여러분은 앞으로 나와 함께한 몇몇 환자의 기록을 보게 될 것이다.

이 분야나 다른 어떤 분야에서도 마찬가지로, 변화에 대한 사람들의 망설임을 극복해야만 '정치적으로 옳다'는 판정을 받을 수 있는 사안은 터무니없이 오랜 기다림이 필요하다.

기존의 암치료법만으로는 많은 암 환자, 특히 폐, 췌장, 간, 골, 그리고 진행된 대장암, 유방암 환자들에게 거의 희망을 줄 수 없다. 이 환자들에게는 기존의 치료법과 잘 맞는 보조요법이 필요하다.

그들은 선택의 여지와 희망을 원한다. 위태로운 지경에 있는 사람들이 너무 많으며, 그들이 이 책에 나오는 영양요법을 이행한다고 해서 잃을 것은 아무것도 없다. 권위자들이 독성도 없고 비싸지도 않은 영양소의 사용을 찬성할까 말까 망설이는 동안, 얼마나 많은 사람이 쓸데없이 고통받거나 죽어가야 하는가?

1940년대에 네브래스카대학의 의사이자 이학박사인 데놈 하몬은 자유기가 퇴행성 질환의 원인이라는 것을 밝혔다. 그 후 이 중요한 영역은 더크 피어슨과 샌디 쇼가 1982년에 발간한《생명 연장》이라는 책에서 널리 알려졌다. 또 1990년에 개최된 미국 임상영양학잡지 회의에서 세계에서 가장 저명한 영양학 과학자들에게 전적인 지지를 받았다.

반세기 동안 많은 증거와 해석이 나왔지만, 그러는 동안에도 많은 생명이 버려졌다. 1980년대 초반에 나는 한 직업적인 모임에서 과학자들에게 "당신들 중 얼마나 많은 사람이 영양보충제를 먹고 있나요?"라고 물어보았다.

5% 정도만이 먹는다고 대답했고, 나머지 사람들은 이 주제에 대해 냉소적이었다. 최근 모임에서는 과학자 90%가 건강을 지키기 위해 치료적인 용량의 영양보충제를 복용하고 있다고 시인했다.

요즘은 세상을 소비자가 움직인다. 여러분이 변화를 이뤄낸다. 영양요법이 포괄적인 암치료의 일부분으로 사용되는 것을 어떤 정부단체나 새로운 법이, 혹은 주요 보건단체에서 보증할 때까지 기다리지 말라.

🥊 이 책은 어떤 점이 다른가

❖ **여러 측면에서 암을 공격한다** 화학요법, 방사선요법, 수술요법은 암치료에서 빼놓을 수 없는 위치를 차지하고 있다. 하지만 이러한 치료법은 완전한 것하고는

거리가 멀다. 암치료법에 귀중한 자산이 될 수 있는 대체치료법이 많다. 이 책은 현재 암치료에 사용되고 있는 기본적이지만 불완전한 연장통을 보완할 다른 '연장'들을 제공하고 있다.

이 책은 과학적인 연구와 실제 임상경험을 근거로 암치료를 하기 위한 독특한 접근방식을 제시하고 있다. 나의 기본 전략은 암을 양쪽에서 공격하는 것이다.

- 외부적인 접근 : 독성이 없거나 때로는 독성이 있더라도 암에 선택적인 접근. 예를 들면 현대 종양학적 접근으로 암의 부담과 증상을 감소시킨다.
- 내부적인 접근 : 영양, 운동, 자세와 해독을 통하여 인체 자체에 내재된 치유력을 증가시킨다.

❖ **우물 안 개구리 식의 시각을 버려라** 암치료의 한 측면에만 초점을 맞추고 다른 가치 있는 치료법들은 잊어버리는 과거의 실수를 되풀이하지 않는 것이 중요하다. 편집광적인 시각이나 강박적으로 하나의 '마법의 탄환'이라는 개념에만 매달려 있는 것은 피해야 한다.

이 책은 사람의 몸과 마음의 복잡성을 존중하고, 암을 공격하기 위한 화력을 극대화하기 위해 여러 분야를 이용하고 있다. 우리는 동원 가능한 모든 무기를 사용해야 한다. 왜냐하면 암은 간단하게 죽일 수 있는 야수가 결코 아니기 때문이다.

❖ **개개인에게 맞는 치료계획을 세워라** 나는 사람들의 특성이 다양하다는 사실을 인식하고 있다. 지구상에는 약 74억 명이 있다. 비록 일본인 의사가 동양식을 많이 이용해서 개발한 것이기는 하지만, 매크로바이오틱스는 전형적인 미국식 식

사문화를 정말로 크게 개선했다.

에스키모인들은 열량의 60%를 동물성 지방으로 섭취하며 비타민 C, 섬유질, 과일, 채소는 거의 먹지 않지만 암과 심장병 발병률은 아주 낮다. 아프리카와 아시아에는 주로 육식에만 의존하는 집단도 있고, 채식을 위주로 하거나 오로지 채식만 하는 집단도 있다. 이들 각각은 그들의 건강에 영향을 미치는 독특한 음식에 적응한 것이다.

나는 한 가지 스타일의 음식만 권하지는 않는다. 조상들에게서 물려받은 음식문화와 자신의 독특한 생화학적 요구에 잘 맞는 음식이 어떤 것인지 여러분과 함께 찾아내는 작업을 할 것이다.

그리고 우리는 암을 촉발한 문제점을 고쳐야 한다. 만약 갑상선 기능 저하와 우유 알레르기가 최초의 문제였다면, 이 문제를 고치기 전에는 암을 진정으로 해결할 수 없다. 암을 촉발한 근원적 원인이 될 수 있는 문제점을 찾아내 고쳐야 한다.

암치료법에 새로운 방법 첨가

이 책은 선택사항에 관한 것이다. 만약 기존의 치료법으로 고무적인 결과를 얻고 있다면, 암에 대항하기 위한 대체요법은 필요없을 것이다. 그러나 불행하게도 기존의 치료법은 더 발전하지 못하고 있으며, 어떤 이들은 기존의 치료법이 막다른 골목에서 벽에 부딪혔다고 말한다.

분명한 것은, 만약 우리가 지금 하고 있는 방식이 통하지 않는다면 효과가 현저히 있으며, 과학적이고, 독성이 없으며, 가격 대 효과 면에서 우수하고, 기존 치료법의 암을 죽이는 능력을 증폭해줄 수 있는 다른 선택사항을 고려해보아야 할 것이다. 영양요법은 그 목록의 1순위에 있다.

세계에서 가장 잘 팔리는 암치료제는 버섯 추출물인 PSK이다. 일본에서 제조되어 전 유럽과 일본에서 팔리고 있다. 일본에서는 암치료의 단지 30%만이 방사선요법, 화학요법, 수술요법으로 행해진다.

주목나무 껍질에서 추출한 탁솔은 강력한 항암제 자리를 벌써 차지했다. 소화효소와 겨우살이(Iscador)는 독일 정부가 승인한 전문 항암제이다. 이브닝 프라임로즈 기름은 영국에서 암치료제로 받아들여졌다.

'암과의 전쟁'에서는 어떤 가능성도 무시해서는 안 된다. 이 책에서 제공하는 권고사항은 과학적으로 뒷받침되었으며, 오랜 사용경험으로도 보증되었다. 또한 논리적인 이론이고, 10년 동안 암 환자 수백 명과 함께해온 내 경험을 뒷받침할 수 있는 것들이다. 이 책에 나오는 프로그램에 따르면, 의사가 예견한 것보다 훨씬 더 회복될 것이다.

환자 사례 _ 대장암을 물리침

52세 남자인 S. B.는 대장암 2기라고 진단받은 뒤 화학요법을 시작했으나 부작용이 너무 심하여 치료를 중단하였다. 외과의사는 두 달 간 기다려서 백혈구 수치가 회복되면 대장에 있는 골프공만 한 암 덩어리를 떼어내자고 했다. 하지만 영양요법을 시작하여 두 달 간 그것만 계속하였다. 수술하여 대장에서 17cm 크기의 종양과 열 개의 림프절을 제거해냈지만 병리검사상 살아 있는 암세포는 어디에도 없었다. 모든 암세포가 석회화된 괴사조직 덩어리가 되어 있었다.

육체가 암을 파괴하기 시작하면 이런 과정이 생긴다. CT 사진에서 크기는 그대로인 것처럼 보인다. 암은 자라든지 죽든지 둘 중 하나이다. 잠복상태에 있는 경우는 화학요법을 받고 있는 중이 아니라면 거의 없다.

의사들은 이 환자의 결과에 아주 놀라워했고, 병원 내 암치료 사례 발표시간에도 주목을 받은 그는 관해상태를 유지하고 있다.

1
무엇이 암을 유발하는가

암의 1차적 원인에는 다음과 같은 것이 포함된다.

- 나쁜 영양상태 : 과잉, 결핍, 어떤 영양소의 불균형
- 스트레스 : 마음이 암에 대항하는 방어기전을 약화시키는 화학물질을 만들어낸다.
- 오랫동안 앉아서 지내는 생활양식 : 운동은 산소를 공급하고 신체 전반을 조절하는 것을 돕는다.
- 독소 축적 : 해독이 중요하다.

[
"자연은 지배하고 복종시켜야 할 대상이다."

– 프랜시스 베이컨
]

〈프레데터〉라는 공포영화를 보면, 카멜레온 같은 괴물이 외계로부터 중앙아메리카의 무더운 정글에 내려와 아놀드 슈왈츠제네거를 비롯한 인간들을 사냥하는 내용이 나온다. 이 영화를 손에 땀을 쥐고 보았다면 암을 죽이기가 얼마나 어려운지도 감을 잡을 수 있을 것이다.

프레데터는 주위환경과 같은 빛을 내는 갑옷을 입고 있어서 사람의 눈으로는 거의 식별하기가 어렵다. 암은 태아의 특성을 흉내내고 있어서 면역계에 쉽게 발각되지 않는다. 암은 또한 DNA의 조성을 거의 매주 변화시킴으로써 돌연변이를 일으킨다. 이것은 약제에 대한 내성을 얻어 화학요법의 가치가 제한되는 주된 원인이 된다.

암은 또한 자신의 숙주를 약화시키는데, 다음과 같은 비정상적인 생화학적 변화를 유발하기 때문이다.

- 산성도 혹은 산·염기 평형을 변화시킨다.
- 혐기성(산소가 없는) 조직으로 된 주머니를 만들어 마치 사람들이 방공호에 피신하듯이 암이 방사선치료에 잘 견디게 한다.
- 면역계를 둔화시킨다.
- 대사와 열량소모는 증가시키지만 동시에 식욕과 식사량을 감소시켜 숙주를 서서히 굶긴다.
- 무기력, 감정둔마, 통증, 그리고 우울증을 유발하는 대사산물을 숙주로 방출한다.
- 기생충처럼 혈액으로부터 영양소들을 빨아먹는다.

보이지도 않고, 늘 변화하며, 약탈자적인 성질을 가진 암은 정말 치료하기 힘든 질병이다. 암은 기본적으로 세포증식이 비정상적이다. 감시를 벗어난 증식은 인체의 다른 기능들을 압도하고 다음의 요인으로 사망에 이를 때까지 계속된다.

- 기관 기능 부전(예:신부전 등)

- 감염(예:폐렴) : 면역계가 무너지기 때문
- 영양실조 : 기생충 같은 암이 숙주의 대사속도를 빠르게 만들어 연료를 비효율적으로 소모시키는 동시에 식욕감퇴를 유발한다.

증상을 가라앉힐 것인가, 병의 근본 원인을 치료할 것인가

질병치료에 관한 우리의 개념에는 기본적으로 잘못된 점이 있다. 우리는 질병의 근본 원인을 치료하는 것이 아니라 증상을 치료하고 있다. 그러나 암, 관절염, 심장병 같은 모든 퇴행성 질환의 치유상태를 장기간 지속시킬 수 있는 유일한 방법은 그 질환의 기본 원인을 역전시키는 것이다.

예를 들어 옆집에 사는 십대가 드럼을 너무 시끄럽게 쳐대는 바람에 두통이 생겼다고 해보자. 당신은 두통을 가라앉히기 위해 아스피린을 먹는다. 그러자 이번에는 배가 아프기 시작한다. 복통을 가라앉히기 위해 제산제를 복용한다. 그러자 이번에는 혈압이 올라간다. 이런 식으로 계속한다면 약을 복용함으로써 증상의 변화만 초래할 뿐, 정작 필요한 근본 원인에 대한 처리는 하지 못하는 것이다.

이게 뭔가? 여러분은 내가 든 예가 현재의 보건의료 시스템과 무관하다고 할지도 모른다. 그렇다면 류머티즘성 관절염을 앓고 있는 수많은 사람 중 스미스 여사의 경우를 보자. 그녀의 병은 설탕의 과다 섭취, 우유 단백질에 대한 알레르기에 생선기름, 비타민 C, 아연 결핍으로 유발되었다.

A의사에게 갔더니 통증을 좀더 잘 참아낼 수 있는 진통제를 먹도록 권한다. B의사는 부기를 가라앉히기 위해 코르티손 주사를 제안한다. C의사는 결함이 있는 관절을 잘라내고 인공관절로 치환하는 수술을 권한다. 정답은 질병의 근본 원인을 변화시키는 것이다.

더 흔한 예는 심장질환이다. 보통 성인의 신체에는 10만 km 이상의 혈관이 있다. 심장을 둘러싸고 있는 동맥이 막히면 가슴을 열고 막힌 부분을 건너뛰어 혈액이 흐를 수 있도록 우회로를 만들어주는 수술을 권유한다. 다리에서 정맥을 조금 잘라내어 막힌 혈관을 대신하도록 한다.

그렇다면 똑같이 막힐 가능성이 있는 나머지 9만 9,999km의 혈관을 개선하기 위해서는 무엇을 하였나? 하버드대학의 의사 E. 브라운왈드는 심장혈관 우회로 수술을 받은 환자 수천 명의 기록을 조사한 결과, 이 비싸고 위험한 수술이 수명을 연장하는 효과가 전혀 없다는 사실을 발견했다.

한편 의사 딘 오니시는 1970년대 초반에 우회로 수술을 담당했는데, 일부 환자들이 두 번째 수술을 받기 위해 다시 병원을 찾는다는 사실을 깨달았다. 오니시는 "이 수술은 심장 혈관질환의 근치술이 아니다"라고 판단하였다. 그즈음 저지방 식이, 운동, 스트레스 감소가 심장질환의 발병률을 떨어뜨릴 수 있다는 확실한 데이터가 나왔다.

오니시는 수술과 함께 이 치료법들을 병행한다면 좀더 치료율이 높아지고 재발이 줄어들지 않을까 생각했다. 그 방법은 통했다. 최근에 그의 프로그램이 효과가 있다는 것이 임상연구에서 밝혀졌다.

퇴행성 질환은 근본 원인을 치료할 때 장기간 지속되는 유익한 효과를 얻을 수 있다. 근본 원인은 그대로 지속되게 내버려둔 채, 단지 겉으로 드러난 증상만 치료한다면 환자의 예후는 참담할 것이다. 수십 종의 질병과 수백만 명의 환자를 통해 볼 때 이 명확한 법칙은 진실이다.

대부분 암치료에서 빠져 있는 중요한 단계는 환자 자신의 치유력을 자극하는 것이다. 왜냐하면 아무리 좋은 의료장비도 10억 개나 되는 암세포를 발견해내지 못하기 때문이다. 잔디밭에서 민들레를 다 제거했다고 생각했는데 10억 개나 되는 민들레 씨가 남겨져 있었다고 상상해보라.

'암과의 전쟁'은 인체 내에서 벌어지는 미시적인 전쟁으로, 자연의 법칙을 따를 때에만 승리할 수 있다. 즉 암이 자랄 수 있는 비정상적인 조건들을 변화시키는 한편, 암과 싸우기 위한 환자 자신의 능력을 자극해주어야만 한다. 다른 모든 치료법은 실망스러운 결과를 보인다. 신중하고 절제된 외부적 치료와 함께 환자의 내적인 치유력을 자극하는 방법을 결합하면 암과의 전쟁에서 승리할 확률을 극적으로 높일 수 있다.

무엇이 암을 유발하는가

암을 비롯한 퇴행성 질환에서는 대부분 쉽게 식별할 수 있는 적군이 없다. 세균 감염의 경우는 항생제로 질병의 원인을 공격할 수 있다. 암은 생활양식과 환경적인 요인들이 수년 동안 축적된 결과로 유발되는 것 같다. 모든 퇴행성 질환을 성공적으로 치료하기 위해서는 문제의 뿌리를 뽑아야 하므로, 암의 원인으로 알려진

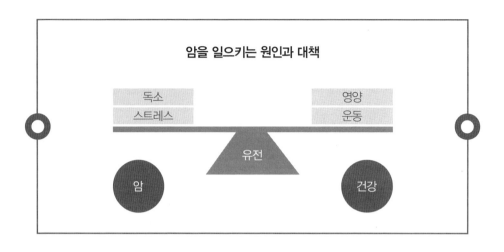

암을 일으키는 원인과 대책

독소
스트레스

영양
운동

유전

암

건강

것들을 조사해보기로 하자.

❖ **독소의 과잉축적** 현재 약 500만 종의 화학물질이 등록되어 있는데 인간은 7만여 종과 접촉하고 있으며, 그중에서 최소한 2만 종이 발암물질로 알려져 있다.

미국에서는 매년 약 6억 kg의 살충제가 곡물에 살포되고 있고, 400억 kg의 독성 폐기물이 5만 5,000개 쓰레기 하치장에 버려지고 있다. 400만 kg의 항생제가 살을 빨리 찌울 목적으로 가축들에게 먹여지고 있고, 상당량의 전자파가 온 국토에 퍼지고 있다.

우리 인체에 있는 60조 개의 세포 각각은 매일 천 번에서 만 번이나 암을 유발할 수 있는 DNA 고장을 일으킨다고 한다. 그리고 보통 성인에게는 매일 암세포가 한 개 발생한다고 한다. 그렇지만 우리들 대부분은 DNA 수리기전과 면역계의 감시 체계가 이렇게 빗발치는 유전자 손상을 통제하고 있다.

우리가 만든 고난도 기술에서 나온 산업폐기물 속에서 우리들 자신이 뒹굴게 되면서 발암물질이 DNA에 맹렬한 공격을 퍼붓게 된 것이 현대사회에서 암의 주된 원인이다. 독소들은 DNA 고장을 일으켜 암을 유발할 수 있을 뿐만 아니라, 면역계를 약화시켜 암에 대한 통제력을 상실케 함으로써 암이 '닭장 안의 여우'처럼 활개를 칠 수 있도록 만들어준다.

초기의 연구에서는 암이 어느 정도 이상으로 증식하면, 즉 '사자가 우리 밖으로 뛰쳐나가면' 아무리 해독해도 별 효과를 볼 수 없다고 하였다.

하지만 점차 새로운 증거들이 나와 다르게 말한다. 암의 증식은 바람직한 조건에서는 느려질 수도 있고 역전될 수도 있다는 것이다. 국립암연구원(National Cancer Institute, NCI)에 따르면 암을 진단받은 후 5년 이상 생존해 있는 미국인은 700만 명 이상이나 된다. 암은 가역적인 것이다. 만약 독소가 문제를 야기한다면 해독이 해결책이 될 수 있다.

❖ **스트레스** 소음, 밝은 빛, 구속, 그리고 전기충격을 가했을 때 실험동물에서 일어나는 생리적인 변화로 증명된 '삶의 스트레스'라는 용어를 처음 만들어낸 사람은 캐나다의 의사이자 연구자인 한스 셀리다.

흉선은 암과 감염에 대항하는 면역계의 중요 기관이다. 셀리는 스트레스가 흉선을 위축시키고, 심장질환의 시초가 되는 혈중 지방을 증가시키며, 위궤양을 유발할 수 있다고 하였다.

1920년대 이후 정서적 스트레스는 면역계를 저하시켜 감염과 암에 더 잘 걸릴 수 있게 만든다는 이론이 과학적인 증거를 획득하면서 발전해왔다. 마음과 몸, 즉 심신 상관원리가 대중에게 알려진 것은 노먼 커즌의 《질병의 해부학》이라는 책을 통해서였다. 로스앤젤레스에 있는 캘리포니아대학에서 10년간 강의와 연구를 한 뒤, 커즌의 이론은 과학적 조사로 타당성을 인정받게 되었다.

방사선 종양학자인 의사 칼 시몬튼은 암 환자들의 부작용을 줄이고 더 좋은 결과를 가져오게 하는 상상기법을 개발하였다. 영국 의학잡지(British Medical Journal)에 실린 한 연구에 따르면, '심한' 스트레스를 유발하는 사건을 경험한 여성은 유방암에 걸릴 확률이 1,500%나 높다고 한다. 예일대학 외과의사 버니 시겔은 정신적인 특성이 암 환자의 회복에 영향을 미친다는 사실을 발견했다.

NIH의 유명한 연구자인 캔디스 퍼트 박사는 인간의 두뇌에서 엔도르핀을 발견했으며, 마음의 화학적 신비를 풀어가는 작업을 선도하고 있다. 그는 마음이 하나의 제약공장으로서 건강을 개선하거나 악화하는 물질을 계속해서 생산해내고 있다고 말한다. 마음이 암을 유발할 수 있기 때문에, 반대로 마음이 암을 예방하거나 치료하는 것을 도울 수 있다는 논리적인 비약도 할 수 있다.

샌프란시스코에 있는 캘리포니아대학의 저명한 의사이자 이학박사이며 연구자인 케니스 펠리티어는 특정한 성격이 특정한 질병에 더 잘 걸린다는 것을 보여주는 선구자적인 책《치료하는 마음, 죽게 하는 마음》을 썼다. 많은 대체요법가가 암을 제거하기 위해 심리적인 접근법을 사용하고 있다.

확실한 것은, 암의 발생에 정신적 관련성이 있다는 것이다. 나는 영혼의 치료가 주된 장애물인 암 환자를 많이 보았다. 식습관을 바꾸는 것은 어려운 일이기는 하지만, 식단을 바꾸고 영양제 몇 알을 집어먹는 것이 사고방식을 바꾸는 것보다는 훨씬 쉽다. 부서진 감정의 파편을 떼어내는 것은 고통스럽지만 꼭 필요한 경험이다.

암에 정신적인 관련성이 있는 것뿐만 아니라, 암이 발생한 장소는 문제를 어떻게 해결할 것인가에 대한 단서를 제공해준다. 많은 유방암 환자가 최근에 이혼을 경험했으며, 이로써 여성을 상징하는 기관을 상실하게 된 것이다. 암과 함께 영혼이 손상되기 시작했다면, 암을 치유하기 위해서는 영혼의 치료가 필수적인 요소이다.

❖ **영양** 인간의 몸은 음식에 있는 물질들로 만들어지고, 고쳐지며, 기능을 발휘한다. 가장 정확한 인식을 반영하고 있는 문장으로 "우리는 바로 우리가 먹고……생각하고, 숨쉬고, 행동하는 것이다"라는 말이 있다.

영양요법은 단순히 말하면 암 환자의 '대사의 균형'을 다시 세우려는 것이다. 의사인 거슨, 모어맨, 리빙스턴은 자신들이 만든 영양요법 프로그램을 제공하였다. 다른 학파들은 매크로바이오틱스 연구, 채식주의, 산·염기 평형, 단식, 과일과 채소의 주스 만들기 등도 포함하고 있다.

암치료의 영역 안으로 받아들여지지 않고 수십 년간 밖에서만 겉돌던 영양요법은 1990년에 기술평가사무국의 보고서를 통해서 새로운 차원의 과학으로 수용되었다. 국회 자문기관인 이 사무국의 전문 과학심사위원들은 〈암의 비정통적 치료법〉이라는 문건에서 다음과 같이 썼다.

"영양요법은 심리사회적 중재요법 다음으로 암치료에 대한 보조 혹은 보완적 접근법으로서 임상적 인정을 높여가고 있다는 것이 전문가 집단의 판단이다."

❖ **운동** 미국인의 40%가 결국에는 암에 걸리게 되지만, 활동적인 미국인은 14%만이 암에 걸린다. 격일 간격으로 30분씩 운동하면 유방암에 걸릴 위험성이 75%나 감소한다.

운동은 산소를 싫어하는 암세포의 생성을 방해하는 등 우리 몸에 많은 유익을 준다. 운동은 또한 혈중 포도당 농도를 안정화하는 것을 도와주어 암세포가 자라기 위해 이용할 수 있는 연료의 양을 제한할 수 있게 해준다. 운동은 면역기능, 림프액의 흐름, 해독 시스템을 개선한다. 운동은 스트레스를 주는 상황에 더욱 잘 견딜 수 있도록 도와준다.

인간은 적극적인 창조물로서 진화를 거듭해왔다. 활동하지 않는 것은 비정상적인 것이다.

환자 사례 _ 치료가 불가능한 폐암을 물리침

P. S.는 50세 여성으로 폐의 선암이라는 진단을 받고 폐엽 절제수술과 방사선 치료로 암을 제거하였다. 3년 뒤 폐암이 재발하였는데 다른 장기로 전이되어 수술이 불가능하였으며, 치료도 불가능한 것으로 판정받았다. 그녀는 "우리가 당신을 위해 해줄 수 있는 것은 아무것도 없습니다"라는 말만 들어야 했다. 2개월 정도 더 살 수 있을 것이라는 말과 함께.

그래서 그녀는 오직 영양요법만 했는데 더는 암이 자라지도 않고 병이 악화되지도 않은 상태이다. 그녀는 주당 40시간씩 일하고, 매일 저녁 5km씩 걷고 있으며, 기분도 상당히 좋아졌다. 만약 암이 자라지 않는다면 그다음엔 자연히 파괴될 것이다.

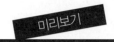

2
암과의 전쟁에 대한 경과 보고

미국인들이 낸 세금 중 450억 달러가 국립암연구소(NCI)에서 30년간 수행된 '암과의 전쟁'에 사용되었지만 암의 발병률과 암으로 인한 사망률은 높아지기만 했다.

'마법의 탄환'과 같은 암치료제는 없으므로, 우리는 암치료 효과를 높이기 위해 영양요법과 같이 논리적이고, 과학적으로 신빙성이 있으며, 독성이 없고, 비싸지도 않으며, 효과적인 치료법을 고려해볼 필요가 있다.

모든 암 환자의 치료 프로그램에 영양요법을 포함시키는 것은 위험 대 이익 면에서 매우 바람직한 일이다.

> *"많은 종양학자는 거의 예외 없는 실패에도 불구하고,*
> *꺼지지 않는 희망을 안고 거의 모든 암 환자에게 화학요법을 권유한다."*
>
> – 앨버트 브레이브맨. 의사, 종양학 전문가, 1991년

암은 새로운 현상이 아니다. 고고학자들은 공룡의 뼈와 이집트의 미라에서 종양을 발견하기도 했다. 기원전 1600년경부터 암치료를 시도한 기록을 볼 수 있다. 암은 태초부터 우리와 함께 있었지만, 그것이 현대사회에 퍼붓는 맹공격은 유래가 없는 것이다.

1971년 12월 23일 리처드 닉슨 대통령은 '암과의 전쟁'을 선포했다. 닉슨은 5년 내에, 즉 독립 200주년이 되는 1976년까지는 암치료법을 발견하게 될 것이라고 자신 있게 말했다.

그러나 1991년 저명한 의사와 과학자 60명은 기자회견을 하면서 대중에게 이렇게 말했다. "암 연구기관들은 우리가 암과의 전쟁에서 이기고 있다고 반복적으로 주장함으로써 대중을 혼란스럽게 하고 있다. …… 대부분의 암을 치료하는 데 우리의 능력은 실질적으로 좋아진 게 없다."

우리를 불안하게 하는 나쁜 소식은 논쟁의 여지가 없는 것들이다.

- 새로이 진단되는 암 발병률은 계속 높아져 1991년 110만 명이던 것이 1998년에는 160만 명이 되었다.
- 1991년 암으로 인한 사망은 51만 4,000건이었는데, 1992년에는 54만 7,000건으로 늘었다.
- 1950년 이후에 암 발병률은 전체적으로 44% 높아졌으며, 유방암과 남성의 대장암은 60% 증가했고, 전립선암은 100% 증가했다.
- 수십 년 동안 전이된 유방암의 5년 생존율은 18%, 폐암의 5년 생존율은 13%로 변화가 없었다.
- NCI의 1년 예산인 18억 내지 30억 달러 중 단지 5%만이 예방사업에 쓰인다.

- 암 환자 전체로 봤을 때 평균적인 5년 생존율은 50%로 1971년이나 지금이나 변함이 없다.
- 항암제의 효과는 생명연장이라는 기준에 근거해서 주장되는 것이 아니라, 종양의 반응도에 기반을 둔 것이다. 많은 종양이 화학요법이나 방사선요법의 초기에는 줄어들지만, 약제에 대한 내성을 획득하여 더는 치료에 반응하지 않게 되는 경우가 많다.
- 미국에서 수년 이내에 암은 심장질환을 능가하여 사망원인 1위 자리를 탈환할 것으로 기대된다. 이미 그것이 주는 공포감은 1위이지만.
- 지금 생존해 있는 미국인의 42%는 암에 걸릴 것으로 예상할 수 있다.

어떤 진전이라도 이루었나

전문가들에 따라 다르기는 하지만 암과의 전쟁은 '질적으로 실패했다'고 볼 수도 있고, '서서히 진전을 이루고 있다'고 볼 수도 있다. 하지만 승리했다고 주장할 수 있는 사람은 아무도 없다.

NCI에 따르면 암 환자의 5년 생존율(치료율의 한 척도)은 1930년에 20%이던 것이 오늘날 성인은 53%, 소아는 70%로 증가했다고 한다. 비평가들은 암 진단 후 5년 생존율이라는 것은 치료되는 것과는 아무런 상관이 없으며, 그나마도 생존율이 증가한 것은 오로지 조기 진단에 그 원인이 있다고 한다.

NCI에서 암의 원인을 연구하는 한 분과의 장인 리처드 애덤슨 박사는 지난 20

년 동안 대장암이나 직장암으로 인한 사망률은 15~20% 감소했으며, 난소암은 20%, 방광암은 30%, 자궁경부암은 40% 감소했기 때문에 암과의 전쟁에서 진전이 있었다고 말한다.

🏮 선택사항을 점검할 시간

이 단원의 목적은 NCI를 비난하려는 것이 아니라 현재의 암치료 방법들이 불충분하고 불완전하기 때문에 영양요법과 같은 일부 선택사항들을 조사해볼 필요가 있다는 사실을 입증하고자 하는 것이다. "영양요법이 화학요법의 효과를 감소시키는가?"와 같은 급박한 질문을 끄집어낼 필요도 있다. 이 논쟁의 두 가지 측면을 요약하면 다음과 같다.

1) 영양요법이 화학요법을 방해하는가? 아니다.

2) 화학요법은 효과가 있는가? '때로는'이 그 답이다.

NCI에서 자신 있게 내놓는 숫자들을 반박하기 위해 데이터를 인용하는 반론자들이 늘고 있다. 회의론자 중 한 사람인 의사이자 이학박사 존 베일러는 《뉴 잉글랜드 의학잡지(New England Journal of Medicine)》에 발표한 글에서 NCI에 대해 신랄한 혹평을 서슴지 않고 있다.

베일러는 국립과학아카데미 회원이자 NCI 잡지의 이전 편집자여서 무시할 수 없는 사람이다. 그런 베일러가 NCI의 헛된 열성에 맞서 "우리는 암과의 전쟁에서

지고 있다"면서 사망률, 나이로 보정한* 사망률, 가공하지 않은 암 발병률, 나이로 보정한 암 발병률이 NCI의 노력에도 불구하고 계속 증가하고 있음을 보여주었다.

NCI의 통계에는 백인이 아닌 사람들의 데이터는 무슨 이유인지 빠져 있다. 독성물질에 노출된 흑인, 도시 빈민, 1,100만 노동자 모두 암 발병률과 그로 인한 사망률은 극적인 증가를 보였다. 췌장, 간, 위, 식도암 환자의 10% 이하만이 5년 뒤에도 생존해 있을 것이다.

베일러는 이어서 1997년 5월에 같은 잡지에 비슷한 내용의 〈암은 패하지 않았다〉라는 글을 발표하였다. 이 글에서 예외적으로 긍정적인 통계는 나이로 보정한 전체 암 사망률이 1991년보다 1994년에 1% 감소했다는 것이다. 베일러는 통계학적으로 의미도 없는 이러한 개선은 암의 조기 발견에 따른 것일 수는 있어도, 치료기술이 더 나아졌기 때문은 아닐 것이라고 하였다.

미국의 연간 사망률에서 암이 차지하는 비율은 1900년에 3%이던 것이 오늘날에는 24%로 껑충 뛰어올랐다. 많은 전문가는 이 무시무시한 유행에 대해 짧고 빠르게 설명해버리고 만다. 암 발병률의 증가는 노인인구의 증가 때문이라는 것이다. 즉 노인이 암에 걸릴 확률이 높기 때문이라는 것이다. 그러나 노령화 하나만 가지고 암 발병률이 증가한 이유를 전부 설명할 수는 없다. 암으로 인한 사망률은 1900년에 3%에서 오늘날 24%로 크게 증가했지만, 65세 이상 노인인구는 4%에서 12%

---

* 두 군의 사망률이나 발병률을 비교하고자 할 때 이들 비율에 영향을 미치는 연령, 성별 등과 같은 요인들의 구성이 다를 경우에는 문제가 생긴다. 따라서 비교대상 집단들의 특성의 분포가 다름으로써 생기는 영향을 제거하기 위하여 통계적인 기법을 적용한 후 산출한 보정률을 이용하게 된다. 사망률과 발병률에 영향을 미치는 가장 큰 요인으로 연령을 생각할 수 있기 때문에 '연령'이 가장 흔하게 보정되는 변수이다. - 옮긴이

로만 증가했기 때문이다.

이 게임에서 가장 불쌍한 볼모는 아마도 어린이일 것이다. NCI는 소아암 발병률이 1950년부터 1987년에 이르기까지 28%나 증가했다고 하는데, 가장 큰 원인은 도처에 산재한 환경오염 때문이다.

다른 측면에서 보면, 소아 종양학의 발전은 어떤 소아암의 경우 치료율을 90%까지 끌어올렸다. 이는 소아암에서 항암화학요법이 NCI에 보잘것없으나마 승리를 가져다준 것이다. 그러나 이 환자들의 생존기간이 길어진 반면, 화학요법이나 방사선요법으로 남은 생애 동안 골종양에 걸릴 위험성은 훨씬 높아졌다.

독일 하이델베르크 암센터의 존경받는 생물통계학 전문가 울리히 아벨 박사는 화학요법으로 치료한 전 세계 환자들의 생존율에 관한 논문들을 분석하여 92쪽짜리 보고서를 출간했다. 뜨거운 논쟁을 불러일으킨 이 보고서에서 그는 모든 암 환자의 80%를 사망하게 만드는 유방, 폐, 대장, 전립선 같은 상피세포 암 환자 중 단지 3%만이 화학요법의 득을 보았다고 말했다.

"…… 술 취하지 않은 맨정신으로 선입견을 버리고 논문들을 분석해보면 화학요법제에 따라 치료에 성공한 예는 거의 찾아보기 힘들다. 화학요법제의 효과가 의심스럽다."

암치료에 대해 비평가들은, 치료라고 하는 것들이 때로는 질병보다 더 나쁘다고 꼬집는다. 《뉴 잉글랜드 의학잡지》에 실린 보고들에 따르면 난소암 치료를 위한 화학요법이 백혈병을 일으킬 위험성이 그 치료의 유익한 면보다 더 큰 것으로 되어 있다.

유방암과 전립선암은 우리에게 너무 친숙해져서 이제는 '잊힌 암'이라고 보도되기도 한다. 1950년에는 여성 20명 중 1명이 유방암에 걸렸지만, 오늘날에는 8명 중 1명이 걸린다. 비록 조기 발견과 적절한 치료로 완치된다고 하더라도 평균 수명이 19년이나 단축된다.

유방암은 매년 4만 5,000명의 미국 여성을 죽이고 있다. 암치료에 대한 불신으로 일부 의사들은 유방암과 난소암의 발병률이 높은 가족병력이 있는 일부 여성들에게 유방과 난소를 제거하는 '예방수술'을 권하기까지 한다. 생명보험회사들은 요즘 건강하고 정상인 여성들을 '장기를 다 가진' 고위험군이라고 부르며 보험 할증료를 더 내도록 하고 있다.

타목시펜은 에스트로겐과 결합하는 물질로 유방암 환자들에게 짧은 기간 도움이 될 뿐인데도, 유방암 고위험군 환자 수백만 명에게 마치 예방약인 것처럼 팔리고 있다. 하지만 타목시펜을 장기간 사용할 경우엔 심장마비, 눈 및 간 손상, 자궁내막암이 발생할 위험이 증가한다는 데이터가 있다.

여성에게 유방암은 비참한 것이지만, 남성에게는 전립선암이 비슷한 빈도로 발생하며 유방암보다 더 치명적이다. NCI는 유방암 연구비의 네 배나 되는 돈을 전립선암 연구에 쓰고 있다.

전립선암을 조기에 발견하기 위해 좋은 진단법은 없다. 그 때문에 전립선암의 85%는 진단 당시에 이미 전립선 이외의 부위로 퍼진 상태여서 치료하기도 어렵다. 치료를 하지 않은 223명의 전립선암 환자와 광범위 전립선 절제술을 받은 58명의 환자를 비교해본 결과, 10년 생존율이 각각 86.8%와 87.9%로 실질적으로 아무런 차이가 없었다.

논문들을 광범위하게 검토한 보고서에 따르면, 암의 사망률은 1952년부터 1985

년까지 변화가 없었다. 이 보고서의 저자들은 "암치료가 본질적으로 실패라는 증거들이 지속적으로 축적되고 있다"고 하였다. 대장암도 조기에 걸러낼 수 있는 좋은 진단법이 없다.

한편 암세포만 골라서 죽이는 '마법의 탄환'을 만들기 위한 부질없는 탐구에서 분자생물학적 연구에 수백만 달러가 쓰이고 있다. 런던에 사는 의사이자 연구자 한 사람은 50세 이하 여성에게 유방암 정기검진이 쓸모없다는 주장을 하면서 통계학적인 근거를 제시하였다. 폐경 이전에 정기검진을 받은 여성의 99.85%는 정기검진이 아무런 유익을 주지 못한다고 했다.

평균적으로 암 환자가 앞으로 5년을 더 생존할 가능성은 40~50%인데, 이 확률은 30년 전이나 다를 바 없다. 점점 더 많은 과학자와 임상가들이 화학요법과 방사선요법에 따른 치료 성공률은 더 진전이 없으며, 대체요법을 조사해볼 필요가 있다고 합창을 하고 있다.

비록 막에 싸여 있는 암 덩어리는 수술로 효과적으로 치료될 수 있으며, 모든 암의 22%는 수술로 완치될 수 있다고 하지만, 수술받은 예후가 양호할 것으로 판정받은 환자의 30% 이상에서 암은 재발한다.

화학요법 혹은 방사선요법을 받은 환자 4만 4,000명을 대상으로 한 조사에서, 방사선치료를 받은 환자들은 림프구 이외의 세포에서 유래하는 유형의 백혈병이 발생할 위험성이 현저히 높았다. 방사선요법의 장기적인 부작용에는 기형아 출산, 불임 등이 포함되고, 단기적인 부작용으로는 먹기가 어렵게 만드는 구내염과 구강궤양, 직장궤양, 치루, 방광궤양, 설사, 대장염 등을 들 수 있다.

캐나다 종양학자 79명에 대한 설문조사에서, 그들은 모두 비소세포성 폐암 환자에게 화학요법을 받으라고 권할 것이라고 했다. 그러나 만약 그들 자신이 환자가 되다면 58%는 그런 치료를 받지 않을 것이라고 했으며, 81%는 어떤 경우에도 시스플라틴(cisplatin, 화학요법제)은 투여받지 않을 것이라고 했다.

단지 화학요법만을 사용한 유방암 환자의 임상실험 100개를 분석한 결과, 화학요법이 아무런 유효성이 없는 것으로 밝혀졌으며, 폐경기 이후 여성은 화학요법으로 인한 부작용만 두드러졌다.

의사 로즈 쿠시너는 독성약물이 "글자 그대로 건강한 사람을 병들게 만든다. 유방암에 걸린 수많은 여성에게 최소한의 유익만 줄 뿐이다"라고 지적했다. 일부 증거들은 화학요법이 실제로는 유방암 환자의 수명을 단축시킨다는 것을 나타내고 있다.

미국 암학회 잡지에 글을 싣고 있는 한 심리학자에 따르면, "질병 자체보다 화학요법이 더 큰 불안과 근심을 유발한다"라고 했다. 화학요법의 잘 알려진 부작용은 감염에 대항해서 싸우는 백혈구를 만들어내는 골수를 억제하는 것이다. 이 흔한 면역억제는 감염으로 인한 사망을 너무 쉽게 가져온다.

각각의 항암제에 대한 문건들에 따르면, 메소트렉세이트(methotrexate, 화학요법제)는 '간에 독성'이 있으며 면역을 억제한다. 아드리아마이신(adriamycin, 화학요법제)은 "심각하고 비가역적인 심근 독성이 있으며, 일정 시간 이후 어떤 심장지지 치료에도 반응하지 않는 울혈성 심부전을 야기할 수 있다." 사이톡산(Cytoxan, 화학요법제)은 '2차적인 악성 종양'을 유발할 수 있다.

NCI에서 연구비로 450억 달러가 쓰이고 있으며, 민간기업에서도 수십억 달러가 쓰이고 있음에도 과거 20년 동안 새로운 화학요법제는 발견되지 않았다.

NCI 직원인 의사 대니얼 이데마저도 폐암에 대한 화학요법의 실패로 풀이 죽어 있다. 기존의 암치료법은 성공에 한계가 있는 상황에서 미국 암 환자의 50%가 '대체요법'을 찾는다는 사실은 별로 놀랄 일도 아니다.

인터페론이나 인터루킨 같은 생물학 제재들은 독성이 대단히 강해서 치료를 위해서는 수주간 입원해야 한다. 대개 집중치료를 받는데, 이는 여러 번의 수혈, 심한 출혈, 쇼크, 의식혼미 같은 부작용이 흔하기 때문이다. 인터페론은 급격한 체온 상승, 오한, 심한 근육수축을 야기해서 모르핀을 필요로 하기도 한다.

우리는 어디로 잘못 가고 있는가

암과의 전쟁은 너무 심한 비판을 받았고 손가락질도 많이 당했다. 그러나 문제의 발단이 된, 비난받아 마땅한 책임자는 따로 있다. 바로 빵 곰팡이다. 1928년에 알렉산더 플레밍은 이것으로부터 페니실린을 발견해냈고, 이 때문에 사람들은 모든 질병에는 그것만을 치료하는 '마법의 탄환'이 존재할 것이라는 희망을 가지게 되었다.

똑같이 비난받아야 할 또 다른 사람은 요나스 솔크이다. 그는 1952년에 소아마비 백신을 발명하여 인류 역사상 비참한 전염병 중 하나를 쓰러뜨리는 어마어마한 쇼를 보여주었다. 그로써 사람들은 모든 병에는 '마법의 탄환'이 반드시 존재한다는 믿음을 더욱 키우게 되었다.

문제의 일부는 과학적인 연구 모델에 있다. 국소화되지 않은 조혈기관의 질병인 백혈병을 인위적으로 유발시킨 동물을 사용하는데, 이것이 단단한 인간의 종양에 항암제가 얼마나 잘 작용할 것인가를 대변한다는 생각은 비현실적인 것이다.

'암을 감지해낼 수 없다'는 것이 암이 없다는 것을 뜻한다는 억측 또한 실수였다. 100만 개 정도의 암세포는 가장 민감한 진단장비로도 감지해낼 수 없다. 10억 개 정도의 암세포가 모여 있어도 너무 작아서 거의 감지해낼 수 없는 '작은 덩어리'를 형성할 뿐이다.

외과의사들이 "전부 제거했다고 생각한다"고 말했다면, 그것은 암과의 전쟁이 이제 환자 자신의 영양공급을 잘 받은 면역계가 관여하는 보이지 않는 전쟁이 되었다는 것을 뜻하는 것이다.

우리는 또한 '반응률' 혹은 종양의 위축이 완치와 같은 뜻이라고 잘못 추측했다. 앞에서 얘기했듯이 화학요법은 살충제가 벌레에 작용하듯이 암세포에 작용한다.

농장에 살충제를 뿌리면 농장에 있던 벌레들 중 99%가 죽는다. 그러나 이 독극물 세례를 받고도 살아남은 극소수 벌레들은 살충제의 독성을 견뎌내는 독특한 유전적 장점을 가지고 있다. 이후에 이들 '슈퍼 벌레들'은 경쟁자가 없는 상태에서 훨씬 더 빠르게 번식하게 된다. 왜냐하면 살충제가 그들의 천적들도 죽여버렸기 때문이다.

토양의 산출력은 감소하고 식물의 건강도 나빠진다. 이와 마찬가지로 영양상태가 불량한 암 환자에게 정기적으로 고용량의 화학요법제 주사로 폭격을 가하면, 처음에는 종양의 크기가 줄어들 수 있지만 소수의 암세포는 이 독에도 살아남아 치료에 대한 내성을 가지게 되고, 면역이 억제된 환자의 질병 진행을 한층 가속화하게 된다.

한편 이미 영양상태가 불량한 암 환자는 급기야 임상적 영양실조 상태가 되는데, 이는 화학요법제의 대량 투여로 구역질이 두드러지기 때문이다. 듀크대학의 암 전문가 존 그랜트는 암 환자의 40% 이상이 실제로는 영양실조로 사망한다고 추산하였다.

우리는 또한 몇 개 도구로만 무장하여도 암을 제거할 수 있을 것이라고 생각하는 실수를 저질렀다. 모든 에너지를 세 가지 분야에만 집중시켰으며, 새로운 아이디어를 비웃었고, 불법으로 몰아붙여 매장하려 하였다.

우리가 실패한 진짜 이유는 생각을 잘못한 실수에 있다. 우리 몸의 건강과 질병은 거의 전적으로 우리가 먹고, 마시고, 숨쉬고, 생각하고, 어떻게 움직이느냐에 달려 있다. 이러한 힘들이 신체 내 과정들의 총합인 전반적 대사를 만드는 것이다. 그런 다음 그 대사가 감염이나 퇴행성 질환을 억제하는 쪽으로 작용할 수도 있고, 촉진하는 쪽으로 작용할 수도 있다.

암은 우리 신체의 전반에 걸쳐서 일어나는 비정상적인 대사에 기인하는 퇴행성 질환이다. 단지 국소적인 덩어리나 혹이 아닌 것이다.

우리의 건강은 소모되는 영양소와 내버려지는 독소의 미세한 상호작용의 결과이며, 대사에 영향을 미치는 정신적이고 영적인 힘들과도 연계되어 있다. 우리 몸은 자기 자신의 유전자와 생활양식, 환경의 산물이다. 우리는 수리공에게 가져가서 고칠 수 있는 말 못하는 자동차가 아니다. 우리는 형이하학적이면서도 형이상학적인 존재로서, 자신이 질병의 일부분인 것이 확실하듯이 치료에서도 한 부분이 되어야 한다.

치유 과정은 환자, 의사 그리고 우리 대부분이 당연한 것으로 여기고 있는 그 신비롭고도 훌륭한 힘이 결합된 노력이다. '마법의 탄환'으로 치유하려는 시대는 끝났다. 환자와 의사가 서로 협동하여 노력하는 시대가 여기 남아 있을 뿐이다.

팀워크만이 암을 이길 수 있다

암은 수년 내에 서방세계에서 사망원인 1순위가 될 것이다. 암은 비정상적으로 증식하는 조직으로 온몸을 뒤덮어버려서 결국은 영양실조, 감염, 다발성 기관 기능 실조를 일으켜 숙주를 죽게 만드는 잔인한 질병이다.

암은 만만치 않은 '약탈자'이기 때문에 암치료에는 팀워크가 필요하다. 어떤 암치료법도, 그것이 아무리 이상하고 의학적 이론에 배치되는 것이라고 할지라도 효과만 있다면 버릴 수 없다. 암만 골라서 죽이는 '마법의 탄환'은 없으며, 우리 세대에 그런 것은 개발되지 않을 것이다.

종양의 무게를 줄이기 위해 화학요법, 방사선요법, 수술요법을 신중하게 사용할 필요가 있다. 이런 방법으로 10~20조 개의 암세포를 제거해서 환자의 면역계로 하여금 싸울 기회를 만들어줄 수 있다. 동시에 단백질 분해효소와 같은 제재로 암이 신체활동과 건강하게 조화되도록 재조절할 필요가 있다. 그다음에 영양요법과 다른 자연요법을 적용하여 암 환자의 '비특이적 숙주 방어기전'을 강화해 질병의 근본 원인을 역전시켜야 한다.

환자에게 해를 주지 않으면서 암의 크기를 줄이는 것과 암을 정상적인 건강한 조직으로 전환되도록 재조절하는 것, 그리고 환자의 회복력을 보충하는 것으로 이루어진 3중 접근법은 인간적이면서도 임상적으로 유효한 암치료법이 될 것이다.

화학요법은 특정한 유형의 암치료에 무리가 없을 정도로 영양상태가 좋은 환자에게 몇 번에 나누어서, 혹은 동맥 내 점적주사*를 통해 투여할 경우 유용할 수 있다. 방사선요법도 쓰일 곳이 있다. 특히 고도로 정밀하게 조준하는 단거리요법이나 세기를 조절한 방사선요법은 더욱 유용할 것이다. 수술도 자기 역할이 있다. 특히 종양이 콜라겐으로 된 캡슐 안에 들어 있어서 그 막을 찢지 않은 상태로 제거할 수 있을 경우에 유용하다. 온열암치료도 아주 유용하다.

여기서 꼭 기억해야 할 교훈은 "단지 기존의 치료법이 암을 무조건적으로 완치하는 데 실패했다고 해서, 기존의 치료법을 모두 거부해서는 안 된다"는 것이다.

포괄적인 암치료는 암의 무게를 줄이기 위해 기존의 치료법을 사용하는 한편, 그와 동시에 현미경적인 수준에서 이루어지는 암과의 전투를 돕기 위해 환자의 몸을 만들어간다. 이것이 결국에는 약탈자의 무릎을 꿇게 만들 것이다.

---

*점적주사 : 주사기를 이용하여 순식간에 주입하는 것이 아니라 링거액을 맞듯이 방울방울 서서히 주입하는 주사법. - 옮긴이

K. F.는 중피종으로 진단받았다. 그는 젊었을 때 석면을 다루는 일을 한 적이 있다. 처음에 진단한 의사는 6개월 정도 살 수 있을 것이라고 했다. 그와 그의 아내는 화학요법을 받으면서 공격적인 식이요법과 영양보충제 프로그램을 이용하기 시작했다.

그는 아직 암이 몸속에 있기는 하지만, 삶의 질은 아주 훌륭하며 이웃들보다 더 건강해 보인다. 다시 말하지만, 영양요법만으로 모든 암 환자가 완치되는 것은 아니다. 하지만 그것은 삶의 질과 양에서 극적인 증가를 가져온다.

3
요즘 이용되는 암치료법

암을 치료하는 데 우리가 어디쯤 가고 있는지 알기 위해서는 우리가 어디에 있었는지를 아는 것이 도움이 된다.

암의 일반적인 치료법에는 화학요법, 방사선요법, 수술요법 등이 있다. 그리고 암의 대체 치료요법에는 면역자극요법, 한약, 식이요법 프로그램 등이 이용되고 있다. 최근에 새로 개발된 기술들로는 암 환자의 혈액에서 면역억제 물질을 여과하여 제거하는 방법이나 자성을 이용하여 암세포를 찾아내는 방법이 있다.

물론 이 중 어느 치료법도 모든 암 환자에게 동일하게 적용할 수 있는 것은 아니다. 하지만 약간의 효과라도 기대할 수 있다면 어떤 방법도 무시해서는 안 된다. 그러므로 모든 치료방법이 암 환자들을 위한 선택사항으로 이용될 수 있어야 한다.

> *"만약 모든 사람이 비슷하게 생각하고 있다는 걸 알게 된다면,*
> *다음부터는 아무도 생각하려 하지 않을 것이다."*
>
> – 벤저민 프랭클린

여기에서는 암치료법을 선택하는 데 가장 중요한 '근간'이 되는 것들을 더 잘 이해할 수 있도록 기존의 암치료법과 대체요법에 대해 설명한다.

🎞 기존의 치료법

❖ **화학요법**　화학요법은 제1, 2차 세계대전의 화학전쟁이 남긴 부산물로 현재 미국 암 환자의 75%에게 행해지고 있다. 제2차 세계대전 당시 예일대학의 약리학자들은 정부가 주도하는 프로젝트의 하나로 겨자가스의 해독제를 개발하는 연구를 수행 중이었다.

그 과정에서 그들은 겨자가스가 골수와 림프조직을 심하게 손상시킨다는 것을 발견하고, 림프종에 걸린 생쥐에게 겨자가스를 주입하는 실험을 하여 관해를 유도하는 데 성공하였다.

1943년 연구자들은 겨자가스가 인간의 호지킨씨 림프종에도 비슷한 효과가 있음을 발견하였다. 화학요법은 오늘날 완치율이 92%에 이르는 고환암에도 유용한 치료법이 되었다. 대부분의 화학요법 지지자도 오늘날 많은 유형의 암에서 화학요법만을 유일한 치료법으로 사용하기에는 한계가 있다는 것을 인식하고 있다.

흥분을 자아낸 최초의 발견 이후 얼마 가지 않아 화학요법의 치료율은 정점에 도달한 다음 더는 진전이 없었다. 그러자 혁신적인 발상가들이 여러 화학요법제의 창조적인 결합을 생각해내었으며, 이러한 여러 가지 복합처방이 오늘날에도 이용되고 있다.

1980년대에 종양학자들은 외래에서 한번에 대량 주입하는 방법 대신 병원에 입원시켜 '몇 번으로 나누어 점적주사'하는 방법을 이용하기 시작했다. 이렇게 몇 번으로 나누어 주사하는 방식은 암치료에 더 효율적일 뿐 아니라 환자에게도 해를 덜 끼쳤다. 매일 저녁 와인을 두 잔씩 마시는 것과 주말에 14잔을 한꺼번에 폭음하는 것의 차이를 생각해보면 이해하기가 쉬울 것이다.

또한 여러 번으로 나누어 점적주사를 하면 암세포의 성장기에 암세포들을 때려잡을 기회가 많아진다. 반면에 대량을 한번에 주사해버릴 경우, 그 시기가 암세포의 성장기와 맞아떨어질 가능성은 적어지는 것이다.

그다음의 진화단계로 종양학자들은 심장병을 치료하기 위해 개발된 기술을 차용해, 가느다란 도관(카테터)을 동맥 내로 삽입하여 종양이 있는 곳에 화학요법제를 투하하는 방법을 이용하기 시작했다. 이로써 한 번 더 반응도는 개선하고 전신적인 독성은 줄일 수 있었다.

❖ **방사선요법**　방사선요법은 암 환자의 60%에서 시행되고 있다. 1896년 프랑스의 물리학자 마리 퀴리가 방사성 금속인 라듐을 발견하였다. 퀴리 부인은 노벨상을 두 번이나 수상하였고, 방사선요법과 핵시대의 창시자로 여겨진다. 하지만 정작 그녀는 방사성 물질을 차폐장치 없이 오랫동안 다룬 탓에, 결국 젊은 나이에 백혈병으로 죽고 말았다.

암 환자들은 곧 독일의 물리학자 빌헬름 뢴트겐이 개발한 새로운 기술로 방사선요법이라는 치료를 받기 시작했다. 이 기술은 전리 방사선을 이용하여 피폭된 세포들의 DNA를 분열시켜 원치 않는 조직을 국소적으로 파괴하는 방법이다.

방사선요법은 외부적으로나 내부적으로 사용될 수 있으며, 고용량으로 혹은 저용량으로, 컴퓨터를 이용하여 종양이 있는 부위를 정확히 조준해서 시행할 수 있다. 단거리요법 혹은 간질성 방사선요법에서는 방사선 발생장치를 종양에 직접 닿게 하거나 씨앗 형태로 이식하기도 한다.

새로운 기법들에서는 방사선요법을 온열치료법과 결합해서 사용하기도 한다. 세기를 조절한 방사선요법도 종양에는 더 파괴적이지만 환자에게는 해를 덜 끼치는 장점이 있다.

❖ **수술**　수술은 67%의 암 환자에게 1차로 선택되는 치료법이다. 기원전 1600년경 이집트의 의사들은 칼이나 불에 달군 쇠를 이용하여 종양을 절제하였다.

명확한 종양 덩어리를 물리적으로 제거함으로써 의사들은 궁극적인 치유를 위한 최선의 선택을 했다고 느낀다. 그러나 불행히도 종양이 뇌나 간과 같은 섬세한 신체기관과 엉켜 있어서 제거해낼 수 없는 경우가 많다.

또 다른 걱정거리는 암 덩어리를 부분적으로 제거해내다가 캡슐에 싸여 있던 암세포들이 퍼질 수 있다는 것이다. 마치 민들레씨들을 쑤셔넣어둔 마대자루가 잔디밭에서 터져버린 식으로.

❖ **생물학적 치료법**　생물학적 치료법도 다른 대부분의 발견들처럼 우연한 기회에 관찰력이 뛰어난 사람들이 발견했다. 1880년경 뉴욕의 암 전문 외과의사 윌리엄 비 콜리는 암수술 후에 단지 몇몇 사람만 살아남는 이유를 알아내기 위해서 병원기록을 샅샅이 뒤졌다. 그래서 그는 다수의 생존자에게 암수술 후 얼마 되지 않

아 감염이 발생했다는 사실을 발견했다.

그 후 그는 암 환자들에게 콜리 칵테일이라고 불리는 여러 종류의 세균 혼합물을 주입했는데, 열이 나는 회복기를 거친 후 주목할 만한 암치료율을 얻을 수 있었다. 감염은 면역계를 활성화해 암을 파괴시키는 것을 돕는 것으로 밝혀졌다.

이 조악한 출발 이후에, 분자생물학자들은 이론적으로 암을 공격할 수 있는 면역요소들을 주사할 수 있을 만한 용량으로 제조하는 방법을 발견했다.

생물학적 치료법은 면역계를 미세하게 조절하여 암을 좀더 강력하게 공격할 수 있도록 하는 데 초점을 맞추고 있다. 림포카인은 기본적으로 암과 같은 침입세포들을 죽이기 위해 면역계가 만들어내는 '총알' 같은 것이다. 림포카인에 의해 활성화되는 살해세포(lymphokine-activated killer cell, LAK cell)들을 이것들의 성장촉진인자인 인터루킨-2와 함께 배양한 후 면역반응을 개선하기 위해 다시 암 환자에게 주입한다. 일부 실험에서, 마치 꿀에 개미가 몰리듯이 LAK세포들이 암에 몰려들었다. 인터페론, 인터루킨, 단클론성 항체, 종양괴사인자 등은 암의 생물학적 치료제로 경합을 벌이고 있다. 생물학적 치료법의 단점은 대부분 독작용이 너무 심하며, 기존의 세 치료법으로는 치료할 수 없다고 판정되는 경우에만 법적으로 사용이 가능하다는 점이다. NCI도 생물학적 치료법에 대한 연구에 좀더 박차를 가하기 시작했다.

❖ **열치료법(온열암치료)**　　암세포는 정상세포에 비해 열에 약한 경향이 있다. 히포크라테스와 이집트의 파라오 시대부터 열치료법은 그 가치를 인정받아왔다.

전문가들은 환자에게 열을 가함으로써 면역반응을 증가시킬 수 있음을 보여주었다. 섭씨 42도 혹은 화씨 107도는 모든 암세포를 죽일 수 있지만 환자에게도 역시 극심한 고통을 줄 수 있다.

　전신적인 과체온 상태를 만들기 위해서는 아주 정교한 욕조장치와 전신마취, 의학적인 감시가 필요하다. 국소적인 과체온 상태를 만들기 위해서는 초점을 맞춘 고주파 발생 장치가 필요하다.

　스탠퍼드나 듀크 대학 같은 큰 암연구센터에서는 이 치료법이 그 자체만으로뿐만 아니라, 화학요법이나 방사선요법과 결합되어 사용되면 상승효과를 발휘할 수 있다는 것을 발견하였다. 독일의 성 게오르그 클리닉의 종양학자 프리드리히 도우베스 박사는 특별히 고안한 국소 고주파온열암치료기를 이용하여 뛰어난 결과를 얻었다고 보고하였다(website : klinik-st-georg.de).

대체요법

　만약 당신이 응급의료, 재건수술, 정형외과수술 혹은 중환자실 치료를 필요로 한다면 병원에서 최고 수준의 진료를 받을 수 있다. 따라서 대체 응급의료는 존재하지 않는다. 그 분야에서는 현재의 의료체계가 잘 작동하고 있기 때문이다.

　그러나 불행하게도 모든 분야에서 현대의학이 인상적인 성공기록을 보유하고 있는 것은 아니다. 암, 만성피로증후군, 관절염, 에이즈, 다발성경화증, 알츠하이머, 정신병, 근위축증 등을 앓는 많은 환자는 기존의 의학에서 별 도움을 받지 못하고 있다. 기존의 수용된 접근법들이 힘을 발휘하지 못할 때, '대체' 접근법들이 발생할 토양이 비옥해지는 것이다.

미국에 사는 많은 장점 가운데서도 헌법과 권리장전에 따라 개인적인 자유가 마음껏 보장된다는 것은 축복받은 일이다. 그래서 이 권리들을 수호하기 위해 힘들게 싸우기도 한다. 대체 암치료를 둘러싼 공방의 핵심에는 다음과 같은 질문이 있다. 즉 "원하는 의료는 무엇이든지 선택할 수 있는 환자들의 권리와 사기시술로부터 소비자들을 보호해야 할 정부의 의무 중에 어느 것이 더 중요한가?"라는 것이다.

오늘날 연구에 따르면 모든 암 환자 중 50%가량이 어떤 형태이든 대체 암치료법을 이용하고 있으며, 이들은 대부분 수입이나 교육수준이 평균 이상인 사람들이라고 한다.

하버드대학 의대의 데이비드 아이젠버그 박사가 《뉴 잉글랜드 의학잡지》에 보고한 연구에 따르면, 미국인들은 가정의보다 대체요법 치료사들을 더 자주 방문하고 있다. 가정의를 방문함으로써 발생하는 비용은 대부분 보험에서 지불되지만 대체요법 치료사들에게는 환자가 직접 지불해야 하므로 부담이 더 클 텐데도 이런 결과가 나왔다는 것은 놀랄 만한 일이다.

이러한 정보는 정부가 위험하고 과학적으로 증명되지도 않은 의료행위를 하는 사람들로부터 가난하고 힘없는 소비자들을 보호하고 있다는 이론의 허구성을 어느 정도 폭로한 것이다.

비판적인 사람들은 대체 암치료법을 '증명되지 않은, 의문스러운, 수상한, 돌팔이, 사기성'이라는 말로 낙인을 찍는 반면, 지지자들은 '보완적인, 포괄적인, 혁신적인, 무독성의, 전인적인, 자연적인'이라는 수식어를 붙인다.

한편 미국 암학회는 '증명되지 않은'이라는 수식어가 붙은 약 100종의 암치료법 목록을 만들어 보유하고 있다. 이 블랙 리스트는 미국에서 암치료에 대한 문지기 역할을 하게 되었다. 보험회사에선 '증명되지 않은 혹은 실험적인' 치료법들에 대해서는 치료비를 지불해주지 않는다.

그러나 우리는 어떤 진료를 받을 것인지 판단하는 데 이중적인 잣대를 이용하고 있는 것은 아닌가? 기술평가사무국에서 설정한 임상실험 결과에 따르면, 미국 내에서 시술되고 있는 모든 수술법의 10~20%만이 효과가 있는 것으로 '증명'되었다.

여전히 암 환자의 50%가 보험급여가 지급되지 않는 대체 암치료법을 찾을 것으로 예상된다. 만약 스스로 자신의 치료법을 선택할 수 있다면 더 많은 사람이 대체 암치료로 우르르 몰려들게 될 것이다.

암치료법의 선택에 대해서는 곧 개선이 될 것이다. 퇴직한 아이오와주 하원의원 버클리 베델은 라임 관절염과 치료가 불가능하다고 판정받은 전립선암을 단지 대체요법만으로 치료할 수 있었다.

베델은 국회에 있는 친구들에게 경험담을 들려주었다. 그 뒤 의료문제소위원회 의장인 상원의원 톰 하킨은 동료들을 설득해 NIH 산하에 대체의학사무국을 만드는 데 200만 달러를 할당하도록 하였다. NIH에 들어가는 돈이 1년에 120억 달러인 것을 감안하면, 대체의학사무국에 최초 할당된 200만 달러는 '동종요법에서 쓰는 용량* 내지는 유권자들을 행복하게 해주기 위한 '껌값'이라고 불렸다.

---

*동종요법에서는 기존의 상식으로는 효과가 있을 것이라고 쉽게 납득할 수 없을 정도로 극미량의 유효성분만 환자에게 투여한다. - 옮긴이

많은 보험회사가 대체 암치료의 수익성에 눈을 뜨기 시작했다. 그 이유는 대중이 그것을 원하고 그것을 위해 기꺼이 보험료를 더 낼 의사가 있으며, 대체 암치료에 드는 비용은 기존의 암진료에 드는 비용의 약 10%밖에 안 되므로 자신들에겐 이윤이 더 많이 남을 것이기 때문이다. 일부 개척자적인 보험회사들은 현재 대체 암치료에 급여를 지불하고 있다.

의학적인 자유를 주창하는 사람들은, 말기 질병으로 고통받는 환자들은 자신들에게 희망을 주는 치료법은 무엇이든지 받을 권리가 있다고 주장한다. 그에 반해 식품의약품안전청(Food and Drug Administration, FDA)은 탈리도마이드의 경우와 같이 새로 개발된 치료법에 너무 일찍 허가를 내주었다가 재앙이 초래된 예를 인용하며 맞서고 있다. 그렇다면 탈리도마이드와 대체 암치료의 위험 대 이익 비율을 비교해보자.

탈리도마이드

- 이익 : 가벼운 메스꺼움을 가라앉히기 위해 사용된, 완전히 자유로운 선택이 보장되었던 약물
- 위험 : 노약자나 임신부의 복용. 예를 들면 적은 양의 술을 건강한 성인이 마셨을 때는 별 해가 없지만 같은 양의 술을 임신한 여성이 마실 경우 태아에게 영구적인 선천성 결함을 초래할 수 있는 것과 같다. 탈리도마이드는 엄청난 재앙을 가져왔다. 수천 명의 신생아가 돌이킬 수 없는 선천적인 기형을 안고 태어난 것이다.

대체 암치료

- 이익 : 많은 암 환자의 삶의 질과 양을 개선했다. 특히 기존의 암치료에선 희망을 가질 수 없었던 환자들이 그러했다.
- 위험 : 아주 비전문적인 사람에게 시술을 받을 경우 사소한 부작용이 생길 수 있다. 돈이 들지만, 대개 표준적인 암 진료비용의 10분의 1보다 적다.

다른 방법으로는 치료할 수 없는 말기의 암 환자들이 값도 저렴하고 독성도 없는 치료를 받지 못하도록 정부가 막는다는 것은 헌법에 위배되는 일이라고 생각한다. 헌법에 보장된 '생명, 자유 그리고 행복추구'의 권리를 제한하는 것은 나라를 세운 조상들이 생각하던 바가 아닐 것이다.

에이즈 환자들은 정치적인 행동주의의 모델이 되었으며, 논쟁에서 승리함으로써 FDA는 에이즈 치료에 승인되지 않은 약품들의 '온정적인 사용'을 많이 허용하고 있다. 마찬가지로 암 환자들에게도 좀더 넓은 선택의 폭이 필요하다.

현대의학의 아버지 히포크라테스는 2,400년 전에 "극단적인 질병은 극단적인 치료법을 요한다"라고 말하였다. 하지만 분명히 영양요법은 화학요법, 방사선요법, 수술요법보다는 덜 극단적이다.

대체 암치료는 다음과 같이 나눌 수 있다.

- 물리적인 방법 : 여기에는 한약, 영양, 생화학적 예방접종, 안티-네오플라스톤, 생물학적으로 유도된 화학요법, 정상대사, 래트릴, 자석, DMSO, 세포치료, 산소요법, 황화 하이드라진, 면역증강요법 등이 포함된다.
- 형이상학적인 방법 : 여기에는 정신신경면역, 유도된 상상요법, 이완요법, 프

리말요법, 신앙치유, 마음 혹은 영혼을 이용하여 몸이 암을 극복할 수 있도록 해주는 다른 방법들이 포함된다.

인간이 물리적인 힘과 형이상학적인 힘이 복잡하게 상호작용하는 존재라는 것은 분명하다. 정상을 약간 벗어난 심리상태에서 인간은 자율적인 신체기능을 변화시켜 가사상태에 들어가거나, 화상을 입지 않고 뜨거운 석탄 위를 걷거나, 마음을 읽어내거나, 정상적인 영양법칙을 벗어나서도 살 수 있다는 것이 많은 기록으로 남아 있다.

인간은 좀더 영적이거나 형이상학적인 힘으로 물리적인 법칙을 초월하는 경향이 있다. 그러므로 상대적으로 개발이 덜 된 치유의 영역에서 궁극적인 암치료법이 나올 수도 있다.

개척자들과 대체 암치료법

대체요법 치료사들은 문헌을 이용한 전투에 중대한 약점을 가지고 있다. 정부가 450억 달러를 지원했고, 수십 년 동안 연구원이 수천 명 동원되어 연구했음에도 과학자들은 아직도 기존의 각종 암치료법의 효과를 증명하는 데 상당한 중압감을 느끼고 있다. 하지만 대체요법 치료사들은 다음과 같은 이유 때문에 결과를 얻지 못한다.

• 재정이 열악하여 연구하려는 사람들을 지원해줄 수 없다.

- 조직이 부실하여 협력을 통해 각종 데이터를 취합해내기가 어렵다.
- 미국에서는 불법으로 간주되어 정부의 연구비도 지원받을 수 없다.
- 의료인 면허취소나 징역에 대한 두려움 때문에 자신들의 데이터를 보고하기를 꺼린다.

최소한의 연구비 지원에도 불구하고, 많은 질병을 예방하거나 치료하는 데 영양 요법의 효과를 보여주는 과학적 연구가 전문가들이 검증한 것만도 2만 건을 넘어 섰다. 최선의 영양이 최선의 암치료 결과와 확실하게 결부된다는 것을 보여주는 연구도 수천 건이 넘는다.

❖ **맥스 거슨 박사** 1936년 유럽에서 미국으로 이민 와 뉴욕에서 의업을 시작했 다. 유명한 선교의사인 앨버트 슈바이처는 "나는 거슨에게서 의학 역사상 가장 뛰 어난 천재를 본다"고 말한 바 있다.

거슨은 암 환자를 치료하는 데 식이요법과 독소를 정화해내는 접근법을 이용하 고 있었다. 거슨의 프로그램에는 가공하지 않은 생용의 식물성 음식과 지방이 적 은 식이가 포함되었으며, 생간의 주입, 갑상선 추출물, 판크레아틴(소화촉진제), 미 네랄과 비타민, 특히 고용량의 비타민 C 보충제가 포함되어 있었다.

거슨의 치료법에는 오늘날 설명 가능하며 임상적으로 유용한 많은 영양소가 포 함되어 있었다. 유감스럽게도 거슨은 미국에서 쫓겨나 멕시코로 진료실을 옮겨야 만 했다. 우리는 칼륨이 풍부한 신선한 식물성 음식과 나트륨이 적은 '원시인' 음식 을 먹으면서 진화해왔다는 사실을 깨달아야 한다.

현대의 음식은 칼륨과 나트륨의 비율이 이상적인 4:1에서 1:4로 역전되어, 중요한 전해질의 균형이 전체적으로 16배나 나빠졌다. 우리의 모든 세포는 내부에는 높은 농도로 칼륨을 유지하면서 바닷물처럼 짠물에 담겨 있는데 이것이 '생명의 전지' 역할을 한다.

텍사스대학의 이학박사 버거 잰슨은 식이의 나트륨 대 칼륨 비율과 암이 밀접한 관련이 있다는 사실을 발견하였다. 샌디에이고에 있는 캘리포니아대학 이학박사 스테펜 톰슨은 동물에서 나트륨 함량을 증가시키면 대장암의 전이가 가속화될 수 있다는 사실을 발견했다. 전직 미국 암연구원 연구감독이었던 이학박사 마리스 자콥은 나트륨 대 칼륨 비율과 암의 진행 사이의 관계에 대해 방대한 단원을 저술하였다.

거슨이 말기 암을 앓다 회복된 환자 50명을 통해 얻은 30년간의 임상경험을 기록한 책을 NCI에서 검토한 뒤, 증거가 불충분한 것으로 여겨진다고 하였다.

❖ **구강외과 의사 윌리엄 D. 켈리**   1964년에 자신의 췌장암을 자가치료법으로 완치시켰다. 켈리의 프로그램에는 각 환자에게 맞는 식이 프로그램을 제공하기 위한 대사유형 판별, 해독(커피관장 등), 추나요법을 통한 신경학적 자극, 비타민·미네랄·효소 보충제가 포함된다.

1977년까지 '의사들의 성서'라고 여겨졌던 머크 의학편람에 해독과 변비해소에 사용할 수 있는 방법의 하나로 커피관장이 있었다. 그러나 커피관장은 켈리의 프로그램이 비과학적이라고 여기는 비판자들의 집중공격을 받아야 했다.

한편 유럽에서는 효소들(프로테아제, 아밀라아제, 리파아제)이 암 환자의 전반적인 경과를 호전시킬 수 있다는 것을 보여주는 과학적 연구들이 많이 있어왔다.

켈리의 연구는 뉴욕에 있는 슬로안-케터링 암병원에서 수련받은 종양학자 니콜라스 곤잘레스 박사가 계속했다. 1970년대에 있었던 재판에서 연방판사는 켈리에게 앞으로 다시는 암에 대해서 아무 말도 하지 말고, 쓰지도 말라는 명령을 내렸다. 그때부터 켈리는 미국 북서부에서 은둔생활을 하게 되었다.

❖ **매크로바이오틱스(macrobiotics)**　이 프로그램은 세련된 현대음식들을 버리고 정제되지 않은 현미, 콩, 생선, 된장국, 해초, 그리고 다른 전통적인 동양음식들로 되돌아감으로써 자신의 암을 치유한 일본인 의사 사겐 이시주쿠(1850~1910)의 저작에서 비롯되었다.

매크로바이오틱스가 일부 암 환자들에게 도움이 되는 기전으로 다음 몇 가지를 들고 있다.

- 지방이 적다.
- 섬유질이 많다.
- 채소 섭취량이 많다.
- 나트륨 대 칼륨 비율의 개선
- 산성(암성) 환경에서 알칼리성(건강한) 환경으로 다시 돌리는 능력
- 콩, 해초, 다른 신선한 산물에서 발견되는 강력한 항암물질
- 해초에서 발견되는 갑상선 자극 물질

매크로바이오틱스 이론에는 서로 대립되는 힘인 음과 양의 균형이라는 동양철

학적 개념이 들어 있다. 마치오 쿠시는 1978년 보스턴에 매크로바이오틱스 센터를 개설하였으며 많은 추종자를 얻게 되었다. 쿠시는 공식적으로 암 환자들이 기존의 치료를 계속 받을 것을 독려하였다.

매크로바이오틱스 이론을 실천하는 데는 여러 단계가 있는데, 최종단계(+7)에 이르면 식사를 완전히 곡류로만 하게 된다. 미국인 의사 앤서니 사틸라로는 자신의 전립선암을 매크로바이오틱스로 완치하였으며, 이 접근법을 더욱 대중화하기 위해 책을 저술하였다.

매크로바이오틱스 이론에 입각한 생활양식이 전형적인 미국 식탁에 중대한 개선을 가져온 것은 사실이지만, 이 프로그램의 어떤 측면들은 다음과 같은 역효과를 낼 수도 있다.

- 나트륨이 풍부한 된장과 오이지에 대한 접근을 제한하지 않는다.
- 과일과 생선의 섭취를 제한한다.
- 단백질 영양실조에 빠질 가능성이 크다.

이 프로그램은 수천 년 동안 그러한 식이에 적응해온 동양인에게서 유래했다. 나는 매크로바이오틱스를 하는 동안 상태가 더 악화된 환자들도 보았다. 다른 많은 소집단에서 매크로바이오틱스는 적절하지 않을 수도 있다.

❖ **한약**   식물 추출물은 인류의 가장 오래된 약이다. 미국에서 처방되고 있는 모든 약 중 3분의 1은 식물 추출물에 기반하고 있다.

제약회사들, 심지어는 NCI까지도 식물에서 발견되는 많은 항암물질을 변형시켜 특허를 따내려고 필사적으로 애쓰고 있다. 케이시, 혹시, 윈터스 등을 포함해서 앞으로 나열할 많은 사람은 암의 한약 치료법에 대한 자신들의 권리를 주장해왔다.

협죽도과 식물인 페리윙클(periwinkle)은 오늘날 인정받고 있는 항암제 중 하나인 빈크리스틴(vincristine)이 되었다. 의심할 여지 없이 식물 추출물은 미래에 항암제의 주원료가 될 것이다. 미국 농무부의 식물학자 제임스 듀크 박사는 많은 식물에 있는 항암성분에 대한 책을 저술하였다.

〈메디신 맨〉이라는 영화를 보면 식물에서 활성이 있는 성분을 추출해내는 것이 얼마나 어렵고 복잡한 과정인지 알 수 있다. 암과 싸우기 위해 이용되는 식물에는 파우 디 아르코(라파초, Pau D'Arco), 인삼, 녹차, 겨우살이, 폴리페놀류, 카로티노이드 색소류, 바이오플라보노이드, 황기, 떡갈나무 덤불, 블러드 루트, 생강, 그리고 여러 버섯의 추출물 등이 있다.

❖ **레니 케이시**　캐나다의 공중보건 간호사였는데, 1922년 유방암 환자가 인디언 허브생약차를 마시고 완치되었다는 말을 들었다. 케이시는 그 비방을 구해서 자신이 담당하는 몇몇 환자에게 사용하여 성공을 거두었다.

그녀는 치료법을 '에시악(Essiac)'이라고 명명했는데 그것은 케이시(Caisse)를 거꾸로 적은 것이었다. 그 후 그녀와 정부의 마찰은 수십 년 동안 계속되다가, 그녀가 세상을 떠나기 얼마 전인 1978년 그 비방에 대한 권리를 캐나다의 한 제조회사에 넘기면서 끝났다.

❖ **해리 혹시**(1901~1974)　말의 암치료에 명성이 자자했던 증조부의 처방을 대

중화했다. 해리 혹시의 아버지는 수의사로서 그 처방을 암에 걸린 동물과 사람들에게 사용했다. 혹시는 전성기 때는 미국 전역에 17개 진료소를 가지고 암 환자를 수천 명 거느리고 있었다. 수도 없이 체포되기를 반복하자 1950년대 말에 댈러스에 있던 진료소를 닫고 멕시코로 이주하여 진료를 계속하였다.

혹시의 처방에는 블러드 루트, 우엉, 털갈매나무, 일종의 털갈매나무 껍질인 카스카라, 매자나무 열매, 감초, 붉은 클로버, 미국자리공, 염화아연, 삼황화 안티모니가 포함되어 있다. 혹시의 일반적 처방은 나중에 많은 종류의 부식제, 혹은 표피에 발생한 암을 성공적으로 태워 없애는 국소 도포용 연고로 발전하였다.

❖ **이학박사 루돌프 스타이너** 20세기 초반에 겨우살이의 사용을 대중화했다. 겨우살이에 있는 일종의 렉틴이 증식하는 세포의 성장을 방해하는 것으로 밝혀졌다.

1980년대까지 환자 약 4만 명이 겨우살이의 발효형태인 이스카도(Iscardo)라는 주사를 맞았다. 이스카도와 그것의 변종들은 독일에서 약품허가를 받았다.

❖ **의사이며 이학박사인 스테니스로 R. 부르진스키** 특정한 안티−네오플라스톤 혹은 자연적으로 발생하는 펩타이드들이 정상세포의 성장에는 영향을 끼치지 않으면서 암세포의 성장은 억제할 수 있다는 이론을 내세웠다. 부르진스키는 안티−네오플라스톤을 인간의 소변에서 최초로 분리해내었으며, 그 뒤 이들 화합물을 실험실에서 합성했다.

부르진스키는 열 가지 정도의 안티−네오플라스톤을 경구투여용과 정맥주사용으로 사용한다. 정부 당국자들은 계속해서 그를 괴롭혔으며 그를 기소하려고 하였다.

기존의 치료법들을 사용했을 때 뇌종양 환자들의 장기 생존율이 5%인 데 반해, 부르진스키의 치료법을 사용했을 때는 완치율이 33%라는 점을 감안한다면, 부르진스키에 대한 FDA의 처사는 '대중을 보호하기 위한' 공권력의 중대한 남용이었다.

❖ **의사 폴 니한** 1930년대에 스위스에서 '세포치료법'을 개발하였다. 그 원리는 어린 세포에 있는 '무엇'인가가 늙고 병든 세포를 재생시킬 수 있다는 것이다. 따라서 태아에서 비롯된 세포들을 주사함으로써 나이든 사람들이 회춘한 듯하거나 병든 사람들이 건강해진 듯이 느끼게 될 것으로 추정된다.

세포치료법은 다른 방법으로는 치료할 수 없는 여러 질병에 이용되었지만, 돈 많은 노인이 회춘한 듯이 느끼게 해주는 데 가장 많이 이용되었다.

❖ **의사 조셉 골드** 1970년대에 시라큐스 암연구원에서 황화 하이드라진이 동물에서 종양의 성장을 억제하는 데 좋은 성적을 거두었음을 보고하였다. 로스앤젤레스에 있는 캘리포니아대학에서 인간을 대상으로 행해진 임상실험에서 황화 하이드라진은 말기 암 환자들에게 카켁시아*를 감소시키고, 비정상적인 포도당과 인슐린 농도를 개선시켰다.

그러나 진정제, 진통제, 기타 모노아민 산화효소 억제제와 경합하는 다른 화합물을 복용하는 경우에는 황화 하이드라진의 효과가 소실되었다. NCI는 골드의 처

---

*카켁시아(cachexia) : 암종(癌腫), 혈우병, 결핵, 매독 등의 경우에 나타나는 말기적 증세로 전신상태의 쇠약. 악액질이라고도 하며, 쉽게 말하면 피골이 상접한 상태. – 옮긴이

방지침을 무시한 채 예상했던 대로 하이드라진이 암치료에 효과가 없다고 판정하였다.

하이드라진이 모든 암 환자에게 마법의 총알은 아니지만, 날로 쇠약해지는 암 환자들에게서 카켁시아의 발생을 억제하며 일부에서는 암의 성장을 둔화시킨다. 잘못된 오해로 전 세계 수백만 명의 암 환자가 이를 널리 사용하지 못하고 있다.

❖ **의사 어니스트 크랩스와 그의 아들** 살구나 복숭아류의 씨에서 추출한 시안화물을 함유한 화합물인 아미그달린(amygdalin), 즉 래트릴(laetrile)을 개발하였다. 고대 이집트·중국·그리스·로마인은 모두 살구씨 혹은 아미그달린을 암치료의 '성약'으로 사용했다.

1970년대 이후 암을 치료하기 위해 7만 명이 넘는 사람이 래트릴을 사용하였다. 래트릴은 암치료에서 주류집단과 비주류집단 간에 비이성적인 논쟁을 불러일으켰다.

이학박사 랠프 모스는 뉴욕의 슬로안-케터링 암병원의 과학분야 저술가였는데, 그 당시 유명한 과학자인 카네마추 수기우라 박사가 래트릴에 관한 연구를 진행하고 있었다. 모스 박사는 래트릴에 대한 정통적인 방법에 따른 평가를 기술하였다.

수기우라의 발견에 따르면, 래트릴은 동물에서 1차적인 종양을 파괴하지는 않았으나, 종양의 성장과 폐로의 전이를 현저하게 억제했다. 샌 안토니오의 의사 에바리 스닉은 미국의학협회지 편집장에게 보낸 편지에서 "내 경험에 따르면, 래트릴은 적절하게 사용할 경우 효과가 화학요법만큼 좋으면서 부작용은 훨씬 적었다"라고 하였다.

1982년 NCI는 래트릴 연구를 위해 메이요 클리닉의 의사 찰스 모어텔에게 연구비를 지원했다. 모어텔의 연구결과는 유명한《뉴 잉글랜드 의학잡지》에 실렸는데, 래트릴은 암치료에 아무런 도움이 안 된다는 결론을 내렸다. 현재 미국의 21개 주에서는 암치료에 래트릴의 사용을 허가하고 있지만, 나머지 주에서는 의사면허 취소사유가 된다.

래트릴에 대한 설명에서 한 가지 흥미로운 사실은, 젊은 식물들은 벌레나 설치동물들로부터 자신을 보호하기 위해 자신이 직접 자연적인 살충제를 개발해냈다는 것이다.

이 '살충제'는 니트릴로사이드(nitriloside)라는 것으로, 래트릴과 화학구조가 비슷하다. 이 때문에 자주개자리 싹과 같은 어리고 신선한 식물을 풍부하게 섭취하는 식사를 계속하면, 암 주머니가 성장하기 전에 파괴시키는 무독성의 화학요법을 계속하는 것과 같지 않을까?

❖ **의사 버지니아 리빙스턴 – 휠러** 암이 나병이나 결핵을 일으키는 세균의 사촌인 프로제니터 크립토사이드(progenitor cryptosides, PC)라는 특정한 병원체 때문에 유발된다고 생각했다. 치료에는 PC에 대한 면역학적인 예방접종, 약물치료, 영양요법이 포함된다.

리빙스턴은 PC가 함유되어 있는 닭이나 달걀 같은 음식은 피하게 하는 등 자신이 개발한 영양학적인 접근법으로 많은 암 환자를 도왔다. 그러나 암 환자는 대부분 면역이 억제되어 있기 때문에 PC를 포함해서 거의 모든 기회감염에 노출되어 있다.

대부분의 암 환자에게는 이 세균을 비롯해 다른 세균이 많지만, 원인과 결과를 연관짓는 것은 별개의 문제이다.

예를 들어 대부분의 화재현장에서 소방차를 발견할 수 있지만, 소방차가 불을 냈다고 할 수는 없는 이치와 같다. 그러나 아직도 여전히 다른 연구자들은 암이 세균에 의해 발생한다는 이론을 끼워맞추고 있다.

노인들은 암 발생 위험도도 높고 위산의 분비도 감소된다고 알려져 있다. 많은 병원체가 위산에 의해 파괴되기 때문에 위산이 감소되면서 병원체가 우리 몸에 침투할 가능성이 높아진다는 '병원체에 의한 암 발생' 이론은 노인들에게 암 유병률이 높다는 것을 설명하는 데 도움을 줄 수 있다.

❖ **한스 니퍼** 유럽의 의사로 기존의 약물과 새로운 약물, 비타민, 미네랄(많은 것을 그가 직접 제조하였다), 동식물의 추출물, 특정 식이, 그리고 '지리학적으로 질병을 일으키는 구역'을 피하는 방법 등을 사용하였다.

❖ **이학박사 오토 워버그** 노벨상을 두 차례나 수상하였으며, 낮은 산소농도와 암 성장 간의 관련성을 최초로 발견하였다. 다른 과학자들이 종양 덩어리가 좀더 산성화 · 혐기성화될수록 치료에 더욱 저항하게 된다는 사실을 증명하였다.

워버그의 이론은 정맥, 경구 혹은 직장으로 오존과 과산화수소를 투여하는 치료법의 기초가 되었다. 그러나 이들 치료법은 논쟁의 여지가 많다. 전문가들은 과산화수소를 마실 경우 그 자체가 강력한 자유기를 만들어내기 때문에 위험하다고 경고한다.

❖ **의사 엠마누엘 레비시** 암 환자에게서 지방산과 스테롤 간의 불균형을 교정하는 것을 치료의 근간으로 삼았다. 이 치료는 '생물학적 이원주의'라고 불린다. 레비시는 헌신적인 의사였으며, 셀레늄을 암치료제로 개발하였다.

❖ **스코틀랜드 외과의사 이완 카메론** 말기 암 환자에게 고용량의 비타민 C를 처방하는 방법을 최초로 대중화했다. 노벨상을 두 차례나 수상한 이학박사 리누스 파울링이 많은 연구와 저술로 이 요법을 심화했다.

비타민 C가 암에 대한 '마법의 총알'과는 거리가 멀긴 하지만, 많은 암 환자가 임상적으로 괴혈병 상태이므로 비타민 C는 꼭 필요하다고 할 수 있다.

❖ **J. H. 로렌스** 영국의 과학자로 제2차 세계대전 동안에 동물의 소변에서 항암 효과가 있는 듯한 무엇인가를 발견하였다. 그 후 그의 연구는 전 세계의 수많은 과학자가 계속하면서 세밀화되었다.

❖ **이학박사 로렌스 버튼** 암 환자의 면역계를 자극하기 위해 여러 가지 혈액제제를 주입하는 면역증강요법을 개발하였다. 한때 존경받는 연구자였던 버튼은 동료들에게 조롱거리가 되어 바하마로 갔다.

❖ **714X와 개스턴 내센스** 내센스는 1950년대에 아나블라스트라고 불리는 백혈

병 치료법을 개발한 뒤 프랑스에서 쫓겨났다. 그는 캐나다의 프렌치 퀘벡에 정착한 뒤 기존의 현미경보다 해상도가 높은 현미경을 개발했다. 내센스는 '소마티드' 혹은 '움직일 수 있으며 여러 형태의 생활사를 가지는 기본적인 입자'를 발견했다고 주장했다.

다형태성은 무생물이 생명이 있는 병원체로 변화될 수 있으며, 그 반대도 가능하다는 이론이다. 714X는 장뇌와 질소의 화합물로 암 환자의 림프계에 직접 주입되며, 질소가 암세포들을 굶어죽게 만든다.

❖ **켄셀(엔터레브)** 분석화학자이자 변리사였던 짐 세리단이 개발했다. 켄셀은 세포호흡을 방해하는 자연 화학물질인 카테콜을 함유하고 있다. 1942년에 세리단은 생쥐를 대상으로 한 실험에서 70% 이상의 종양이 반응하였다고 주장하였다.

1953년에 인간을 대상으로 한 켄셀의 임상실험을 미국 암학회가 금지했다. 1961년에 세리단은 그의 이론을 정부에 증명해 보이려고 하였다. 하지만 정부에선 결과를 5일 만에 내놓을 것을 '요구'하였으나 켄셀이 효과를 보이기 위해서는 28일 정도가 필요했다.

1982년에 FDA가 세리단에게 조사대상 신약번호를 부여함으로써 켄셀에 '수갑'이 채워진 것과 다름없게 되었으며, 그 후 연구계획은 '임상적인 보류' 상태에 놓이게 되었다. 그즈음 세리단은 자포자기하여 제조법을 주물공장 사장 에드 솝칵에게 인계하였으며, 에드 솝칵은 그 후 켄셀 2만 병을 공짜로 나누어주었다.

❖ **이학박사이자 의사였던 존 프루덴** 1954년 우연히 연골을 갈아서 상처에 바

르면 치유가 촉진되는 것을 발견했다. 그 후 임상실험을 통해서 소의 연골을 내복할 경우 암 환자의 35%를 완치시킬 수 있음을 알아냈다.

❖ **의사 리그돈 렌츠**   인생의 두 단계, 즉 암 환자와 임신한 여성만 자기 내부에 존재하는 이물질을 허용한다는 것을 발견했다. 두 시기 모두 종양괴사인자 억제제(tumor necrosis factor-inhibitor, TNF-i)라고 불리는 '중간 휴식' 인자를 가지는데, 이것이 태아를, 그리고 때로는 실수로 종양을 공격하지 말라는 신호를 면역계에 보내는 것이다.

렌츠는 혈액으로부터 TNF-i를 걸러내기 위해 신부전증 환자들을 위한 신장투석기 같은 장치를 개발하였다. 그는 이 분리반출법을 암 환자들에게 시험해보기 위해 FDA와 공동으로 연구를 진행하고 있다.

❖ **세포 – 특이적 암치료법**(www.csct.com)   박동하는 전자기 방사선을 이용해 암세포를 색출해내어 건강한 숙주조직에는 해를 끼치지 않고 암세포만 선택적으로 사멸시킨다.

우리는 어디로 가야 하나

이상의 접근법 중 일부는 심화연구를 보장받고 있기는 하지만, 아직은 '비주류'라는 불명예를 안고 있으며 불법시술로 취급되기도 한다. 우리는 이러한 치료법들

중에서 암치료에 효과적인 알곡과 껍데기를 구별하기 위해 더 면밀하게 연구해볼 필요가 있다.

기존의 암치료법에 실망했다면, 암치료의 지평을 더 넓히고 다른 가능성들도 모색해보는 것이 현명한 처사일 것이다.

환자 사례 _ 말기 유방암을 물리침

E. R는 처음 우리 병원에 왔을 당시 뼈와 간으로 전이되어 치료에 반응하지 않는 4기 유방암 상태의 67세 여성이었다. 한동안 '아슬아슬하게' 연명하다가 지친 그녀가 포기하려고 할 때마다 딸이 희망을 잃지 않고 계속 힘을 북돋아 주었다.

E. R는 화학요법을 받으면서 회복력을 증가시키기 위해 여러 종류의 음식과 영양보충제를 병행하였다. 1년 뒤 그녀는 암이 없어졌다는 판정을 받았다.

4
주치의에게 알려라

의학적인 치료가 암에 대해서는 더 특이적인 독성을 나타내는데, 영양요법은 그 독성이 환자에게 해를 덜 끼치게 만든다. 영양요법은 포괄적인 암치료에 필수적인 부분인데, 그 이유는 다음과 같다.

- 40% 이상의 암 환자가 영양실조로 사망한다.
- 영양요법은 화학요법과 방사선요법의 암 사멸효과를 감소시키지 않으면서 그것들의 독성으로부터 환자를 보호한다.
- 영양소들은 암을 박멸하는 면역계를 돕는다.
- 당이 암을 먹여살리므로, 식이요법과 영양보충제가 중요하다.
- 영양소들은 '생물학적 반응 변조자'가 되어, 신체가 암세포들을 재조절하기 위해 작동하는 방식을 변화시킬 수 있다.

> *"우리가 사는 방식은 우리가 죽는 방식과 관련되어 있다."*
>
> – 하버드대학교, 프래밍햄학회

심장질환, 골절, 부목을 댄 상태, 우울, 독감, 암 등 어떤 질병이든지 부실한 영양상태가 회복에 도움이 되는 경우가 있을까? 이 단원에서는 기존의 방법으로 치료를 받는 동안 암 환자를 돕기 위한 영양요법 지침과 올바른 사용법에 대해 설명하겠다.

이미 암이 진행된 상태에서 영양요법이 유일한 치료법이라고 말할 사람은 아무도 없다. 그러나 암 환자들의 '숙주 면역기전'을 증강시키기 위해 공격적인 영양요법은 반드시 필요하다.

영양요법과 암에 관한 오해

암치료에서 영양요법에 대한 개념은 2,000년 전에 쓰인 한의학서적에도 사용기록이 나와 있을 정도로 오래되었지만, 아직도 여러 가지 인식이 섞여 있다.

❖ **거짓된 희망** 당근주스를 이용해서 진행된 암을 완치했다는 근거없는 주장을 들었을 수도 있다. 하지만 적지 않은 수의 살릴 수 있는 진행된 암 환자들이 의심스러운 치료법으로 '실험'하다가 귀중한 시간을 허비하고 죽는 것도 보았을 것이다.

❖ **의심스러운 치료자** 어느 전문분야나 마찬가지로 불미스러운 인간들이 영양종양학 분야에도 분명히 있다.

❖ **환자를 잘 먹이면 암도 잘 먹게 된다**　당신은 암의 성장을 둔화시키기 위해 엽산 길항제를 개발한 화학요법의 창시자들에게 훈련을 받았을지도 모르겠다. '만약 항비타민(methotrexate)이 암의 성장을 둔화시킨다면 비타민은 암의 성장을 촉진할 수도 있다'고 생각할 수도 있다.

하지만 일반적으로 영양소들은 대부분의 질환으로부터 환자의 회복력을 증강시킨다. 물론 일부 필수영양소, 주로 나트륨, 포도당, 철, 구리, 리놀레익산의 필수지방산은 과다하게 사용되거나 다른 조절하는 영양소 없이 사용될 경우 암의 성장을 촉진할 수도 있다.

이 책은 영양의 독성을 제시함과 더불어 암 환자를 치료하는 데 영양요법을 긍정적인 힘으로 사용하기 위한 지침을 제공하고 있다.

미국 내과의사협회로부터 전적인 비경구적 영양(Total Parenteral Nutrition, TPN)*이 암 환자들에게는 효과가 없으며 역효과를 낼 수도 있다고 주장하는 논문(Annals of Internal Medicine, vol. 110, no. 9, p. 743, May 1989)을 받아보았을지도 모르겠다. 역설적이게도 이 취합된 데이터들의 분석에서는 영양실조 환자들의 데이터는 빠져 있다. TPN은 영양실조를 치료하기 위한 것이지 암을 치료하기 위한 것은 아니다.

또 연구결과들을 취합하면서 여러 종류의 TPN을 한데 묶어버렸다. 따라서 포도당이 많든 적든, 단백질이 많든 적든, 지방이 있든 없든 모두 똑같은 TPN 처방으로 취급해버린 것이다.

---

*비경구적 영양 : 의식불명, 식도나 위장관 손상 등의 원인으로 입으로 영양섭취를 충분히 할 수 없을 경우 주로 혈관을 통해 주사로 영양을 공급해주는 것. – 옮긴이

암은 '편성 포도당 대사체', 즉 '설탕을 먹고사는 놈'이기 때문에, 그리고 환자는
내장의 단백질 저장고를 재건하고 면역계의 연료를 보충하기 위해 단백질이 필요
하기 때문에, 암에 대해 TPN의 효과를 보기 위한 연구에서 모든 TPN 처방을 똑같
은 것으로 취급한 것은 현명한 처사가 아니다. 적절한 환자 선택기준에 따라 적절
한 TPN을 실시한 것이 암치료 결과를 개선했음을 보여주는 다른 연구들도 있다.

❖ **항산화제들이 화학요법과 방사선요법의 효과를 감소시킬 것이다**   기본 이론
상 이 말은 맞는 것 같다. 그러나 실제 암 환자에게는 항산화제들이 산화를 촉진하
는 화학요법과 방사선요법의 암 사멸능력을 현저히 개선시키는 반면, 숙주조직을
손상으로부터 보호하는 것으로 나타났다. 영양소를 적절히 선택하는 것이 필수적
이며, 화학요법과 방사선요법을 시행하기 전과 시행하는 중에 함께 복용하면 의학
적인 치료가 암에 더욱 선택적인 독작용을 나타내도록 도움을 줄 수 있다.

암세포는 기본적으로 혐기성이며 발효시키는 세포이다. 암세포는 비타민 C를
제외한 다른 항산화제들을 건강한 호기성 세포들이 하는 것처럼 흡수하지도, 사용
하지도 않는다. 비타민 C(아스코르빈산)는 암세포가 좋아하는 연료인 포도당과 화학
적인 구조가 유사하다.

이러한 배경으로 슬로안-케터링 암병원의 연구자들이 동물에서 아스코르빈산
이 종양에 우선적으로 흡수되는 것을 발견한 것은 별로 놀랄 일이 아니다. 이 연
구는 이러한 효과가 나타나는 것은 건강한 정상세포보다 암세포가 그 표면에 훨씬
많은 포도당 수용체를 가지고 있기 때문이라고 인정하였다.

여기까지는 괜찮았는데, 그다음 연구자들은 아무런 증거도 없이 추측만으로 암

세포가 화학요법과 방사선요법으로부터 자신을 보호하기 위해서 비타민 C를 흡수하기 때문에 비타민 C를 화학요법이나 방사선요법과 결합해서 사용하지는 말아야 한다고 주장하였다.

어떤 항산화제도 혼자서 혹은 (암세포와 같은) 혐기적 환경에서는 산화촉진제가 될 수 있다. 공격적인 영양요법을 지원하고 신중하게 세포독성 치료를 병행함으로써 건강한 세포와 암세포의 생화학적 차이를 우리에게 유리하게 이용할 수 있다.

❖ **암은 세포독성 치료법으로 치료해야만 하며, 영양으로 치료해서는 안 된다** 이 전략은 바뀌고 있다. 임상종양학 잡지에 실린 한 종양학자의 논문(Journal of Clinical Oncology vol. 13, no. 4, p. 801, Apr. 1995)에서는 '우리는 치료를 위해 꼭 죽어야만 하는가?'라는 질문을 던지고 있다.

지난 50년 동안 들판에 있는 벌레들을 죽이기 위해 점점 더 많은 그리고 더 독한 살충제를 뿌려댔지만, 결과적으로 곡물 손실량은 더 늘어났으며 일부 벌레들은 대부분의 강력 살충제에 거의 완전한 면역을 가지게 되었다.

똑같은 반세기 동안 우리는 항생제를 남용하였으나, 감염은 미국 내에서 사망원인 3위가 되었고 일부 세균은 거의 모든 약에 내성을 지니게 되었다.

똑같은 시기 우리는 암을 제거하기 위해 강력한 전신적 화학요법을 시도해왔다. 처음에는 환자들이 '반응'을 보여서 종양이 쭈그러든다. 그러나 종양은 곧 약제 내성을 얻어 더 강력한 종양이 되지만, 그즈음에 환자의 숙주 방어기전은 화학요법의 독성으로 약해지고 회복력도 떨어진 상태가 될 수 있다.

신중한 의학적 중재와 공격적인 영양요법을 병행하여 암을 공격하는 것이 최고

의 전략이다. 이 두 치료법은 결합될 경우 각각의 효과보다 더 뛰어난 상승효과를
발휘한다.

❖ 패트릭 퀼린의 자질을 어떻게 믿을 수 있나?   세 개의 학위와 전문 영양사 자
격증 외에도 나는 10년 동안 500여 명의 환자와 함께했으며, 어떤 방법이 효과가
있고 어떤 방법이 효과가 없는지를 알고 있다. 나는 '암치료의 보조 영양요법'에 관
해 세 번이나 국제적인 학술대회를 조직했으며 같은 제목의 책도 편집하였다.

이 책의 초판은 일본어와 중국어로 번역되었으며, 간호사들의 가정학습 교육과
정 교재이자 아마존닷컴의 분야별 베스트셀러였다. 나의 완전한 이력서는 http://
gettinghealthier.com에서 확인할 수 있다.

결론적으로 말하면, 영양상태가 좋은 암 환자는 질병을 잘 다스릴 수 있고, 감염
이 덜 된다. 화학요법과 방사선요법의 부작용이 적고, 삶의 질과 양이 더 높고 많
으며, 완전한 관해에 도달할 가능성이 더 높다. 전문적으로 디자인된 영양요법의
독성은 거의 없다. 위험 대 이익 대 비용의 비율 면에서 영양요법은 본전 이상을
보장한다.

나는 여러 가지 방법으로 화학요법과 방사선요법을 해보고도 실패해서 '마지막
희망'을 가지고 우리 센터를 찾아온 암 환자들을 많이 돌봐왔다.

영양요법은 일찍 시작할수록 좋은 결과를 보인다. 영양실조 환자이든 영양보충
없이 광범위한 세포독성 치료를 받은 환자이든, 그들의 회복력은 바닥나 있을 수
있다. 열린 마음을 가지고 있고 환자의 유익을 최우선으로 고려한다면, 환자를 위
해 영양요법을 사용하는 올바른 결정을 내리게 될 것이다.

F. W.는 진행된 폐암 진단을 받았으며, 첫 번째 화학요법 치료를 했으나 실패했다. 그는 우리 병원에서 희망을 가지고 영양요법과 화학요법을 시작한 결과 질병에서 해방되어 건강하게 살고 있다.

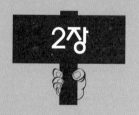

2장

[해결책]
공격적인 영양요법

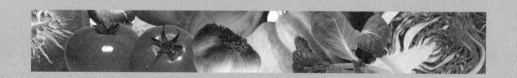

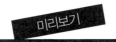

5
영양요법은 암치료 결과를 개선한다

영양요법은 다음과 같은 방식으로 암치료 결과를 호전시킬 수 있다.

‒ 암세포의 '자살(apoptosis)'을 유도한다.

‒ 암세포를 건강한 세포로 복귀시킨다.

‒ 암세포를 인식하고 파괴할 수 있도록 면역기능을 개선한다.

‒ 우리 몸이 종양 주위에 벽을 쌓거나 캡슐 안에 종양을 가두는 것을 돕는다.

[
"우리 내부에 있는 자연적인 힘들이 진짜 치료자이다."

‒ 히포크라테스, 근대의학의 아버지, 기원전 400년
]

영양요법은 암의 포괄적인 치료에서 값싸고 무독성이며 과학적으로 증명된 유용한 치료법이다. 보조 영양요법과 기존의 종양학은 서로 상승효과를 나타내며 상충되지 않는다. 공격적인 영양요법 프로그램을 포괄적인 암치료에 사용하는 것의 장점을 중요도에 따라 나열해보면 다음과 같다.

1) 영양실조를 예방한다.

2) 의학적인 치료의 독성은 줄이는 반면, 화학요법과 방사선요법이 암세포에만 더 선택적으로 독작용을 발휘하게 한다.

3) 면역기능을 자극한다.

4) 암을 선택적으로 굶긴다.

5) 생물학적 반응 변조자로 작용하는 영양소들이 숙주 방어기전을 돕고 암치료 결과를 개선한다.

🖐 생물학적 반응 변조자로서의 영양소

영양학 연구의 초창기에는 영양소의 기능을 전통적인 영양소 결핍 증후군들과 연관지었다. 예를 들면 비타민 C와 괴혈병, 비타민 D와 구루병, 나이아신과 펠라그라를 연관짓던 것처럼. 요즘 영양학자들은 여러 차원에서 영양소의 기능을 찾고 있다. 예를 들어 나이아신의 '용량 의존적 반응'을 보면, 1) 하루 20mg은 펠라그라를 예방하고, 2) 100mg은 유용한 혈관확장제이며, 3) 2,000mg은 콜레스테롤 저하제라는 것을 NIH가 보증했다.

비타민 E는 10mg이 1일 권장섭취량인데 800iu*는 건강한 노인의 면역기능을 개

---

*iu(international unit) : 비타민 양을 나타내기 위한 국제 단위. 비타민 E의 경우 mg의 약 1.5배에 해당. — 옮긴이

선하는 것으로 나타났다. 비타민 C 10mg은 대부분 성인의 괴혈병을 예방하지만, 1일 권장섭취량은 60mg이고 300mg은 남성의 수명을 평균 6년 증가시키는 것으로 나타났다.

영양소의 필요섭취량은 개인의 건강상태와 영양소 섭취의 목적이 무엇인가에 따라 많이 달라진다. 동물실험에서, 정상적인 성장 그리고 정상적인 비장무게와 몸무게의 비율을 유지하기 위해서는 체중 1kg당 7.5mg의 비타민 E가 필요한 것으로 나타났다.

그러나 비타민 E 결핍증상인 근육병이나 고환의 퇴화를 막기 위해서는 그 두 배의 용량이 필요하다. 적혈구의 용혈을 예방하기 위해서는 그 일곱 배를 복용해야 했다. 유사 분열물질에 대해 T림프구와 B림프구가 제대로 반응하려면 기본량의 27배가 필요했다.

체온, 체표면적 혹은 기질이나 효소의 농도가 증가하면 반응 속도가 빨라진다. 1일 권장섭취량 이상의 영양소들은 분명히 면역반응을 포함한 대사과정을 비용에 대비해볼 때 안전하고 효과적으로 증강시킬 수 있다.

치료단계에 맞는 용량의 영양소는 암의 재발을 줄이고, 선택적으로 암세포의 성장속도를 둔화시키며, 암세포를 더 활발하게 파괴시키도록 면역계를 자극하며, 암의 유전자 발현을 변화시키는 등의 작용을 할 수 있다.

영양소만으로 조기 암을 회복시킬 수 있다

암은 '켜거나 *끄는*' 스위치가 아니다. 하룻밤 사이에 간으로 전이된 4기 대장암이 생길 수는 없다. 암이 발달하는 데는 수개월에서 수년이 걸린다. 연구결과 암세포들이 발달하기 시작한 초기에 아직 그들의 울타리를 벗어나지 않아 '악성화되기 이전' 단계인 암들은 영양소만으로 되돌릴 수 있는 것으로 드러났다.

암이라는 볼링공이 길을 잃고 위험한 나락으로 떨어지기 시작하면, 신체는 이것을 막기 위해 타고난 기전을 발휘하게 된다. 여기에는 DNA 수리, 세포 간 대화, 대식세포의 탐식, 암 괴사인자, 콜라겐으로 캡슐 만들기, 그리고 암으로부터 새로운 혈관이 만들어져 나오는 것을 막기 위한 항혈관생성 인자 등이 포함된다.

다음 그림은 영양요법이 암치료 결과를 개선할 수 있다는 이론의 아주 중추적인 개념이다. 수십 년 동안 연구자들은 '세포는 한번 암적으로 변화되면, 오로지 없애버리는 것만이 환자에게 도움이 된다'는 개념을 가지고 있었다. 하지만 아닐 수도 있다. 조기 암은 영양요법만으로 원상회복될 수 있다. 일단 암이 광범위하게 전이된 4기 악성종양이 되어버렸다면 환자에게는 치료를 위해서 영양요법 외의 다른 치료법이 필요할 것이다.

인간의 몸을 구성하는 60조 개의 세포는 끊임없이 분열하고 있다. 인체의 설계도를 간직한 DNA는 두 가닥이 붙어서 나선형 계단처럼 꼬여 있는데, 자기 자신을 복제하기 위해서는 일단 풀려야 한다. 풀린 각각의 가닥을 틀로 해서 새로운 DNA들이 자리를 잡아나가 새로운 DNA 가닥이 생겨나게 된다.

이 과정이 하루에도 수십억 번씩 일어난다. 실수가 일어날 확률이 꽤 높은 편이

116

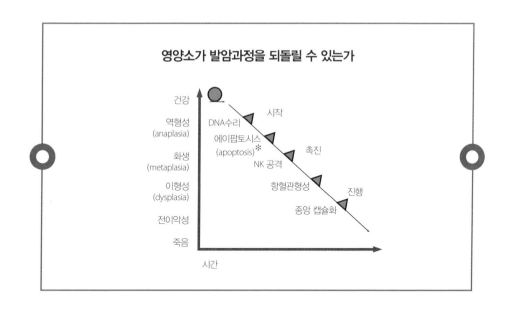

다. 따라서 인체는 그러한 실수를 초기에 바로잡을 수 있는 많은 수단을 가지고 있다. 그러나 실수를 일으킨 세포가 인체의 감시체계에서 벗어나 암의 전 단계인 역형성(anaplasia), 이형성(dysplasia), 화생(metaplasia) 등을 계속해서 거치게 되면 결국 마지막에는 신생물(neoplasia)이 되는 것이다.

이렇게 상황이 점점 악화되어갈 때, 영양소는 암으로 미끄러져 들어가는 것을 붙잡아줄 뿐만 아니라, 손상받은 것을 회복해주고, 암의 전구세포로부터 건강한 세포가 재생될 수 있도록 도와준다. 고용량의 영양소를 섭취할 경우 다음과 같은 치료효과를 거둘 수 있다.

---

*정상세포는 전체와의 관계에서 전체의 성장, 분화, 발달, 노화의 각 단계에서 자신의 역할을 적절히 수행하며, 스스로 죽어야 할 때는 순순히 자결한다. 이러한 숭고한 죽음을 apoptosis라고 하는데, 이 기능이 상실된 것이 암세포이다. - 옮긴이

- 엽산과 비타민 B_{12}는 기관지점막 화생 혹은 자궁경부 점막의 형성을 원상회복 시킬 수 있다.
- 베타카로틴과 비타민 A는 구강백반증을 회복시킬 수 있으며, 비타민 E도 마찬가지다.
- 셀레늄은 구강의 암 전구병변을 회복시킬 수 있다.
- 비타민 C와 칼슘은 대장폴립을 원상회복시킬 수 있다.
- 비타민 A, C, E는 대장직장 선종을 회복시킬 수 있다.
- 비타민 E는 유방암의 위험성을 50~80% 증가시키는 유방의 섬유낭성병과 같은 양성 유방질환을 회복시킨다.
- 비타민 E와 베타카로틴을 동물의 구강암에 직접 주입했을 때 종양이 사라졌다.

암의 전구세포나 암세포나 현미경으로 보면 거의 같은 모양이다. 영양소는 암의 전구세포를 재조절하고 회복시킬 수 있으므로, 암세포나 전이된 암세포까지도 회복될 수 있도록 도울 수 있다. 암 환자를 치료하기 위해 모든 암세포를 죽여야만 하는 것은 아닐 것이다.

40%의 암 환자는 영양실조로 사망한다

과학적인 논문에는 대부분 체중감소가 암 사망률을 증가시키며, 화학요법에 대한 반응을 감소시킨다고 되어 있다. 화학요법과 방사선요법은 영양실조를 유발하는 생물학적 스트레스 요인이다.

종양학의 초창기에는 숙주에는 영향을 끼치지 않으면서 종양만 굶길 수 있을 것이라고 생각했다. 그러나 전체 암 환자 사망에서 순수하게 영양실조(카켁시아)로 사망하는 경우가 22~67%이다. 전체 암 환자의 80%까지에서 단백질과 열량 영양실조의 주요 지표인 혈청 알부민 농도가 떨어져 있다. 암 환자에게 단백질 식이를 제한하는 것은 종양의 조성이나 성장속도에는 영향을 끼치지 못하며 환자의 삶의 질만 떨어뜨린다.

비경구적 영양공급은 환자의 화학요법제에 대한 내성과 면역기능을 개선해준다. 영양실조인 암 환자들에게 TPN을 실시한 경우 사망률은 11%였던 반면, TPN을 통한 영양공급을 하지 않은 경우 사망률은 100%였다.

위장관계 암으로 수술받게 될 환자들에게 수술 전에 TPN을 실시한 경우 수술 후 상처감염, 폐렴, 기타 주요 합병증이나 사망률이 전반적으로 감소하였다. 가장 영양상태가 부실했던 환자들의 경우 33%의 사망률과 46%의 이환율을 보인 반면, 적절한 영양공급을 받은 환자들은 3%의 사망률과 8%의 이환율을 보였다.

TPN이 필요한 20명의 입원환자에 대한 조사에서, 비타민 C의 1일 필요량은 평균 975mg이었다. 139명의 암 환자에 대한 연구에서, 대부분의 대상자가 비타민 C 결핍상태 혹은 괴혈병적 상태였다. 암 환자들에 대한 다른 연구에서는 46%가 괴혈병적 상태였던 반면, 혈중 비타민 C 농도가 허용치 이하였던 사람은 그보다 훨씬 많은 76%였다. 전문가들은 이제 영양보충제의 사용을 추천하고 있으며, 특히 TPN의 도움이 필요한 환자들에게 적극 추천하고 있다.

암치료에 영양요법을 왜 이용하는가

❖ **영양실조를 예방한다** 40% 이상의 환자가 실제로는 암 때문이 아니라 영양실조 때문에 사망한다. 영양실조를 해결하기 위해서 영양요법은 필수적이다. 암으로 인한 카켁시아를 치료하기 위한 방법 중 영양요법보다 더 효과적인 것으로는 황화 하이드라진이 있다. 황화 하이드라진은 암세포의 에너지 대사를 중단시키는 비교적 독성이 없는 약이다.

복용법은 60mg짜리 캡슐을 첫 3일간은 아침에 한 알씩, 4일째부터 6일째까지는 아침, 저녁으로 한 알씩, 7일째부터 45일째까지는 하루에 세 번 한 알씩 복용하고 일주일 간 쉬는 것이다. 금해야 할 음식은 모노아민 산화제 억제제와 같은 것들로 오래된 치즈, 요구르트, 양조용 효모, 건포도, 소시지(티라민 함유), 과다한 비타민 B6, 너무 익은 바나나 등이다.

❖ **화학요법과 방사선요법의 독작용을 감소시킨다** 영양 공급을 적절히 받은 환자들은 일상적인 암치료 프로그램에 따라 치료를 받는 환자들보다 구역, 권태, 면역저하, 탈모, 그리고 장기에 대한 독작용을 덜 경험하게 된다.

베타카로틴, 비타민 C, 비타민 E, 셀레늄과 같은 항산화제들은 화학요법, 방사선요법, 온열암치료 등의 효과를 증강시키는 반면, 환자의 정상세포에는 피해를 최소화해, 이들 치료를 좀더 '선택적인 독'으로 만들어주는 것으로 드러났다. 영양 공급을 적절히 받은 환자들은 세포독성 치료의 혹독함을 더 잘 견뎌낼 수 있다.

<table>
<tr><td colspan="2" align="center">**면역계**</td></tr>
<tr><td>**증강**</td><td>**감약**</td></tr>
<tr><td>
– 비타민 : A, C, E, B₆

– 미네랄 : 아연, 크롬, 셀레늄

– 코엔자임 Q, EPA, GLA

– 아미노산 : 아르기닌, 글루타민

– 한약 : 인삼, 황기

– 음식 : 요구르트, 마늘, 효소, 상어기름

– 긍정적 감정
</td><td>
– 중금속 : 납, 수은, 카드뮴

– 유기 용제 : 벤젠

– 당

– 스트레스 : 우울
</td></tr>
</table>

❖ **면역기능을 증강시킨다**　암세포 덩어리 10억 개의 크기는 여러분이 지금 보고 있는 글자 크기의 반도 안 된다. 의학적인 치료 이후에도 남아 있는 감지할 수 없는 암세포들을 파괴하기 위해서는 온전한 면역계를 구성하고 있는 20조 개 세포의 능력에 의존할 수밖에 없다. 영양소의 섭취와 암과 싸우는 면역인자들의 양 및 질을 연관시키는 데이터들은 아주 많다.

❖ **설탕이 암을 먹여살린다**　암은 기본적으로 편성 포도당 대사체이다. 즉 '설탕을 먹고사는 놈'이다. 미국인들은 자당으로부터 얻은 열량의 약 20%만을 소모하고, 스트레스, 비만, 불충분한 크롬 및 섬유질 섭취, 앉아서만 지내는 생활양식 등으로 당에 대한 내성이 불량한 경우가 많다.

❖ **항증식성 인자** 셀레늄, 비타민 K, 비타민 E 수시네이트(succinate), 지방산 EPA 등과 같은 일부 영양소들은 암의 통제되지 않은 성장을 늦추는 능력을 가지고 있는 것으로 드러났다. 비타민 A, E, 엽산, 바이오플라보노이드, 콩을 포함한 여러 영양요소는 암의 유전자 발현을 변화시키는 것으로 나타났다.

🎞 영양요법은 포괄적인 암치료 결과를 개선한다

핀란드의 종양학자들은 소세포성 폐암 환자들에게 화학요법, 방사선요법과 함께 고용량의 영양소들을 사용해보았다. 폐암은 정상적인 치료를 했을 때 30개월 생존율이 1% 정도밖에 되지 않는 '예후가 나쁜' 악성종양이다. 그러나 이 연구에서는 18명의 환자 중 8명(44%)이 치료 후 6년이 지났는데도 살아 있었다.

의사 호퍼와 파울링은 한 비무작위 임상실험에서 환자들에게 합리적인 암 식이(지방, 유제품, 설탕이 적은 가공되지 않은 음식)를 하고, 치료적 용량의 비타민과 미네랄을 복용하게 하였다. 이 연구에 참여한 129명 모두 종양학적 처치도 동시에 받았다. 영양요법의 도움을 받지 않은 31명의 대조군은 평균 6개월 미만으로 생존하였다.

식이요법과 영양보충제를 복용한 98명의 암 환자를 3군으로 범주를 나누었는데 결과는 다음과 같다.

• 불량반응군(n=19) 혹은 실험군의 20% : 평균 수명 10개월 혹은 대조군보다 75% 증가

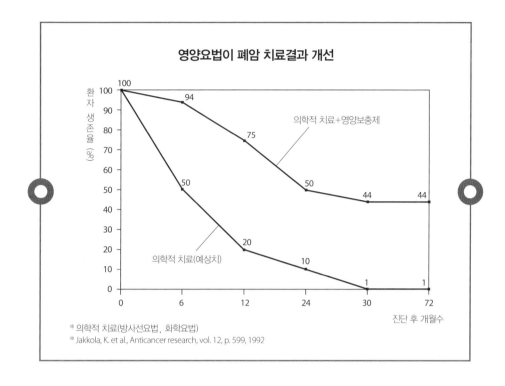

영양요법이 폐암 치료결과 개선

환자 생존율 (%)

100 · 94
의학적 치료+영양보충제
75
50
50 · 44 · 44
의학적 치료(예상치)
50 · 20 · 10 · 1 · 1

진단 후 개월수
0   6   12   24   30   72

* 의학적 치료(방사선요법, 화학요법)
* Jakkola, K. et al., Anticancer research, vol. 12, p. 599, 1992

- 양호반응군(n=47) : 백혈병, 폐암, 간암, 췌장암 등 여러 종류의 암 환자로 구성. 평균 수명 72개월(6년) 혹은 수명 1,200% 증가
- 여성 양호반응자(n=32) : 유방, 자궁경부, 난소, 자궁과 같은 생식기를 침범함. 평균 수명 10년 이상 혹은 2,100% 증가. 연구가 끝난 시점에도 많은 사람이 여전히 생존해 있음.

웨스트 버지니아의과대학의 종양학자들은 방광에 이행 세포 암을 가진 환자들 중 65명을 무작위로 추출하여 한 군에는 '하루에 한 번' 1일 권장섭취량의 영양보충제만 투여하고, 다른 군에는 1일 권장섭취량의 영양보충제에 추가로 비타민 A

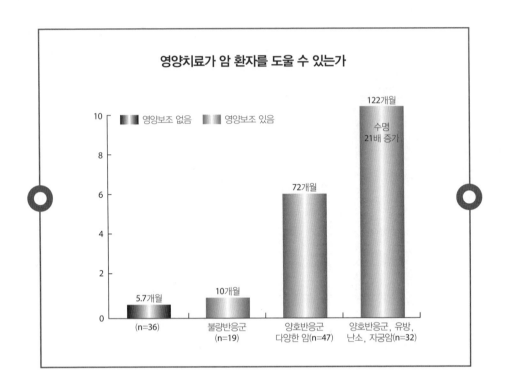

영양치료가 암 환자를 도울 수 있는가

■ 영양보조 없음 ■ 영양보조 있음

122개월
수명
21배 증가

72개월

5.7개월
10개월

(n=36) 불량반응군
(n=19) 양호반응군
다양한 암(n=47) 양호반응군, 유방,
난소, 자궁암(n=32)

40,000iu, 비타민 B₆ 100mg, 비타민 C 2,000mg, 비타민 E 400iu, 아연 90mg을 투여하였다.

10개월이 지난 후 1일 권장섭취량만 투여한 대조군에서는 재발률이 80%였던 반면, 실험군인 '메가 비타민'군에서는 41%였다. 고용량의 영양소는 분명히 종양의 재발을 반으로 줄인 것이다.

암의 '자연적인 퇴행(regression)'을 경험한 사람 200명을 대상으로 조사해본 결과, 그들 중 87%는 식이에 중대한 변화가 있었으며, 대부분 사실상 채식주의자가 되었다. 55%는 어떤 형태이든 해독요법을 사용했으며, 65%는 영양보충제를 복용하고 있었다.

툴레인대학의 연구자들은 매크로바이오틱스를 이용한 환자들과 표준적인 서양식 생활양식을 지속한 환자들의 생존율을 비교해보았다.

식이에 변화를 주지 않은 췌장암 환자 1,467명 가운데 146명(10%)이 1년 뒤까지 생존한 반면, 매크로바이오틱스를 이용한 췌장암 환자 23명 중 12명(52%)이 1년 뒤에도 생존해 있었다. 폐암 환자 675명의 식이와 수명을 6년에 걸쳐 관찰한 결과, 채소를 더 많이 섭취하는 폐암 환자일수록 더 오래 살았다.

포괄적인 암치료 프로그램에 공격적인 영양요법을 추가함으로써 완전한 관해(완화)/퇴축 가능성은 높아지고, 삶의 질과 양이 현저하게 개선될 것이다.

🦾 영양종양학 프로그램

영양종양학 프로그램에는 다음과 같은 것들이 포함된다.

❖ **음식** 장이 일을 할 수 있고 환자가 충분한 음식을 입으로 먹을 수 있다면 이 것이 가장 중요한 영양공급 통로가 된다. 암 환자를 위한 식이는 식물성 음식(곡류, 콩류, 다양한 색깔의 채소, 약간의 과일)이 많아야 하고, 가공되지 않은 것이어야 하며, 소금·지방·설탕이 적어야 하고, 적당한 단백질(몸무게 1kg당 1~2g)이 있어야 한다.

❖ **영양보충제** 부가적인 비타민, 미네랄, 아미노산, 식품 추출물(예 : 소의 연골), 상황에 따라 필수적인 영양소(예 : 생선, 아마, 유리지치 기름, 코엔자임 Q-10),

그리고 식물성 약품(황기)은 환자의 회복력을 증강시킬 수 있다.

❖ **전적인 비경구적 영양요법(TPN)**   암 환자들은 영양이 너무 부실해서(1개월 동안 체중이 10% 이상 감소하거나, 혈청 알부민 2.5mg/dL 미만일 정도) TPN으로 영양상태의 악화를 막아줘야 한다. 환자가 충분하게 먹을 수 없거나 먹으려 하지 않을 때, TPN은 암치료의 중요한 단계에서 가치를 따질 수 없을 정도로 소중한 생명줄이 될 수 있다.

❖ **평가**   환자들의 전반적인 건강과 영양상태를 평가하는 것은, 임상가들이 환자에게 맞는 치료법을 선택하도록 도움을 줄 수 있으므로 매우 중요하다. 평가를 위한 도구에는 생활양식에서 오는 위험요인을 감지해내기 위한 병력기록 양식, 의사의 진찰, 키, 몸무게, 체지방 비율의 측정, 기초대사를 위한 열량 요구량 측정, 여러 가지 실험실적 검사 등이 포함된다.

❖ **교육**   적극적인 환자는 암의 근본적인 원인요소를 역전시킬 수 있도록 돕는다.

❖ **연구**   지식의 토대를 진보시키는 사람들은 데이터를 적절히 모아서 그들이 발견한 것들을 세상에 알릴 의무가 있다.

126

✏️ 환자 사례 _ 치료에 반응하지 않는 대장암을 물리침

D.S.는 5개의 림프절 중 3개가 양성으로 나온 3기 대장암 진단을 받은 45세 남자다. 5FU라는 화학요법제를 6개월간 투여받았으나 심한 독작용이 발생하였다. 8개월 뒤 CT촬영에서는 새로운 2개 림프절마저 침범된 상태였다. 화학요법에 실패한 것이다.

그래서 유일한 치료로 영양요법을 시작했는데 3개월 뒤 촬영한 CT에서 암은 발견되지 않았다. 컨디션이 매우 좋아진 그는 영양요법을 칭송하고 있다.

6
암 환자들의 영양실조

- 미국인의 20%는 임상적으로 영양불량자이며, 70%는 병적인 것은 아니지만 약간의 영양불량 상태이고, 나머지 '선택받은 소수'인 10%만이 적절한 건강을 유지하기에 적합한 영양상태에 있다.
- 영양불량자들이 질병에 걸리면, 영양소 요구량은 높아지는데 섭취는 오히려 적어지므로 영양실조가 더 심해질 수 있다.
- 병원에 입원하면 영양실조는 한 단계 더 악화된다.
- 암은 아주 심한 소모성 질환의 하나이다.
- 영양이 불량한 암 환자들은 삶의 질과 양이 떨어지고 합병증 발생률과 사망률이 높아진다.
- 영양실조에 대한 유일한 해결책은 적절한 영양요법이다.

> "모든 환자는 주치의를 자기 자신 안에 가지고 있다. 우리가 할 수 있는 최선은 자신 안에 있는 의사에게 일할 기회를 주는 것이다."
>
> – 앨버트 슈바이처. 노벨상 수상자이자 의료 선교사, 1940년

백만장자 하워드 휴즈는 영양실조로 사망했다. 미국과 같이 농업이 발달한 나라에서 영양실조로 죽는다는 것은 믿기 어려운 일이겠지만 실제로 그런 일이 자주 발생한다. 혁명전쟁 당시 미국인의 96%는 농업에 종사했으며 4%만이 다른 업종에 종사했다. 트랙터와 추수용 콤바인이 농업혁명의 일부가 되면서 오늘날에는 2% 미국인이 농사를 지어서 나머지를 먹여살리고 있다.

먹거리가 풍부한 나라에서 자라난 사람들은 절반이 과체중이 되었으며, 매일 5,000만 명을 먹일 수 있는 음식물을 쓰레기로 내버리고 있다. 식량을 주요 수출품으로 외국에 팔고 있으며, 그러고도 남아서 정부의 잉여농산물 저장고에는 농부들이 오늘 당장 일을 그만둬도 전 미국인이 1년 동안 먹을 수 있는 식량이 비축되어 있다. 이렇게 많은 식량이 남아도는데 어떻게 영양이 부실해질 수가 있는가?

그 해답은 나쁜 음식을 선택하기 때문이다. 사람들은 맛, 가격, 편리함, 그리고 심리적인 만족감에 근거해서 음식물을 선택한다. 따라서 우리가 먹는 주된 이유인 우리 신체에 연료를 공급하고, 고장난 부분을 수리하고, 성장시키기 위한 재료를 공급한다는 측면은 무시되고 있다. 미국인이 가장 흔히 먹는 음식은 흰 빵, 커피, 핫도그이다. 식량의 풍족도로만 보면 미국인은 역사상 영양상태가 가장 좋아야 하지만, 실제로는 이와 거리가 멀다.

영양소 결핍의 원인

영양실조가 발생하는 데는 여러 가지 이유가 있다.

- 나쁜 음식 선택, 식욕감퇴, 위장관 부위의 불편함 혹은 영양학적으로 문제가 있는 '인스턴트 식품' 때문에 제대로 먹지 못하고 있다. 많은 사람이 충분한 영양소를 공급받지 못하고 있다.
- 소화기능 저하(위산 및 소화효소 분비 저하를 포함해서), 알레르기, '취약한 장' 혹은 곰팡이 과다증식과 같은 장관감염증 등으로 영양소를 충분히 흡수하지 못하고 있다.
- 설사, 구토 혹은 약물 상호작용 등으로 인한 영양소의 소실 혹은 배설 증가로 충분한 영양소를 보유하지 못하고 있다.
- 발열, 질병, 술 혹은 약물 상호작용으로 증가된 요구량 때문에 영양소 공급이 부족해지고 있다.

결과가 그렇게 신통치 않은 기존의 암치료법에 우리가 왜 그렇게 많은 돈을 쓰는지 이해가 잘되지 않는 사람은 미국의 식료품 가게에서 가장 잘 팔리는 것이 무엇인지 알면 힌트를 얻을 수도 있을 것이다(1위 담배, 2위 코카콜라, 3위 펩시콜라).

정부나 독립된 단체의 과학적 조사에서 많은 미국인이 다음 영양소 섭취가 부족하다는 결과가 나왔다.

- 비타민 : A, D, E, C, B_6, B_2, 엽산, 판토텐산
- 미네랄 : 칼슘, 칼륨, 마그네슘, 아연, 철, 크롬, 셀레늄, 그리고 아마도 몰리브덴과 바나듐. 서구 음식에는 여러 가지 흔한 미량영양소가 결핍되어 있어서, 비타민 보충제를 정기적으로 복용할 경우 대장암을 예방할 수 있다는 오스트레일리아의 한 연구는 납득할 만하다.

- 거대 영양소 : 섬유질, 복합 탄수화물, 식물성 단백질, 특수 지방산(EPA, GLA, ALA), 깨끗한 물

한편 우리는 경고를 받을 정도로 지방, 소금, 설탕, 콜레스테롤, 술, 카페인, 식품첨가제, 독소들을 많이 먹고 있기도 하다.

나쁜 것들을 너무 많이 먹는 것과 바람직한 것들을 충분히 섭취하지 않는 식습관이 퇴행성 질환의 유행을 야기했다. 공중위생국, 보건복지부, 질병통제센터, 국립과학아카데미, 미국의학협회, 미국식이요법학회, 그리고 대부분의 다른 주요 공중보건 관련단체는 암을 비롯한 여러 질병의 주요 원인 중 하나가 식이라는 것에 동의한다.

암 환자들의 전형적인 식사는 지방이 많은 반면 섬유질과 채소가 적다. 미 농무부에서 1만 1,000명의 미국인을 대상으로 조사한 바에 따르면 언제 조사를 하든 조사한 그날의

- 41%가 어떤 과일도 먹지 않았다.
- 82%는 겨자과의 채소를 먹지 않았다.
- 72%가 비타민 C가 풍부한 과일이나 채소를 먹지 않았다.
- 80%가 비타민 A가 풍부한 과일이나 채소를 먹지 않았다.
- 84%가 섬유질이 풍부한 빵이나 시리얼 같은 곡류음식을 먹지 않았다.

인체는 믿을 수 없을 정도로 탄력이 큰데, 이것이 때로는 단점으로 작용한다. 처음으로 담배를 피운 다음이나, 처음으로 술을 마신 날 밤에, 혹은 건강에 해로운

식습관을 유지하는 첫 10년 동안에는 아무도 죽지 않는다. 그래서 이런 해로운 것들을 접하고도 여전히 살아 있다는 사실이 이런 것들을 계속해도 된다는 것을 의미한다고 오해하고 있다.

그러나 절대 그렇지 않다. 영양실조는 제3세계 국가들의 굶어 죽어가는 어린이들처럼 눈에 확 띄는 것일 수도 있지만, 알아차리기 어려울 정도로 표시가 잘 나지 않는 것일 수도 있다.

영양소 결핍이 발생할 때 일어나는 사건의 순서

1) **시작단계** : 조직 내 저장량과 소변으로의 배출량 감소
2) **생화학적 단계** : 비타민 부족으로 인한 효소활성의 감소. 소변으로의 배출량은 최저수준
3) **생리학적 단계** : 행동학적인 영향, 예를 들면 불면증 혹은 졸림. 신경질적이 됨과 동시에 식욕감퇴, 체중감소. 약물대사의 변조와 면역기능의 감퇴
4) **임상적인 단계** : 전통적인 영양소 결핍 증후군
5) **마지막 단계** : 심한 조직병리와 죽음의 임박

하버드대학에서 이루어진 프래밍햄 연구에서는 "우리가 사는 방식은 우리가 죽는 방식과 연관되어 있다"고 선언하였다. 전형적인 병원음식은 영양실조를 지속하거나 한층 더 악화시킨다. 많은 사람이 과식을 하지만 대부분 영양공급이 형편없는 실정이다.

만약 적절한 영양이 30~90%의 암을 예방할 수 있다면, 처음에 암이 유발되는 것을 도와준 것과 같은 음식을 암 환자들에게 계속 먹게 하는 것은 참으로 바보 같은 짓이 아닌가?

암 환자들의 영양실조

병원 환자들의 25~50%가 단백질 열량 영양실조를 겪고 있다. 단백질 열량 영양실조는 면역저하, 상처치유 지연, 심박출량 감소, 화학요법 및 방사선요법에 대한 반응 감소, 그리고 혈청 단백질 합성 저하와 더불어 수술 실패율과 사망률의 증가로 이어지며, 일반적으로 무기력과 감정둔마를 유도한다.

많은 환자가 병원에 입원하기 전부터 영양실조 상태이며, 10% 정도는 병원에 입원하고 난 뒤 영양실조 상태가 된다. 말초로 비경구적인 영양공급을 실시하여 영양보조를 해줄 경우 입원 기간을 30% 정도 단축할 수 있다. 체중감소는 환자의 생존율 감소로 이어진다.

휴스턴에 있는 M. D. 앤더슨 병원의 전문가들이 조사한 바에 따르면, 흔한 영양소 결핍에는 단백질 열량, 비타민 B_1(티아민), B_2(리보플라빈), 나이아신, 엽산, 칼륨 결핍 등이 있었다.

따라서 영양요법에는 두 가지 단계가 있다.

1) 임상적으로 영양실조 상태인 환자를 '정상' 상태로 끌어올리는 것
2) 임상적으로는 '정상'이지만 영양상태가 불량한 사람의 기능을 '최적의' 상태로 끌어올리는 것

이제까지 몇 가지 영양소에 대해 실험해본 바로는 '용량 - 의존적' 반응이 나타났다. 1일 권장섭취량 이상으로 섭취할 경우 '정상' 이상의 면역기능을 발휘하는 것이다.

영양실조는 '정상'인 사람들에게도 흔하지만, 암 환자에게는 아주 흔하다. 숙주에는 영향을 주지 않고 종양만 굶길 수 있다는 이론이 수십 년 동안 지속되어왔다. 그러나 결코 그렇지 못했다. 종양은 기아에 꽤나 잘 견뎠으며, 대부분의 연구에서 선택적인 혹은 포괄적인 영양소 결핍은 모두 숙주에 더 큰 해를 끼치는 것으로 나타났다.

전체 암 환자의 최소한 22%, 최대 67%가 순전히 영양실조 때문에 사망한다. 전체 암 환자의 최대 80%에서 단백질 열량 영양실조의 선행지표인 혈청 단백질 저하가 나타난다. 암 환자에게 식이 단백질을 제한하는 것은 종양의 조성이나 성장속도에는 영향을 미치지 못하며 환자의 행복만 제한할 뿐이다.

종양은 숙주의 건강한 조직과는 달리 연료를 이용하는 데 유연성이 없다는 증거가 일부 있다. 비경구적으로 탄수화물이 적은 영양을 공급할 경우, 암세포들만 선택적으로 굶게 만들어 종양의 성장을 둔화시킬 수 있다.

연구결과들을 종합해볼 때, 기아는 숙주의 소모만 야기할 뿐 종양의 성장을 둔화시키지 못하는 것으로 드러났다. 체중감소는 거의 모든 종류의 암에서 사망률을 크게 높이지만 화학요법에 대한 반응은 감소시킨다.

비경구적 영양공급은 화학요법제에 대한 내성과 면역반응을 개선시킨다. 진행된 악성질환을 가진 어린이 28명 중 18명에게 28일간 비경구적 영양공급을 받게 한 결과 체중증가, 혈청 알부민과 트랜스페린의 증가, 면역기능의 개선이 있었다.

TPN을 하는 암 환자들과 입으로 음식을 먹어 영양을 공급한 환자들을 비교해본 결과, TPN은 열량, 단백질, 영양소 섭취에 주요한 개선을 가져왔지만 암의 성장을 촉진하지는 않았다. 위장 관계 암으로 수술받은 환자들 중 수술 전 TPN을 한 사람들은 수술 후 상처감염, 폐렴 등 주요 합병증과 사망률을 전반적으로 감소시켰다.

폐암으로 화학요법을 받은 49명의 환자 중 TPN을 받은 군과 받지 않은 군을 비교한 결과, 완전 관해에 도달한 비율은 TPN을 받은 군에서 85%, 받지 않은 군에서 59%였다. 21명의 성인을 대상으로 실험해본 결과, 단백질, 특히 분지사슬 아미노산*이 많은 TPN 처방이 아미노산이 8.5% 들어 있는 기존의 TPN 처방보다 더 나은 질소균형을 만들 수 있었다.

미세하게 조절된 영양요법은 암은 굶기지만 환자에게는 영양을 공급할 수 있다. 동물과 사람을 대상으로 한 실험 모두에서 아르기닌, 어유(魚油), RNA가 강화된 경구 영양은 면역계를 자극하고, 상처치유를 촉진하며, 종양의 크기를 감소시키는 것으로 나타났다.

전문가들은 이제 영양보충제의 가치를 인정하고 있으며, 특히 지속적인 TPN을 필요로 하는 환자들에게 권장하고 있다. 1일 권장섭취량은 많은 정상인에게도 부족한 양이며, 거의 모든 환자에게 부족한 양이다.

***분지사슬 아미노산(branched chain amino acid)** : 필수아미노산, 즉 인체에서 합성할 수 없으므로 반드시 외부에서 공급되어야만 하는 아미노산에 속하는 발린, 류신, 아이소류신. 당 신생에 이용되어 소모되므로 부족해지기 쉽다. 따라서 다른 아미노산보다 우선적으로 공급될 필요가 있다. – 옮긴이

✒ 환자 사례 _ 암으로 인한 영양실조 회복

38세 남자로 림프종을 앓고 있는 J. H.는 이전 치료에 실패한 후 의학적으로 응급상태에서 우리 병원에 입원했다. 그는 암 때문이라기보다는 영양실조 때문에 죽어가고 있었다. 우리는 그의 상태에 맞게 단백질과 지방은 높고 포도당은 낮은 TPN을 실시하였다. 한 달 만에 그는 고형식을 먹을 수 있게 되었다. 영양실조에서 회복된 그는 화학요법을 다시 시작할 수 있었다. 6개월 만에 그는 질병이 없는 건강한 몸이 되어 그 상태를 유지하고 있다.

7

영양소는 의학적 치료결과를 개선한다

영양소들은 다음과 같은 방법으로 암치료 결과를 개선한다.

– 화학요법, 방사선요법, 온열암치료에 따른 종양의 사멸을 증가시킨다.

– 방사선요법 및 일부 화학요법제의 독성 부작용을 감소시킨다.

– 영양요법은 화학요법 및 방사선요법이 환자에 대한 전반적인 독소가 아니라 선택적으로 암에 대해서만 더 큰 독성을 발휘하게 해준다.

> *"당신의 몸 안에 보유할 수 있는 항산화물의 양과 수명은 비례한다."*
>
> – 리처드 커틀러, 의사, NIH

🔬 항산화 비타민+산화를 촉진하는 화학요법=0

암 환자들은 마치 부모가 이혼하면서 서로 데려가려는 아이가 된 것 같은 기분을 자주 느낀다. 종양학자는 환자에게 "영양요법을 받지 마세요. 그것은 비싼 소변을 보게 하는 것 외에 아무것도 아닙니다. 그것으로 화학요법과 방사선요법의 효과가 떨어질 수도 있습니다"라고 말한다. 영양학자는 똑같은 환자에게 "독성이 있는 화학요법과 방사선요법을 받지 마십시오. 그것들은 당신에게 전혀 도움이 안 될 겁니다"라고 말한다.

사실은 종양학자와 영양학자가 협력한다면, 둘 다 암 환자에게 더 큰 도움을 줄 수 있다. 영양소들로 의학적인 치료가 종양에는 더 독하게, 환자에게는 덜 독하게 만들 수 있기 때문이다.

리누스 파울링은 1950년대에 원자들이 어떻게 결합해서 분자가 되는지를 발견한 공로로 화학분야에서 노벨상을 받았다.

태양과 그 주위를 돌고 있는 지구, 토성, 화성을 상상해보자. 원자와 분자는 태양계의 축소판이라고 할 수 있다. 태양계에서 태양 주위를 여러 행성이 돌고 있듯이 원자의 핵 주위로는 전자들이 돌고 있다. 수소와 산소가 결합하여 물이 되듯이, 원자들은 전자들을 서로 공유함으로써 결합하게 되는데, 이것은 마치 두 태양이 균형을 유지하고 완전해지기 위해서 서로 가까워진 다음 행성이나 달을 공유하게 되는 것으로 비유할 수 있다.

태양계에서 행성 하나가 떨어져나갔다고 상상해보자. 힘의 불균형이 발생하여 태양계는 불안정해질 것이다. 자유기 혹은 산화촉진물이라는 것은 바깥 궤도에 있던 행성 하나를 잃어버린 불안정한 태양계와 같은 것이다.

자유기는 근처에 있는 태양계(원자)로부터 행성(전자) 하나를 잡아챈다. 그러면 행성을 빼앗긴 그 태양계는 불안정해진다. 이런 일들이 도미노처럼 계속되면 태양계(원자들과 분자들)는 분열되고 조직손상이 발생하며 암이나 조기 노화가 발생하

자유기(free radical)와 항산화물(anti-oxidant)

자유기	항산화물
초산화기	SOD, 리포익산(lipoic aicd)
과산화수소	카탈라아제(catalase), 글루타치온 퍼록시다아제(glutathione peroxidase)
수산기	비타민 C, 리포익산, 멜라토닌
과산화기	비타민 E, 코엔자임 Q, 베타카로틴, 라이코펜
일중산소	라이코펜, 카로틴, 루테인, 리포익산, 글루타치온, 비타민 E
차아염소산기	리포익산
과산화아질산기	리포익산
오존	비타민 C

게 된다.

산화촉진물과 항산화물에는 여러 가지가 있지만(위의 표를 보라) 그 주제는 항상 동일하다. 즉 산화촉진물은 조직을 파괴할 수 있는 반면, 항산화물은 조직을 보호할 수 있다는 것이다.

산소, 과산화수소(우리 몸 안에서 생명활동의 일환으로 끊임없이 만들어지고 있음), 공기오염(오존), 흡연, 대부분의 화학요법제, 방사선요법, 술은 흔하면서 주목할 만한 가치가 있는 자유기이다. 화학요법 및 방사선요법은 정상세포보다 암세포를 더 많이 죽이는 방식으로 작용하기를 바라는 자유기이다. 밖에서는 손톱·발톱이 부식되고 있는 것처럼 안에서도 끊임없이 '녹이 슬고 있다.'

우리는 비타민 C와 리포익산과 같은 항산화물로 이러한 부식을 늦출 수는 있지만 멈출 수는 없다. 기본적으로 자유기는 전자 도둑이며, 항산화물은 전자 제공자이다. 항산화물은 희생적인 전사와 같이 자신의 생명을 던져 우리 조직이 해를 입지 않도록 한다. 그러나 암과 같은 혐기성 환경에서는 항산화물이 산화촉진물로 바뀔 수도 있다.

비타민 C는 암에 조준된 항암물질이 될 수 있다. 그것은 암이 좋아하는 연료인 포도당과 닮았으므로 암에 더 많이 흡수되기 때문이다. 그런 다음 비타민 C는 혐기성 환경인 암 내에서 저절로 강력한 산화촉진물로 바뀌어 암세포를 파괴한다. 그러나 이런 일은 암세포에서만 일어나며 건강한 세포에서는 일어나지 않는다. 이는 건강한 세포가 다른 항산화물과 전체적인 '조화'를 이루며 적당량의 비타민 C만 흡수하는 기전을 가지고 있기 때문이기도 하다.

연구자들은 항산화 영양소들(코엔자임 Q, 글루타치온, 비타민 E 같은 것들)이 화학요법 및 방사선요법의 암세포 살해율을 감소시킬 것이라고 '가정하고' 있다. 단순히 화학적으로 생각하면 이것이 옳다고 생각될 수도 있다. 그러나 시험관실험, 동물실험, 인체실험에서 그런 경우는 없었다.

항산화물은 산화촉진제인 화학요법 및 방사선요법이 종양을 사멸시키는 것을 극적으로 개선하는 반면, 숙주조직은 보호하는 것으로 나타났다. 결론적으로 말하면, 화학요법 및 방사선요법을 하기 전과 하는 도중에 적절한 영양소들을 선택해서 섭취함으로써 의학적인 치료가 암에 선택적인 독성을 나타내게 할 수 있다.

모든 항산화물은 (암세포처럼) 혐기적인 환경에서는 산화촉진제가 될 수 있다.

한 연구에서는 항산화물이 언제나 화학요법 및 방사선요법의 암 사멸률을 증가시키는 것으로 나타났다. 비타민 C는 방사선요법에 의한 암 사멸을 250%나 증가시켰다. 다른 영양소들도 같은 식으로 화학요법 및 방사선요법이 암세포들을 죽이는 능력을 증가시킨다.

우리는 공격적인 영양보충과 세포독성 치료법을 결합함으로써 건강한 세포와 악성세포의 생화학적 차이를 잘 이용할 수 있다.

❖ **비타민 K** 간단하게 이론적으로 말하면 비타민 K는 항응고요법(coumadin)의 효과를 억제할 수 있지만, 실제로 비타민 K는 쿠마딘의 항암작용을 증가시키는 것으로 보인다. 메소트렉세이트를 투여받고 있는 류머티즘성 관절염 환자들에 대한 연구에서 엽산 보충제들은 메소트렉세이트의 항증식성 치료효과를 감소시키지 않았다.

한 연구에서는, 구강암 환자들에게 방사선치료를 하기 전에 K₃를 주입한 결과 5년 생존율과 관해율이 두 배가 되었다(20% 대 39%). 종양을 이식시킨 동물 실험에서 비타민 K와 C를 결합투여한 경우에도 시험한 모든 화학요법제의 항암효과가 크게 개선되었다.

배양된 백혈병 세포에 대한 실험에서 화학요법제인 5FU와 류코보린에 비타민 K와 E를 첨가할 경우, 5FU 자체에 의한 것보다 성장억제 정도가 300% 증가하였다. 동물실험에서 메소트렉세이트와 K₃를 함께 줄 경우, 암의 반전에는 개선이 있었으나 숙주조직에 대한 독성은 증가되지 않았다.

❖ **비타민 C** 암에 걸린 생쥐에게 아드리아마이신(산화촉진물)과 고용량의 비타민 C(항산화물)를 함께 먹일 경우, 수명은 증가하고 아드리아마이신의 종양 살해능력도 감소하지 않았다.

폐암 환자에게 방사선요법 및 화학요법을 하기 전, 하는 중, 그리고 한 후에 항산화 영양소들을 투여한 경우, 암의 파괴는 증가하고 수명은 현저하게 늘어났다. 종양이 있는 생쥐 실험에서도 고용량의 비타민 C는 방사선의 암 살해능력은 감소시키지 않으면서 숙주의 방사선치료에 대한 내성은 증가시켰다.

❖ **어유**   생선 속의 특수한 기름(eicosapentanoic acid, EPA)은 암세포막을 변화시켜 더욱 취약하게 만듦으로써 온열암치료와 화학요법에서 종양의 사멸을 증가시킨다. EPA는 배양된 백혈병 세포들을 죽이는 아드리아마이신의 효능을 증가시켰다. EPA를 먹인 동물의 종양은 마이토마이신(mytomycin) C와 독소루비신 (doxorubicin, 화학요법제)에 더 잘 반응하였다. EPA와 또 다른 특수기름인 식물성 GLA(gamma linolenic acid)는 인간의 암세포에 선택적인 독성을 가지며, 화학요법의 세포독성을 증가시킨다.

❖ **비타민 A와 베타카로틴**   일반적인 암으로 화학요법, 방사선요법, 수술요법을 받고 있는 환자에게 비타민 A와 카로틴류를 사용할 경우 상승효과가 나타난다. 암이 유발된 동물실험에서도 베타카로틴과 비타민 A를 함께 사용할 경우 방사선요법의 결과가 개선되었다.

❖ **비타민 E**   비타민 E는 철(산화촉진물)과 어유의 잠재적인 독성으로부터 신체를 보호한다. 암 환자에게 흔한 비타민 E 결핍은 아드리아마이신의 심장독성을 증가시킨다. 동물실험에서도 비타민 E 결핍이 심할수록 아드리아마이신의 심장독성이 커졌다.

142

암치료를 위해 화학요법, 방사선요법, 골수이식요법을 받고 있는 환자들은 비타민 E를 포함한 혈청 항산화제 수준이 현저히 감소되어 있다. 비타민 E는 강력한 발암물질인 DMBA로부터 몸을 보호한다. 비타민 E 보충제들은 화학요법제인 독소루비신의 혈당상승 효과를 억제했으며, 독소루비신의 종양 사멸률을 증가시켰다. 동물실험에서 비타민 E는 도노마이신(daunomycin, 화학요법제)의 발암효과를 변조시켰다.

❖ **나이아신(niacin)**   나이아신 보조제는 동물실험에서 아드리아마이신의 항암능력에는 영향을 주지 않고 심독성을 감소시켰다. 저산소 상태의 암세포를 죽이는 방사선요법을 더욱 효율적으로 만들어주고, 수술받은 방광암 환자의 5년 생존율을 실질적으로 증진시켰다.

❖ **셀레늄(selenium)**   셀레늄과 시스플라틴(cisplatin)이 함께 사용된 경우에도 항암능력은 변화 없이 독성만 감소시켰다. 셀레늄 보조제는 발암원의 DNA 손상을 억제했고, 백혈병 세포에 선택적인 독성을 나타냈다.

❖ **카르니틴(carnitine)**   카르니틴은 아드리아마이신의 심독성을 줄여준다.

❖ **퀘세틴(quercetin)**   시스플라틴의 독성을 선택적으로 억제하고 열치료를 할 때 암세포 살해비율을 높여준다.

❖ **인삼** 마이토마이신(mitomycin)이 암세포에 더 잘 흡수되도록 도와준다.

✒ 환자 사례 _ 여러 암의 안정화

F. J.는 65세의 남자 환자로, 1996년 6월에 3기 결장암 판정을 받았다. 그는 심한 감기증상을 나타내는 화학요법을 받았고, 10월에 영양요법을 시작했다. 1997년 7월, 결장암은 없어졌지만 무활동성 전립선암 진단을 받았다. 하지만 그는 여러 요법을 적절하게 사용한 결과, 현재 직업도 가지고 있으며 잘살고 있다.

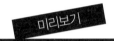

8
영양요법은 면역기능을 개선한다

면역계는 20조 개의 특수화된 '전사' 세포로 구성되며, 암, 곰팡이, 세균, 바이러스와 같은 치명적인 침입자들을 상대한다. 암이 인체를 장악하는 것은 부분적으로는 면역계의 고장에 그 원인이 있다. 면역계가 제대로 작동하게 하는데는 여러 방법이 있다.

- 단백질, 열량, 비타민, 미네랄, 아미노산, 식품 추출물, 지방산, 그리고 다른 영양소들은 면역계에 영양을 공급한다.
- 효소, 초유(初乳), 연골, 약용버섯들과 같은 일부 영양인자들은 면역계가 암을 더 잘 인지할 수 있게 해준다.
- 독소와 스트레스는 면역계의 기능을 떨어뜨린다.
- 설탕은 면역계의 움직임을 둔화시킨다.

> "우리 몸속의 모든 세포는 우리의 생각을 엿듣고 있다."
>
> – 디팍 초프라, 의사

1996년 덴마크와 독일의 해변에 바다표범 수백 마리의 시체가 파도에 떠밀려왔다. 과학자들은 한 종류의 바이러스가 이들 바다표범을 죽인 것으로 결론내렸다. 그러나 그 바이러스는 모든 건강한 바다표범에 어떤 감염도 일으키지 않고 정상적으로 존재하는 바이러스였다. 바다표범들의 면역계가 정상적으로는 독성이 없는 이 바이러스에 져서 죽게 만든 진짜 원인은 라인강의 오염이었다.

같은 시기에 캘리포니아의 로스앤젤레스 동쪽에 있는 숲에서는 정상적인 딱정벌레들이 거대한 소나무 처녀림을 죽게 만들었다. 이 딱정벌레들은 소나무에 정상적으로 기생하는 것들이었는데, 소나무의 면역기능을 떨어뜨려 무해한 딱정벌레들이 숲을 황폐화할 수 있게 만든 원인은 바로 로스앤젤레스로부터 날아온 오염된 공기였다.

한편 미국 남부평원의 호수들 가장자리에는 수천 마리의 배스 물고기(농어의 일종)가 쓸려나왔다. 사망원인은 그 물고기들에 정상적으로 기생하고 있는 바이러스였다. 그러나 그 바이러스가 치명적인 사망원인이 된 이유는 물고기의 면역 방어 체계를 무너뜨린 오염물질 때문이었다.

이처럼 오염물질은 우리의 저항력을 약화시켜 감기에서부터 암까지 모든 질병에 취약하게 만든다. 이 단원에서는 면역계를 정화하고 영양학적으로 강하게 만드는 일이 얼마나 중요한지에 대해 설명하겠다.

우리가 의학적 치료 후에 남아 있는 암세포들을 파괴하기 위해서는 정상적인 면역계를 구성하는 20조 개의 면역세포 능력에 의존할 수밖에 없다. 영양소의 섭취와 암에 대항하는 면역인자들의 양 및 질과의 연관성을 밝힌 자료들은 많이 있다. 면역계는 독소, 영양실조, 스트레스에 심각한 공격을 받고 있다. 암, 약제내성 감염, (관절염이나 루푸스(lupus) 같은) 자가면역질환은 모두 협력하여 우리를 병들게 한다.

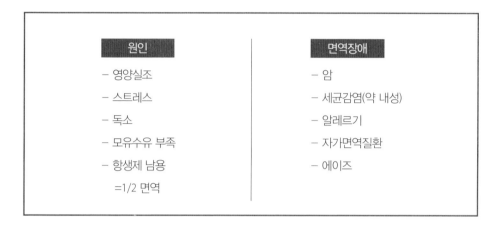

원인	면역장애
- 영양실조	- 암
- 스트레스	- 세균감염(약 내성)
- 독소	- 알레르기
- 모유수유 부족	- 자가면역질환
- 항생제 남용	- 에이즈
=1/2 면역	

하지만 우리는 몸을 전체적으로 순환하며 세균, 바이러스, 곰팡이, 암세포 등을 죽이는 방어인자들의 광범위한 그물망을 가지고 있다. 이들 20조 개 세포는 군대와 쓰레기처리반이라고 할 수 있다.

그런데 이 면역계가 지금 힘을 쓰지 못하고 있다. 그 이유는 독소 축적, 스트레스, 운동부족, 불량한 식사, 항생제와 예방접종의 남용, 세계 각처를 돌아다니는 사람들에 의한 전파, 그리고 모유수유 감소 등이다.

전문가들은 대부분 오늘날 암의 '감시체계' 이론에 동의한다. 우리 몸의 세포들은 매일 하루 종일 눈코 뜰 새 없이 복제되고 있다. 이 증식과정은 위험으로 가득 차 있다. 세포가 정확하게 복제되지 않았을 경우 비상신호가 면역계로 전달되고, 면역계는 이 비정상적인 세포를 색출해내 파괴시킨다.

면역계의 기본적인 측면을 살펴보면 다음과 같다.

- 출생지 : 골수에서 대부분의 면역세포가 생산된다. 기본적으로 긴 뼈, 특히 갈비뼈에서 많이 만들어진다.

- 성숙 : 뼈(Bone)에서 나온 세포(B세포)들은 흉선(Thymus gland)으로 이동해서 성숙되고 활성화된다. 이렇게 된 것들은 'T'세포라고 한다.

- 위장관계 : 면역계의 40%는 위장관을 둘러싸고 있는 림프절로 구성된다. 이들은 필수지방산과 같은 지용성 영양소를 흡수하고 병원균이 장관벽을 통과해서 혈류로 들어가는 것을 막고 있을 뿐만 아니라, 여러 면역 글로불린의 생산을 자극한다. 건강한 장은 건강한 면역계에 중요한 면을 담당하고 있다.

- 여과 : 면역세포들은 림프관을 통해 이동하는데, 비장과 림프절들이 이 '무료 고속도로'로부터 죽은 면역세포와 침입자들을 걸러낸다.

- 양 : 면역세포의 수를 조절하는 데는 많은 요인이 관여한다.

- 질 : 암세포에 대해서 모든 면역세포가 같은 수준의 공격성을 보이지는 않는다. 일부 면역세포들은 '누구를 공격할 것인지' 헷갈려서 자가면역질환이나 알레르기 반응을 유발하기도 한다. 이러한 면역계의 불균형은 암세포를 죽여야 하는 중요한 일 대신 다른 데로 힘이 쏠리게 만든다.

많은 영양요소는 면역계가 암세포와 침입한 세균들을 인지하고 파괴하는 능력에 영향을 미친다. 암 환자들의 경우 여러 가지 이유로 면역계가 제 역할을 하지 못하고 있다.

우리는 다음과 같은 방법으로 암 환자의 면역계를 강화할 것이다.

1) 더 많은 자연살해 세포와 종양괴사인자, 림프구, 인터루킨, 그리고 인터페론

을 생산한다.

2) 암세포가 면역계로부터 숨는 능력을 감소시킨다. 건강한 면역계는 숙주 DNA 의 '비밀통행 암호'를 가지고 있지 않은 세포는 모조리 잡아죽인다. 종양괴사 인자(TNF)는 면역계가 암을 죽이기 위해 만들어낸 특별한 칼과 같은 것이다. 소화 효소들과 비타민 E, A는 암을 감싸고 있는 면역계를 속이는 '스텔스' 장 치를 해제해 면역계가 암을 인식하는 것을 개선한다.

3) 항산화물을 제공한다. 면역전사들에게 특별한 방패를 제공하여, 그들이 암세 포에 치명적인 화학물질을 끼얹어 죽게 만들더라도 그 과정에서 면역 병사 자 신은 해를 입지 않고 다른 암세포를 또 죽이러 가게 할 수 있다. 그렇지 않으 면 하나의 면역세포가 사냥할 수 있는 암세포의 양은 제한적일 것이다.

✊ 알레르기 다스리기

면역계가 실수로 먹은 것을 공격하다보면 암세포를 파괴하는 데 에너지를 최대한 으로 집중할 수 없게 된다. 음식 알레르기는 음식으로 섭취된 후 혈류 속으로 들어 온 단백질들을 면역계가 병원균으로 오인해서 공격함으로써 발생한다.

음식 알레르기는 보통 장이 취약하기 때문에 발생하며, 이는 장 내 곰팡이 과다 증식에 기인할 수도 있다. 영양학 자체도 논란이 많은 주제이지만, 알레르기는 몇 배나 더 논란이 많다. 인구의 25%에서 50%가 알레르기를 겪고 있는데, 알레르기 는 우리가 먹는 음식, 호흡하는 공기 입자 혹은 피부에 접촉하는 물질들에 의해 생길 수 있다.

알레르기는 면역계의 문제, 관절염, 당뇨병, 심장질환, 정신질환 등을 포함해서 다양한 질병을 야기한다. 알레르기를 진단하고 치료하는 것이 그렇게 복잡한 이유는 인체 내에서 일어날 수 있는 화학물질들의 조합이 한도 끝도 없기 때문이다.

스트레스를 받은 상태에서 감귤과 밀가루 음식을 함께 먹었을 때는 알레르기 반응이 유발될 수도 있는데, 그냥 밀가루만 먹었을 때는 아무 문제가 없을 수도 있다. 어떤 사람들은 음식 알레르기가 꽃가루 알레르기처럼 계절적으로 왔다 갔다 하기도 한다.

이런 경향들 때문에 일부 알레르기 학자들은 '빗물통' 이론으로 설명하기도 한다. 알레르기 반응은 여러 요인이 복합적으로 한꺼번에 쏟아져 들어와 빗물통이 넘칠 때만 발생한다는 것이다.

알레르기는 과다한 면역반응으로 생긴다. 과다한 면역반응이 암과 싸우는 데 도움이 될 것이라고 생각할 수도 있겠지만, 실제로는 알레르기를 부추기는 면역 글로불린들이 자연살해 세포나 종양괴사인자 같은 암을 사멸시키는 면역인자들의 생산을 감소시킨다. 알레르기는 면역계의 균형을 깨뜨리는 것이다. 알레르기를 고치면 면역계의 균형이 바로잡히고 암에 대한 면역공격이 강력해질 수 있다.

알레르기를 잡아내고 교정하는 일은 셜록 홈스 수준의 어려운 일이다. 방사선 알레르겐 흡수 검사(RAST), 피부첩포 검사, 식용 음식 검사, 설하 검사 등 알레르기의 원인을 규명하기 위해 고안된 방법이 많다. 가장 정확한 진단적 검사를 위해서는 혈액을 채취하여 ELISA/ACT 검사를 의뢰해야 한다.

알레르기 반응에는 다음과 같은 유형이 있다.

- 1형 : 즉각형 반응으로 두 시간 내에 발생한다. 쉽게 진단할 수 있는 이 유형은 전체 음식 알레르기의 15% 이하이다.
- 2형 : 지연형 세포독성 반응으로, 미세한 내장증상이 며칠 후에 나타난다. 세포를 파괴시키는 이 유형은 음식 알레르기의 75%를 차지한다. ELISA/ACT 검사는 2형 지연형 반응을 진단하기 위한 것이다.
- 3형 : 면역복합체 매개형 반응. 항원(공격인자)과 항체(면역인자) 간에 '레슬링 경기'가 일어나고, 이들이 히스타민의 과다방출로 투과성이 증가된 혈관을 빠져나간다.
- 4형 : T세포 의존형 반응. 알레르기 유발물질에 노출된 후 36~72시간 안에 T세포에 의한 염증이 발생한다.

알레르기는 흔하며, 진단하기가 복잡하고, 치료하기 어려우며, 암을 포함한 여러 질환과 밀접하게 연관되어 있다.

그렇게 정확하지는 않지만 쉽게 해볼 수 있는 방법에는 저알레르기성 식이요법이 있다. 4일 동안 쌀, 사과, 당근, 서양 배, 새끼 양, 칠면조, 올리브, 홍차를 제외한 음식은 먹지 않는다. 만일 특정한 증상이 소실되었다면, 그때부터는 4일에 한 가지씩 새로운 음식을 추가하면서 반응을 기록해나가는 것이다.

가장 흔한 알레르기 유발음식은 우유, 밀가루, 돼지고기, 달걀, 옥수수, 땅콩, 콩, 닭, 생선, 견과, 연체동물류, 조개 등이다. 인간 외에 젖을 떼고 나서도 우유를 먹는 창조물은 지구상에 없다. 미국인의 11~20%만이 엄마 젖을 먹고 자라는데, 이는 왜 우유가 세상에서 알레르기를 가장 잘 일으키는 음식인지 설명하는 데 도움을 준다.

알레르기를 찾아내고 치료하는 것은 정말 어려운 일이다. 나는 경험상 다음의 영양소들이 알레르기 반응을 둔화시킨다는 것을 발견했다. 자주개자리(알팔파, 하루에 3~6알), 벌 꽃가루(하루에 2~4알), L-히스티딘(1,000~1,500mg), 비타민 C(2~20g)

📷 면역계에 영향을 주는 영양소

영양소 섭취와 면역계의 질과 양적인 면이 서로 연관되어 있다는 과학적인 문건들이 많다. 이것은 암 환자들에게 아주 중요한 문제이다.

경구로 섭취한 많은 영양소는 인체의 면역기능에 약리학적 변화를 야기할 수 있다. 단백질, 아르기닌, 글루타민, 오메가-6, 오메가-3 지방, 철, 아연, 비타민 E · C · A는 모두 면역기능을 변조시키는 것으로 증명되었다.

비타민 A 결핍은 항원과 유사 분열물질에 대한 림프구의 반응을 감소시킨다. 반면에 베타카로틴 보충제는 면역반응을 자극한다.

비타민 B_6의 면역기능에 대한 중요성을 뒷받침하는 광범위한 문건들이 있다. 한 연구에서는, 영양상태가 좋은 건강한 노인들에게 비타민 B_6 보충제(하루 50mg)를 투여한 결과 면역기능이 눈에 띄게 개선되었다.

비타민 B군의 여러 비타민은 적절한 항체반응 및 세포성 면역과 관련되어 있다.

엽산결핍은 유사분열을 저하시킨다.

비타민 C 결핍은 탐식기능과 세포성 면역을 저하시킨다.

비타민 E 결핍은 T세포 의존성 항원에 대한 항체반응을 감소시키며, 이는 셀레늄 결핍이 추가되면 더욱 감소된다. 동물실험에서도 정상적인 비타민 E 섭취는 면역기능의 최적화에 불충분했으며, 비타민 E를 보충제를 통해 적절히 보충해줄 때 면역기능이 증강되는 것으로 나타났다.

철분결핍은 면역기능을 둔화시키지만, 철분과잉은 암발생 위험성을 증가시킨다. 철분이 흥미로운 이유는 1) 전 세계적으로 가장 흔한 영양학적 문제라는 점, 2) 철분부족은 면역기능을 저하시킨다는 점, 3) 철분과잉은 세균과 종양의 성장을 모두 자극한다는 점 때문이다. 철분섭취는 너무 많지도 않고 너무 적지도 않게 잘 조절해야 할 필요가 있다.

아연은 면역계에 중요한 영향을 미친다. 아연이 결핍된 사람은 림프구의 기능이 심하게 억제되어 있으며 림프조직이 전반적으로 위축되어 있다. 아연이 결핍된 동물의 림프구들은 종양세포와 세균에 대한 세포독성(살상능력)과 탐식능력을 급속히 상실하게 된다. 자연살해 세포와 호중구*의 활성도 역시 감소된다. 이 모든 저

***호중구(neutrophil)** : 백혈구의 일종. 세포질 내에 과립을 가지는 과립구이며 탐식작용을 한다. 적이 침범하면 가장 먼저 투입되는 기동타격대와 유사하여 급성 감염 시 증가된다. - 옮긴이

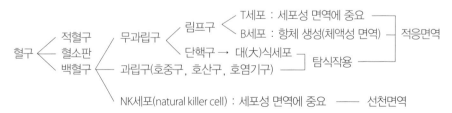

혈구의 구성(본문의 이해를 돕기 위한 간단한 모식도)

하된 면역기능은 암발생 위험을 증가시킨다.

구리는 슈퍼록사이드 디스뮤타아제(superoxide dismutase, SOD)의 생성과 미토콘드리아의 시토크롬계에서 중요한 역할을 담당하고 있다. 따라서 구리결핍은 면역기능 저하, 특히 과립세포들의 살균활성을 저하시킨다.

셀레늄은 비타민 E와 함께 지질의 과잉산화로부터 숙주세포를 보호한다. 셀레늄이 결핍된 동물은 체액성 면역반응이 저하된다. 셀레늄과 비타민 E 결핍은 소화관 병변의 발생을 증가시킨다. 셀레늄 결핍 시 림프구 증식이 감소된다.

셀레늄과 비타민 E는 이종세포를 죽이기 위해 사용된 독소에 숙주의 면역세포가 다치지 않도록 '방탄복'을 입혀주는 데 도움이 된다. 따라서 충분한 비타민 E와 셀레늄이 이렇게 중요한 화학적 방패가 되어준다면 하나의 면역세포가 여러 침입자를 죽이고도 살아남을 수 있다.

마그네슘이 결핍되면 항체를 생산하는 세포들의 수가 감소됨과 더불어 모든 면역 글로불린(IgE는 제외)이 감소된다. 마그네슘은 단백질 대사에 관여하므로 림프구의 성장과 변형에 필수적이다. 동물에서 지속적인 마그네슘 결핍은 림프종과 백혈병을 야기한다.

요오드는 다형핵 백혈구의 살균활성에 중요한 역할을 한다. 활성화된 호중구는 요오드화물을 요오드로 전환함으로써 자유기를 발생시켜 이종 침입자를 살상하는 데 사용한다.

붕소는 흥미로운 미량 미네랄로 오늘날 골다공증을 예방하는 데 기여하는 것으로 인식되고 있으나, 아직 필수 미네랄로 인식되지는 않고 있다. 닭의 붕소결핍은 관절염과 유사한 면역 이상을 야기한다.

독성이 있는 미량 미네랄에는 카드뮴, 비소, 납 등이 있는데, 이들 모두는 면역계를 둔화시킨다.

식이지방의 양과 질은 면역계의 건강을 유지하는 데 중요한 역할을 담당한다. 필수지방산(linoleic acid)의 결핍은 림프조직의 위축과 항체반응의 저하를 야기한다. 다불포화성 지방산을 과다 섭취하면 T세포 면역반응이 감소된다.

지방은 프로스타글란딘의 합성에 직접 영향을 미치며, 프로스타글란딘은 경로에 따라서는 면역기능을 증강시킬 수도 있고 저하시킬 수도 있다. 따라서 지방섭취는 건강한 면역계를 유지하기 위해 중요하다.

산화된 콜레스테롤은 면역기능을 억제한다. 그러나 콜레스테롤은 비타민 E · C 그리고 베타카로틴과 같은 항산화물이 있을 때는 산화가 잘되지 않는다.

환자 사례 _ 심리적인 상처가 암을 유발함

42세의 지적인 남성 G. B.는 아주 드문 형태의 암으로 치료도 잘되지 않는 후두암에 걸렸다. 후두를 절제하는 수술을 하였지만, 암은 몸의 다른 부위로 전파되었다. 그는 여러 번으로 나누어 시행하는 화학요법, 단거리 방사선요법으로 신중하게 종양의 크기를 감소시키고, 음식, 영양보충제, 해독 등의 방법을 병행하는 우리의 프로그램을 따르기로 하였다. 그의 암은 계속 번져나갔다.

나는 그에게 "암이 생기기 1~2년 전에 당신에게 무슨 일이 있었나요?"라고 물었다. 정신적인 상처가 우울증을 유발하고 그것이 면역계를 저하시키는 데는 1~2년 걸린다. 그는 "그런 질문을 하시다니 재미있군요. 제 아내가 저를 떠났습니다"라고 대답했다.

"결혼생활이 행복했나요?"라고 묻자 그가 대답했다. "저는 그렇게 생각했어요. 그런데…… 사실은 그녀가 떠나던 날 밤 제게 이렇게 말하더군요. '당신이 무슨 말을 하더라도 나를 붙잡을 수 있는 말은 못 할 거야'라고요."

그러고 나서 그는 '말'하는 성대에 암이 걸린 것이다. 암은 그를 소모시켰고 어떤 것도 그것을 멈출 수 없는 것처럼 보였다. 암으로부터 그를 보호하는 면역계의 힘을 약화시킨 것은 실패한 결혼으로 인한 심리적 상처 때문일 수도 있다.

영양학자로서 내가 암 환자들에게 잘하는 말이 있다. "당신이 무엇을 먹는가보다는 무엇이 당신을 먹고 있는지가 더 중요하다"라는 것이다. 적절한 영양과 해독에 더불어, 병에 대한 환자의 태도는 면역계가 암세포를 인식하고 파괴하는 힘을 강화시키는 것과 똑같이 강력한 역할을 담당한다.

9
혈당을 낮추어서 암의 성장을 늦춘다

암세포들은 거의 설탕만 먹고 산다. 다음과 같은 방법으로 암의 성장을 느리게 할 수 있다.

- 혈당수치를 떨어뜨리는 식이를 한다.
- 혈중의 모든 여분의 포도당을 태워버리기 위해 운동을 한다.
- 크롬, CLA, 김네마와 같은 영양보충제를 복용한다.
- 필요할 경우, 당뇨병을 더 잘 조절하기 위해서 약을 사용한다.

> "암세포들은 건강한 세포들에 비해 세 배에서 다섯 배나
> 많은 포도당을 섭취한다."
>
> – 데머트래코폴로스, 《암연구》, 1982년

뉴욕의 슬로안-케터링 암병원 연구자들은 종양이 비타민 C를 마치 마른 스펀지가 물을 빨아들이듯이 빨아먹는다는 것을 발견했다. 이것은 종양이 좋아하는 연

료인 포도당과 화학적 구조가 유사한 비타민 C를 포도당으로 오인하기 때문이다.

한편 독일의 한 병원에서는 종양학자들이 암의 성장을 촉진하기 위해 암 환자들에게 포도당을 주사한 후 강력한 화학요법, 방사선요법, 온열암치료를 실시하여 5년 생존율을 두 배로 늘렸다. 하버드대학의 연구자들은 설탕(포도당)을 대폭 줄이고 단백질과 지방을 증가시킨, 암 환자들을 위한 특별한 TPN 처방을 만들었다. 이 '질병 특이적' 처방은 영양공급이 어려운 암 환자에게 암은 굶기고 면역계는 먹이는 결과를 낳았다.

전 세계 대부분의 주요 암병원에선 종양학자들이 PET스캔(양전자 사출 단층촬영기)이라고 불리는 200만 달러짜리 기계를 이용하는데, 이는 인체에서 설탕을 많이 먹는 세포가 많은 부위를 찾아냄으로써 암을 색출하기 위한 것이다.

이상의 세계적인 수준의 과학자들이 이용하고 있는 원리는 한 가지, 즉 암은 설탕을 먹고 산다는 것이다. 혈중 포도당을 감소시킬 수 있다면 암의 성장을 둔화시킬 수 있다.

종양은 기본적으로 편성 포도당 대사체, 즉 '설탕을 먹고 산다.' 평균적인 미국인은 열량의 20%를 정제된 백설탕에서 얻고 있다. 또한 스트레스, 비만, 크롬과 섬유질 섭취부족, 그리고 앉아서만 생활하는 생활양식으로 당 내인성(glucose tolerance)이 약해져 있다.*

혈당은 기본적으로 두뇌와 같은 포도당 의존적인 기관에 공급되기 위한 것이며,

---

*당 불내성(glucose intolerance) : 인체가 당을 견디지 못한다는 뜻으로, 혈당을 섭취한 후 일반인의 경우에는 피 속에 당 농도가 약간 증가했다가 곧 정상으로 돌아오지만 당뇨병 환자는 일반인보다 크게 증가하고 오랜 시간 고혈당이 유지된다. - 옮긴이

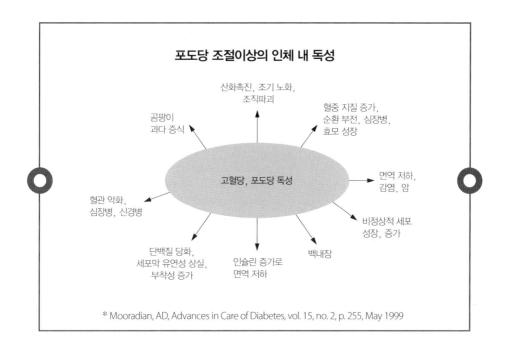

포도당 조절이상의 인체 내 독성

산화촉진, 조기 노화, 조직파괴

혈중 지질 증가, 순환 부전, 심장병, 효모 성장

곰팡이 과다 증식

고혈당, 포도당 독성

면역 저하, 감염, 암

혈관 악화, 심장병, 신경병

비정상적 세포 성장, 증가

단백질 당화, 세포막 유연성 상실, 부착성 증가

인슐린 증가로 면역 저하

백내장

* Mooradian, AD, Advances in Care of Diabetes, vol. 15, no. 2, p. 255, May 1999

근육운동에도 연료로 공급된다. 그런데 하루 종일 앉아 있기만 한다면 혈당은 할 일이 없는 십대처럼 되어 문제를 일으킬 소지가 많아진다. 높아진 혈당은 단백질에 달라붙어(포도당화) 면역세포와 적혈구의 기능을 떨어뜨리게 된다.

높아진 혈당은 다음과 같은 몇 가지 이유로 암을 촉진한다.

- 혈당 상승은 인슐린 상승을 초래하고, 이 때문에 프로스타글란딘의 합성이 면역을 억제하고 세포의 점착성을 증가시키는 PGE-2 쪽으로 기울게 된다. 어유(EPA)와 이브닝 프라임로즈 기름(GLA)은 암에 충격을 주는데, 이들 강력한 지방산이 혈당이 높게 유지될 때는 중화되어버린다.
- 암세포들은 발효시키는 효모균과 같이 혈당을 먹고 산다. 암 환자에게 혈당 상승은 연기가 피어오르는 곳에 기름을 끼얹는 것과 같다.

- 높아진 혈당은 면역계를 억제한다.

암세포들은 기본적으로 포도당을 연료로 사용하고 혐기성 대사산물로서 젖산(lactate)을 방출한다. 젖산은 pH를 감소시키고, 피로를 유발하며, 간에서 젖산이 코리사이클*에 의해 초성 포도산염(pyruvate)으로 전환된다.

이 비효율적인 에너지 대사경로는 음식으로부터 얻어낼 수 있는 ATP 에너지의 단지 5%만을 생산해낼 수 있을 뿐이다. 이것은 40%의 암 환자가 영양실조나 카켁시아로 죽게 되는 원인 중 하나이다. 그러므로 암치료에서는 굶어죽어가는 카켁시아 상태의 환자에게 음식, 영양보충제, 경구적 혹은 비경구적 용액, 약, 운동, 스트레스 감소 등을 통하여 혈당을 조절하는 일이 중요하게 고려되어야만 한다. 암의 성장과 전이에 포도당이 확고부동한 역할을 담당한다는 사실은, 다음과 같은 방법으로 암 환자의 치료를 돕는 데 이용될 수 있다.

- 혈당상승을 조절해서 선택적으로 암세포들만 굶기기 위해 혈당지수를 고려한 식단
- 포도당이 적은 TPN 용액
- PET 스캔을 이용한 종양의 진행 정도 분석
- 암세포에서 당 신생을 억제하기 위한 황화 하이드라진
- 암세포의 포도당 섭취를 방해하는 아보카도 추출물(만노헵툴로스)

---

* **코리사이클(cori cycle)** : 간에서 일어나는 젖산 → 피루브산 → 포도당으로 이어지는 대사과정. 이 과정에서 ATP가 소모되므로 암 환자는 이래저래 비효율적인 에너지 소모를 하게 된다. – 옮긴이

- 암조직만 선택적으로 파괴하기 위하여 암 환자에게 포도당을 주사한 후 온열 암치료 등을 실시하는 전신적인 암의 다단계 치료법

암세포는 포도당을 먹고사는가

1931년 노벨 의학상 수상자인 이학박사 오토 워버그가 건강한 미분화세포와 암세포의 에너지 대사의 기본적 차이점을 처음으로 발견하였다. 암세포는 포도당을 혐기적으로 발효시키는 것이다. 워버그의 중요한 연구가 1956년 《사이언스》에 발표된 후 다른 많은 연구자가 그의 결론을 확인해주었다.

"정상혈당을 유지하고 있는 숙주에서 암조직의 포도당 소비는 아주 크다. 대뇌조직은 조직 100g당 한 시간에 0.23∼0.57g의 포도당을 소모하는데, 이 속도는 정상조직들 중에서는 가장 높은 편에 속한다. 그런데 간암(hepatoma)과 섬유 육종(fibrosarcoma)은 대개 대뇌와 비슷한 정도로 포도당을 소모하며, 암종(carcinoma)은 그 두 배를 소모한다."

❖ **증가된 젖산 농도** 암 환자는 대조군에 비해 젖산 농도가 27∼83% 높았다.

❖ **젖산 축적으로 인한 pH 감소** 인간의 종양을 쥐에 이식한 후 포도당 용액을 정맥주사하자, 종양조직 내의 pH가 평균 6.43으로 떨어졌다. "이 pH의 변화는 동맥혈에 비해 종양조직에서 H^+이온의 활성이 열 배나 높음을 나타내는 것이다."

❖ **증가된 혈당은 면역기능을 억제할 수 있다**　열 명의 건강한 성인을 대상으로 공복 시와 탄수화물을 섭취한 후의 혈당과 호중구의 탐식기능을 측정해보았다. "100g의 탄수화물을 포도당, 과당, 자당, 꿀 혹은 오렌지주스의 형태로 투여하였을 때는 모든 경우에서 호중구의 세균 탐식기능이 현저하게 감소하였다. 전분의 형태로 투여한 경우에는 이러한 효과가 없었다."

❖ **인슐린과 암의 관계**　"인슐린은 포유류에서 동화작용을 하는 주요 호르몬이며, 악성 종양에 관여한다고 알려져 있다."

❖ **역학적인 증거**　"다른 에너지 공급원들과는 무관하게 설탕 섭취는 담도암 발생 위험을 두 배 이상 증가시킬 수 있다."

"노인 여성에서, 유방암으로 인한 사망률과 설탕 소비량 사이에는 밀접한 연관이 있는 것으로 나타났다."

작전계획 : 암세포를 굶겨라

❖ **아보카도 추출물은 종양의 성장을 둔화시킨다**　시험해본 거의 모든 유형의 암세포에서 포도당 분해가 현저히 증가되어 있었다. 이는 직접적으로 포도당 효소(glucokinase)에 의한 것인데, 만노헵툴로스(아보카도에서 정제된)가 이 포도당 효소를 억제한다. 아보카도 추출물이 암세포들로부터 그들이 좋아하는 에너지 기질을 빼

앗아버림으로써 암 환자들에게 도움이 된다는 사실은 믿을 만한 근거가 충분하다.

❖ **황화 하이드라진**　암세포들은 대부분의 에너지를 혐기성 포도당 분해로부터 얻으므로, 닥터 조셉 골드는 암 환자에게 일어나는 과다한 포도당 신생을 억제하기 위해 황화 하이드라진을 개발하였다. 하이드라진은 PEP-CK(phosphoenol pyruvate carboxykinase)라는 효소를 방해한다. 로스앤젤레스의 캘리포니아대학에서 위약 대조군을 둔 임상실험 결과, 하이드라진은 진행된 암 환자의 카켁시아 진행을 느리게 하거나 역전시키는 것으로 증명되었다. 그러나 불행히도 무독성이고 저렴한 이 물질은 FDA에서 사용을 금지했다.

❖ **포도당 정맥투여와 온열암치료**　포도당 용액의 정맥주사로 암의 성장은 빨라진다. 독일의 연구자들은 전신적인 암의 다단계 치료법(SCMT)이라는 기술을 개발했다. 이것은 암 환자에게 포도당을 주사하여 혈당을 400mg/dl 가까이 상승시켜, 모든 악성조직에서 젖산 생산증가로 인해 pH가 낮아지게 한 후, 전신 온열(42℃)요법을 실시하는 것이다. 그런 다음 선택적으로 화학요법과 방사선요법을 실시한다. 이 SCMT치료법을 받은 암 환자들의 5년 생존율은 25~50% 증가하였으며, 완전 관해율도 30~50% 증가하였다.

❖ **포도당이 적은 TPN 용액**　조직의 소모를 막을 수 있을 정도의 음식을 환자가 먹을 수 없는 경우, 쇄골하 정맥에 심어둔 통로로 영양소를 주입한다. '암은 편성 포도당 대사체'이므로, 건강한 세포와 분화된 악성 종양세포 사이의 이러한 에너

지 대사 차이점을 이용하여 아미노산과 지질은 높지만 포도당은 낮은 TPN 용액을 이용해 환자에게는 영양공급을 하면서 암은 굶길 수 있다.

굶어죽어가는 많은 암 환자가 영양학적 도움을 받지 못하거나 표준적인 TPN 용액만 제공받는다. 집중치료를 위해 개발된 표준적인 TPN 용액은 70%의 열량을 포도당(우선당)에서 얻게 만들어져 있기 때문에 카켁시아가 있는 암 환자에게 사용할 경우 결과는 실망스럽다.

❖ **PET 촬영은 종양의 진행과 공격성을 나타내준다**　PET는 방사성 물질로 표지를 붙인 포도당(fluoro-2-deoxy-D-glucose, FDG)을 이용하여 포도당 분해가 많이 일어나는 부분을 드러나게 해준다. "포도당 분해를 통한 포도당 사용이 증가되고 있다"는 워버그가 발견한 암의 특징을 FDG-PET를 통한 암의 영상진단에 이용한 것이다. 촬영은 암의 진행 정도를 파악하여 지금 쓰고 있는 방법이 효과적인지, 다른 방법을 사용해야 할지를 결정하는 데 이용될 수 있다.

❖ **종양의 저산소증과 치료에 대한 내성**　"종양 저산소증은 임상에서는 최소한 암 환자 세 명 중 한 명에서 나타난다." "종양은 필요를 충족시킬 수 있을 만큼의 산소를 가지고 있지 않다는 점에서 정상조직과 다르다."

고형 종양은 방사선치료에 특히 저항하는 저산소 조직으로 된 주머니를 만들 수 있으므로, 나이아신(호기성 대사를 개선함)을 이용하는 독특한 방식을 디트로이트포드병원의 의사이자 이학박사인 김재호가 사용하며 주목할 만한 성공을 거두었다.

🎴 암 환자 식이에서 혈당 조절하기

인간의 몸은 현대사회의 많은 면에서 나타나는 혹독함을 견딜 수 있도록 단련되지 않았다. 우리는 소음공해 때문에 빠른 속도로 귀머거리가 되어가고 있다.

똑같은 일이 설탕의 경우에도 일어나고 있다. 우리 몸은 끊임없이 혈류로 쏟아져 들어오는 단순한 설탕을 견뎌낼 수가 없다. 만약 활동적이어서 그 설탕을 운동으로 태워버렸다면 설탕은 별로 중요한 문제가 되지 않았을지도 모른다. 그러나 우리는 하루 종일 책상 앞에 혹은 TV 앞에 앉아 있으면서 단 음식을 계속 먹고 있다. 그러면서도 1982년 이후로 병적인 비만이 300%나 증가했다는 점은 의아해 한다.

악성 유방암을 동물에 이식한 후, 1) 저혈당 2) 정상혈당 3) 고혈당을 만드는 식이를 먹여보았다. 그랬더니 용량 의존적인 반응이 나타났는데, 혈당이 낮을수록 70일 생존율이 더 높았다. 발암 물질에 노출시킨 쥐에서 자당 또는 밀전분으로 만든 음식을 먹인 군보다 설탕을 먹인 군에서 암 발생률이 두 배나 높았다(20마리 중 14마리 대 7마리). 암의 성장속도를 늦추기 위해서는 혈당지수를 참작하여 식이를 조절할 수 있게 환자들을 교육하는 것이 관건이다.

이전의 영양학자들은 당뇨병 환자들에게 "단 음식은 모두 끊으시오"라고 간단하게 말했다. 이것은 '설탕에 중독된' 많은 당뇨병 환자에게 말하기는 쉬워도 지키기는 어려운 일이다.

1981년 의사 데이비드 젠킨스는 식용 탄수화물이 혈당에 미치는 영향을 판단하기 위한 좀더 과학적인 접근법을 개발했다. 어떤 보건의료 전문가들은 혈당지수

(glycemic index, GI)를 '절대적인 기준'으로 생각하기도 하지만 나는 그것을 중요한 지침들 중 하나라고만 여긴다.

예를 들어 스파게티와 흰쌀밥은 고도로 정제된 음식인데도 메밀가루나 비트 (beet)보다 GI가 더 나은 것으로 나타나 있다. 그러나 메밀가루에는 마그네슘, 섬유질, 비타민 E가 풍부하며, 낟알에는 다른 영양소들도 들어 있다. 비트는 여러 질병과 조기 노화를 방지해주는 식물성 화학물질의 보고이다.

반면에 흰밀가루로 만든 스파게티 국수와 흰쌀밥에는 적어도 24가지 영양소가 소실되어 있으며 4가지 정도가 다시 첨가되었다. 날마다 먹는 이런 음식들이 영양소를 도둑맞은 것들이기 때문에, 식품을 추천할 때는 혈당지수 외에 이런 사항들도 고려해야 한다.

또 다른 문제는 혈당지수만으로 볼 때는 설탕이나 자당이 완전한 낟알로 만든 빵보다 나은 것처럼 보인다는 것이다. 그러나 똑같은 열량을 자당 또는 밀 전분으로 동물에게 먹였을 때, 자당을 먹인 군에서 종양이 50%나 더 발생했다. 달리 말하면, 혈당지수만을 근거로 해서는 설명할 수 없지만 정제된 단순 탄수화물은 엄격하게 제한해야 할 필요가 있다는 것이다.

이러한 단서를 염두에 두면서, 혈당지수라는 것이 어떻게 만들어졌으며 무슨 의미를 지니는지 살펴보자. 건강한 사람과 당뇨병이 있는 사람 모두에게 여러 가지 음식을 탄수화물 50g을 함유하는 양만큼 먹인다. 스파게티를 예로 들면, 탄수화물 50g을 얻기 위해서는 섬유질, 물, 지방, 그리고 약간의 단백질도 가지고 있는 스파게티 200g을 먹어야 한다.

혈당지수표(glycemic index, GI)

GI \ 음식	빵/곡류	채소	과일	유제품	음료수	스낵
90~100		구운 감자				포도당
80~89	콘플레이크					
70~79	바닐라 웨이퍼, 밀빵, 베이글	프렌치 프라이, 호박	수박		게토레이	콘칩, 스키틀즈
60~69	쿠키	사탕무	파인애플, 건포도	아이스크림	환타	
50~59	메밀, 쌀, 블루베리 머핀	옥수수	바나나, 키위, 망고			감자칩, 꿀, 팝콘, 자당
40~49	면, 스파게티, 스펀지 케이크	당근	포도, 오렌지			초콜릿, 스니커즈
30~39			사과, 복숭아, 배	저지방 요구르트, 초콜릿 우유	오렌지주스, 사과주스	
20~29				우유		과당
10~19						땅콩

＊Brand-Miller, J. et al., Glucose Revolution, Marlow, NY 1999

이렇게 먹인 다음 시간별로 혈당을 측정하여 얻은 경구 포도당 내성검사 곡선을 서로 비교한다. 만약 어떤 음식을 먹은 후에 얻어진 혈당곡선의 높이가 순수한 포도당 50g을 마신 후에 얻어진 곡선 높이의 반밖에 안 된다면 그 음식의 혈당지수는 50이 되는 것이다.＊

음식을 많이 가공할수록 혈당지수는 높아진다. 밀 낟알을 조리할 경우 혈당지수는 41이지만, 흰빵은 70이다. 섬유질을 많이 벗겨낼수록, 더 작은 입자로 갈수록

＊포도당의 혈당지수는 최고치인 100이고, 혈당지수가 낮을수록 혈당을 상승시키는 작용이 약하다는 의미이다. - 옮긴이

혈당지수는 높아지고 당뇨병에 악영향을 끼치는 나쁜 음식이 되는 것이다.

완전한 밀알로 만든 빵보다 아이스크림이 혈당지수가 더 낮은 것으로 되어 있다. 그렇다고 아이스크림을 더 많이 먹어야 하는가? 실제로는 아이스크림에 들어 있는 설탕은 암 환자에게는 독이다. 혈당지수표는 그것이 의도한 바에 따라 이용되어야 한다. 즉 좋은 음식을 선택하는 데 도움을 주는 하나의 지침으로 사용되어야지, 좋은 음식을 판단하는 유일한 영양학적 도구가 되어서는 안 된다.

🪙 해결책

단 음식은 덜 먹어라. 단것 자체만 먹어서는 절대 안 된다. 설명서에 '설탕'이 들어 있다고 쓰여 있는 것보다는 과당, 스테비타, 글리신(아미노산) 스플렌다, 꿀, 당밀, 수카낫 혹은 색채가 풍부한 신선한 과일이 들어 있는 것을 골라라.

또한 정기적인 운동과 스트레스 관리는 건강한 혈당을 유지하는 데 도움이 된다. 크롬, 마그네슘, 황(MCM), CLA(포합형 리놀레익산(conjugated linoleic acid)), 그리고 아프리카산 김네마 수는 암을 굶기는 데 도움이 될 것이다.

✒ 환자 사례 _ 식이를 통한 혈당조절

어린 두 자녀를 둔 S. G.는 뼈로 전이된 유방암을 앓는 36세 여성이다. 그녀는 의학적인 치료를 위해 즉시 우리 병원으로 왔으나, 단것을 너무 좋아하고 채소를 싫어해서 식습관을 바꾸려 하지 않았다.

그녀는 급속히 악화되어 급기야 척추가 찌그러져 척수를 누르는 바람에 고통스러운 죽음을 맞이해야만 했다. 나는 아직까지 식이를 통한 혈당조절을 하지 않고 암을 물리친 환자를 본 적이 없다.

10
생물학적 반응 변조자로서의 영양소

음식과 영양보충제로부터 얻는 영양소들은 인체가 반응하는 방식을 변화시킨다. 암세포에는 덜 수용적이고, 건강한 세포에는 더 지지적으로 작용하게 하는 것이다. 영양소는 다음과 같은 것에 영향을 미친다.

– 면역기능
– 암의 DNA 혹은 유전자 발현
– 세포막 간의 상호작용, 세포들 간의 교신방식
– 해독, 그리고 암을 물리치는 다른 생명활동

> "미래의 의사는 약을 주지 않을 것이다. 그 대신 환자로 하여금 음식, 신선한 공기, 그리고 운동을 적절히 이용하게 할 것이다."
>
> – 토머스 에디슨

거의 30년 동안 NCI의 전문가들은 많은 세균감염을 완치시킨 페니실린에 필적하는 효능을 지닌 '생물학적 반응 변조자(Biological Response Modifier, BRM)'를 찾느라 엄청난 노력을 기울였다. 이 탐색에서 거론된 후보들 중에는 인터페론, 인터루킨, 종양에 의해 유도된 활성화된 살해세포(TDAK), 그리고 여러 가지 백신이 있었다. 그러나 이 BRM들 중에서 암의 완치수단이 될 거라는 대중매체의 과장광고를 실제로 지켜낸 것은 아무것도 없다.

오늘날의 과학자들은 영양소들이 신체가 작용하는 방식을 변화시킨다는 관점에서 입으로 들어가는 모든 것이 '생물학적 반응 변조자'라는 것을 입증할 수 있다. 단백질을 구성하는 아미노산, 지방, 탄수화물, 섬유질, 비타민, 미네랄, 식품 추출물, 그리고 기타 식이요소들이 암의 완치를 위한 새로운 영웅의 반열에 들게 되었다.

이 영양소들 중 어느 것도 그 자체만으로는 암을 완치할 수 없지만, 영양소들은 우리의 건강을 유지해주는 '비특이적인 숙주 방어' 기전을 변화시킨다.

생명을 위협하는 질병을 치유하는 수단 중에서 확실한 것 한 가지를 예로 들면, 열사병의 치료수단인 물을 들 수 있다. 이때는 오직 물만이 도움이 된다. 물이 BRM처럼 마술 같은 작용을 하는 것이다. 암 환자에게 부족한 영양소를 식이에 첨가하면, 인체가 갑자기 놀라울 정도로 암에 대항해서 자신을 방어하기 시작한다.

이 단원에서는 영양소들이 암의 진행속도를 늦추거나 역전시키는 BRM이 될 수 있는 방식에 대해 간단히 살펴보고자 한다.

☜ 면역자극제

　일부 영양소들은 면역세포의 수를 증폭시킨다. 어떤 영양소들은 면역전사들에게 방화복과 같은 보호막을 입힌다. 그럼으로써 불폭탄으로 암세포를 죽이는 과정에서 면역세포 자신은 다치지 않게 해준다. 또 일부 영양소들은 면역세포들에게 과립구나 산화질소 형태의 '불폭탄' 혹은 '총알'을 더 많이 장착하게 해준다.

　많은 영양소가 면역계가 암세포나 침입한 세균을 인식하고 파괴하는 능력에 영향을 미친다.

☜ 암의 유전자 발현을 변화시킨다

　암의 발생에는 적절하게 복제되고 적당한 시기에 죽을 수 있는 능력을 상실한 '미친' DNA가 관여하고 있다. 비정상적인 DNA를 조절하기 위한 수많은 견제와 균형의 기전이 있다.

　엽산이나 비타민 B_{12} 같은 영양소들은 DNA의 정확한 복제를 돕는다. 비타민 C 같은 것들은 비정상적인 유전자 쪼가리 혹은 유전자 부체(episome)의 성장을 억제한다. 비타민 A 같은 영양소들은 실제로 DNA상에 수용체를 가지고 있는데, 이것이 없으면 암이 발생할 수 있다.

　간장에 있는 제니스테인(genistein)과 바이오플라보노이드에 있는 올리고메릭 프로앤소사이아니딘과 같은 영양인자들은 암세포가 분화과정에서 건강한 세포로 되돌아갈 수 있도록 실제로 도울 수 있다.

인체의 60조 개 세포는 또 다른 우리 자신을 만들 수 있는 '청사진'이 모두 저장되어 있는 실과 같은 기억장치를 가지고 있다. 이 실이 DNA라고 불리는 것으로 생명의 진정한 핵심이다. DNA는 아주 길고 구불구불한 나선형 계단처럼 생겼는데, 이것이 감기고 포개져서 'X'자 모양의 염색체가 된다. 23쌍의 염색체에는 5만~10만 개의 유전자가 저장되어 있으며, 이들을 집합적으로 인간 게놈(genome)이라고 한다.

이 긴 나선형 계단은 항상 공격을 받고 있다. 버클리에 있는 캘리포니아대학의 의사 브루스 아미스와 그의 동료들은 인체 내의 모든 세포는 하루에 천 번 내지 만 번 '구타'를 당해서 DNA에 균열이 생긴다는 것을 보여주었다.

당신이 사는 곳에 강한 태풍이 자주 불어서 집의 기왓장들이 계속 날아가는데, 당신이 그것을 계속해서 수리해야 한다고 상상해보라. 한 번의 실수가 암을 유발할 수 있다. 유전학자들은 DNA 분자 한 개에 원고지 50만 장 분량의 정보가 담겨 있다고 한다. 하루에 몇조 번씩 50만 장의 원고를 실수 없이 타이핑해야 한다고 생각해보라. 한 번의 실수가 암이 될 수 있다.

하지만 다행스럽게도, 피할 수 없는 DNA상의 실수가 암으로 전환되지 않도록 막기 위해서 인체는 잘 준비되어 있다. 기차선로 위를 궤도차가 지나가면서 끊어진 레일 부착부위를 찾아 고치듯이, DNA 중합효소는 이 나선형 계단을 따라 움직이면서 염기쌍이 틀린 곳을 찾아서 고치는 수리전담반의 역할을 하고 있다.

이 수리전담반은 엽산, 아연, 그리고 다른 영양소들로부터 연료를 공급받는다. 엽산 부족은 암의 전이를 증가시킨다. 메소트렉세이트라는 약은 엽산을 방해해서 건강한 세포와 암세포 모두에 새로운 세포가 자라는 것을 억제한다. 메소트렉세이트로 치료받는 환자에게 엽산을 투여할 경우, 약의 항암효과는 떨어지지 않으면서 메소트렉세이트의 독성으로부터 환자를 구할 수 있다.

물리적인 손상이 반복되면 암으로 이어질 수 있다. 물리적인 손상을 입었던 바로 그 자리에 암이 발생한 젊은 환자를 돌본 적이 있다.

이 32세의 남성은 스키를 타다가 넘어져 스키 막대에 허벅지를 찔리는 사고를 당했다. 그는 흡연가였으며 아연과 엽산이 부족한 전형적인 미국식 식사를 하고 있었다. 그의 상처는 처음에는 예상했던 대로 수개월 내에 잘 치유된 것처럼 보였다. 그러나 1년 뒤에 상처를 입었던 바로 그 자리에 커다란 전이성 육종이 발생해 곧 사망했다.

상해가 스트레스로 작용한데다 담배가 수리과정을 방해하는 발암물질을 상당량 제공한 것이다. 그리고 전형적인 미국식 식사에는 DNA 합성을 정확히 하기 위해 필요한 성장영양소들이 결핍되어 있었다.

내가 돌본 또 다른 환자는 전형적인 20세 남자 대학생이었다. 사랑니가 계속해서 볼 안쪽을 긁어대고 있었는데, 바로 그 자리에 암이 생겼다. 그는 현명하게 영양요법 프로그램을 시작했으며, 신중하게 의학적 치료를 받았다. 그 결과 암과의 전쟁에서 살아남았다.

이렇게 DNA의 계속적인 수리과정은 쉽게 탈선할 수 있는 고속열차와 유사하다. 암은 열차사고의 결과이다. 우리는 암 환자들에게 이들 DNA 수리기전이 적절하게 작동할 수 있도록 도와주어야 한다.

🎞 세포막 역학

세포들은 자신을 튼튼하게 유지해주는 장벽을 가지고 있으며 그 안쪽은 액체로 가득 차 있다는 점에서, 세포외액이라는 바다에 둥둥 떠 있는 '물풍선'과 유사하다.

이 장벽 혹은 세포막은 3개 층으로 되어 있는데, 수용성 인자들이 바깥쪽을 이루고 있으며 지방꼬리들이 안쪽으로 뻗어 있다. 이러한 지질 이중막은 세포로 하여금 산소와 적절한 영양소들을 받아들이고, 세포 내에서 생산된 위험한 독소들을 밖으로 내보낼 수 있는 능력을 갖게 해준다. 그리고 순환하던 독소와 암세포들이 세포 내로 들어오지 못하게 막을 수도 있게 해준다.

건강한 세포의 막은 어유(eicosapentaenoic acid), 아마기름(alpha linolenic acid), 이브닝 프라임로즈 기름(gamma linolenic acid)으로부터 얻는 것과 같은 필수지방산들과 레시틴(phosphatidylcholine), 콜레스테롤, 그리고 다른 영양소들로 만들어져 있다.

수소화된 지방(trans fatty acid), 너무 많이 포화된 지방은 결함이 있는 세포막을 만들며, 과다한 혈당에 노출되거나 여러 영양소가 결핍될 때에도 결손이 있는 세포막이 만들어진다.

건강한 세포막은 세포가 호기성으로 숨을 쉴 수 있게 해주며, 노폐물을 밖으로 내보내게 해준다. 그렇지 못하면 암이 생길 수 있다.

세포막 전위를 유발하는 '전해질 국물' 속의 미네랄 비율도 세포막 역학에 영향을 미친다. 나트륨 대 칼륨 대 칼슘 대 마그네슘의 비율이 중요하다. 우리 몸에는 바닷물에 1% 정도의 농도로 녹아 있는 극미량의 미네랄도 필요하다. 표준적인 상업용 소금에는 이런 것들이 빠져 있지만 식이에 포함되어야 할 필요가 있다.

칼륨은 채소, 과일, 완전 낟알 곡식, 콩과 식물 같은 가공되지 않은 식물성 식품에 주로 들어 있다. 모든 식품에는 어느 정도 나트륨이 들어 있지만, 동물성 식품에 더 고농도로 들어 있으며, 가공된 식품에는 훨씬 더 많이 들어 있다.

🎞 해독

암 발생률 증가는 주변 환경에서 발암물질에 대한 노출이 증가한 것과 거의 비례한다. 우리는 다음과 같이 독소들을 축적하고 있다.

- 술, 담배, 약을 통해서 자의적으로
- 음식, 공기, 물을 오염시키는 산업성·농업성 오염물질을 통해서 타의적으로
- 세포 내의 에너지 대사와 장 내 세균의 발효로 만들어진 독소에 의해 내부적으로

우리는 대변, 소변, 땀, 그리고 간 내 해독을 통해서 노폐물을 제거함으로써 해독한다. 영양소들은 이러한 과정을 돕는다. 간은 해독을 하는 '화학공장'으로 1단계, 2단계 효소경로를 통해 독소와 결합(포합), 독소를 분해(가수분해), 독소를 중화하는 능력을 가지고 있다. 이러한 경로들은 마늘, 칼슘 D-글루카레이트(calcium D-glucarate), 셀레늄, 비타민 E, 글루타치온에 의해 증강된다.

🔊 산, 염기 평형

인간의 몸은 생리적인 필요성에 따라 항상 적절한 pH 균형을 유지해야만 한다. pH는 전위 수소(potential hydrogen)를 뜻하는 것으로, 그 범위는 1(강산성)에서 7(중성)을 지나 14(강알칼리성, 염기성)까지이다.

건강한 pH를 만드는 데 도움이 되는 음식은 채소와 다른 식물성 음식들이다. 적절한 호흡, 운동, 충분한 물의 섭취는 pH를 더욱 개선해 암 발생을 억제한다.

암세포들은 음식물을 혐기성 발효해서 젖산을 만들어낸다. 이는 pH를 떨어뜨려 세포들이 암과 싸우는 능력을 더욱 약화시킨다. 산성식품들(토마토, 감귤, 식초 같은)은 '알칼리성 조류'를 만들어서 암이나 곰팡이 증식을 억제하는 데 도움이 된다.

다음과 같은 몇 가지 특징을 통해서 자신이 비정상적인 pH 상태에 있는지 알아볼 수 있다.

- 보석, 반지, 금속성 시곗줄이 빨리 색이 바랜다(산성화).
- 모기 같은 곤충들이 잘 물지 않는다.
- 발톱무좀 같은 곰팡이 감염에 잘 걸린다.

산, 염기 평형은 정맥혈을 뽑아서 pH를 측정해봄으로써 가장 정확하게 검사할 수 있다. pH가 현저하게 낮거나(좀더 흔함) 정상보다 높으면 '숙주 방어' 기전이 약화되어 암을 물리칠 수 없다.

돼지고기, 우유, 설탕이 많은 음식과 나쁜 호흡습관, 운동부족은 질병에 걸리기 쉬운 pH 상태를 만든다. 적절한 횡격막 심호흡, 운동, 충분한 양의 깨끗한 물 섭취, 채소와 콩이 많은 식이는 대부분의 pH 문제를 교정할 수 있게 도와준다. 잡식성인 사람이 열성적인 채식주의자로 바뀌면 pH는 비정상적으로 올라갈 수 있다. 이런 사람들은 pH를 정상수준으로 낮추기 위해 닭 살코기, 생선, 칠면조 같은 동물성 식품이 필요할 수도 있다.

세포 간의 교신

세포들은 세포 간 혹은 '틈 접합' 교신이라고도 알려진 상호 교신을 하는데, 세포막에 있는 구멍들을 통해 들락거리는 이온들이 여기에 관여한다. 비타민 A와 베타카로틴은 세포들이 건강하고 암세포화되지 않도록 하는 이러한 '전보' 시스템을 도와주는 중요한 영양소이다. 알로에 베라에 있는 당단백질과 같은 영양소에 의해 세포 내에서도 교신이 되고 있다는 증거가 있다.

프로스타글란딘의 합성

프로스타글란딘은 대부분의 세포에서 국소적으로 생산되며, 암을 물리치도록 돕는 기전에 큰 영향을 미치는 호르몬과 비슷한 물질이다. 핵심적으로 말하면, 혈당이 높고 어유나 이브닝 프라임로즈 기름의 섭취가 부족해지면 응급 프로스타글란딘(PGE-2)이 생성되어 암의 성장을 촉진한다.

178

혈당이 낮게(60~90mg/dl) 유지되고, 어유나 이브닝 프라임로즈 꽃기름을 충분히 섭취하고 있다면 호의적인 프로스타글란딘(PGE - 1)이 생산되어

- 면역활동을 자극하고
- 혈관확장을 통해 혈액순환을 개선하고
- 세포들의 점착성을 감소시켜 혈소판 응집에 따른 전이를 억제하며
- 에스트로겐 수용체를 생산하여 순환하는 에스트로겐에 의한 잠재적 손상을 줄여준다.

식이조절과 적절한 영양보충제를 이용한 조화로운 노력만이 암을 억누를 수 있는 건강한 프로스타글란딘을 생산할 수 있다.

스테로이드 호르몬 활성

어떤 암들은 테스토스테론(전립선암)이나 에스트로겐(유방암, 난소암, 자궁경부암)에 아주 의존적이다. 이들 호르몬은 고환(테스토스테론)이나 난소(에스트로겐)에서만 생산되는 것이 아니라 지방세포에서도 생산된다. 따라서 체지방이 많은 사람일수록 종양을 증식시키는 호르몬을 더 많이 생산할 확률이 높다. 그러므로 호르몬에 의존적인 암을 치료하기 위해서는 과다한 체지방을 점차적으로 줄일 수 있는 계산된 프로그램이 필요하다.

이뿐만 아니라 호르몬의 종양증식 능력을 감소시키는 데 도움이 되는 여러 영양

가들이 있다. 예를 들면 어유, 이브닝 프라임로즈 기름, 겨자과 식물의 술포라판 (sulforaphane), 칼슘 D – 글루카레이트 등이다.

생체역학 : 호기성 대 혐기성

암 덩어리가 더 치밀하고 혐기적일수록, 의학적이든 아니든 치료에 더욱 저항하게 된다. 암을 물리치기 위해서는 몸을 산소공급이 잘되는 호기성 유기체로 만들어야 한다. 호기성 환경을 만들기 위해서는 적절한 호흡과 운동이 중요하다.

또한 코엔자임 Q-10, 크롬, GTF(포도당 내성인자), 티아민, 나이아신, 리보플라빈, 리포익산 등과 같은 영양소는 호기성 대사를 증강시킨다.

장 내 세균

하부 소화관에는 우리 자신의 세포보다 더 많은 세균이 있다. 장 내 세균들은 전반적인 건강과 면역기능을 증강시킬 수도 있고 감소시킬 수도 있다. 건강한 세균들(probiotics)은 다음과 같은 도움을 준다.

- 필수비타민(비타민 K나 바이오틴 같은)을 생산한다.
- 중요한 면역인자(IgA)를 만들어내게 한다.
- 세균들이 혈류 내로 들어가지 못하도록 장 점막을 보호한다.

- 대장 내의 pH를 개선시킨다.
- 필수영양소의 소화와 흡수를 돕는다.
- 대변이 부패해 대장 내에서 만들어지는 발암성 부산물들을 감소시킨다.

설탕과 육류가 적고 채소, 완전 낟알 곡식[通穀], 배양시킨 식품(요구르트나 김치 같은)이 많은 식이는 건강한 세균을 증식시킨다. 섬유질과 물을 많이 섭취하는 것도 이 우호적인 세균을 균형있게 유지하는 데 도움이 된다. 완전 낟알 곡식과 양파에 들어 있는 과당류도 우호적인 세균에 영양을 공급하는 데 도움이 된다.

산화촉진물 대 항산화물

우리의 최고 적은 산소이다. 산소가 자유기(산화촉진물 혹은 활성산소류라고도 알려짐)를 만들어 섬세한 DNA, 면역인자, 세포막에 손상을 줄 수 있기 때문이다. 그러나 우리의 최대 동맹군은 산소공급이 잘된 조직이다. 그렇다면 이러한 역설을 어떻게 균형 잡아야 한단 말인가?

산소가 충분히 공급된(호기성) 시스템을 갖춤과 동시에 항산화물을 통해 자유기를 최적으로 방어하는 것이 건강을 위한 이상적인 결합이다. 자유기들은 인체에서 제거될 수는 없지만 통제는 되어야 한다. 그렇지 않으면 그것들은 세포들을 황폐화한다.

항산화물을 전략적으로 잘 섞으면 화학요법 및 방사선요법에 따른 피해를 광범위하게 막을 수 있어서 면역세포들을 독성으로부터 보호하고 환자의 활력을 증진할 수 있다. 비타민 C, 비타민 E, 베타카로틴, 셀레늄, 리포익산, 라이코펜, 글루타치온, 토코트리놀, 퀘세틴, 코엔자임 Q-10, 포도씨 안에 있는 올리고메릭 프로앤소사이아니딘, 커큐민, 은행나무, 녹차 등은 항산화물에 의한 방어를 제공한다.

🧬 항증식성 물질

영양학자들은 대부분 증식성 영양소의 중요성에 동의하지만, 소수의 영양학자들은 항증식성 영양소의 중요성을 존중한다. 신체 내의 모든 종류의 힘에 대해서는 그것을 조절하기 위한 반대되는 힘이 반드시 있다. 성장을 촉진하는 영양소가 필요하다면, 과다한 증식을 조절하고 그 과정을 중단시키기 위한 영양소도 필요하다는 것이다.

셀레늄, 어유, 마늘, 고양이 발톱, 잎새버섯 D-단편,* 비타민 E 수시네이트(succinate), 비타민 K, 퀘세틴, 제니스테인, 소의 연골 등은 모두 이러한 방식으로 암 환자에게 도움이 될 수 있다.

***잎새버섯 D-단편(Maitake D-fraction)** : 1,3 혹은 1,6 베타글루칸이 많은 추출물의 일부분. - 옮긴이

🥊 종양 방어기전을 변화시켜라

종양은 국소적으로 면역억제를 일으키는 인간 융모막성 성선자극 호르몬(human chorionic gonadotropin, HCG)으로 보호막을 치는 '스텔스' 기능을 가지고 있어서, 면역계로부터 잘 숨어버리는 기생체이다. 즉 암은 자기가 마치 태아인 것처럼 가장하여 행동함으로써 면역계의 공격을 중단시키는 것이다.

고용량의 이노시톨 헥사니코티네이트(inositol hexanicotinate) 형태의 나이아신(비타민 B$_3$)과 소화효소들은 종양의 이런 '스텔스' 보호막을 제거하는 역할을 한다.

환자 사례 _ 진행된 폐암을 완치

S. T.는 폐암을 진단받을 당시 49세의 여성이었다. 그녀의 폐암은 재빨리 뇌와 간으로 전이되었다. 그녀는 화학요법과 단거리 방사선요법과 함께, 이 책에 나오는 양질의 식이를 위한 엄격한 프로그램을 따랐다. 그녀는 주스를 만들어 먹기 위해 직접 갯보리를 기르기도 했다. 3년 뒤 그녀는 암이 완치되었다는 판정을 받았고, 하루에 3km씩 걸을 수 있을 정도로 건강을 유지하고 있다.

11
영양소 시너지의 힘

영양소는 암을 치료하기 위해 인체에 시너지 효과를 일으키며 조화롭게 작용한다. 암에 대한 특효약이 있는 것이 아니라 필수영양소 50가지 이상, 그리고 수백 가지 이상의 영양소가 조화롭게 작용할 때 건강이 유지될 수 있다.

– 영양보조제는 적절한 비율로 복용할 것
– 부작용을 피하기 위해서 여러 항산화제를 조화롭게 복용할 것
– 다양한 음식을 자연 그대로의 상태로 섭취할 것

> *"어떤 영양소도 그 하나로 완전한 섬일 수는 없다.*
> *모든 영양소는 전체의 일부이다."*
>
> – 존 돈의 말을 인용해서

영양소의 시너지는 다음의 중요한 두 가지 교훈을 우리에게 알려준다.

1) 효과의 증강

- 영양소와 영양소의 조합은 서로 치료 효과를 증강해준다. 예를 들어 비타민 C와 필수지방산을 함께 사용했을 때는 따로 사용했을 때 효과의 합 이상 효과를 나타낼 수 있다.
- 영양소와 약의 조합은 선택적인 암세포 파괴를 유도하고 약의 부작용을 경감시켜 환자를 보호한다.

2) 두 가지 이상을 함께 사용할 경우 복용량을 줄여야 한다

교향곡을 들을 때 느끼는 것처럼 우리 인생은 여러 가지 요소의 복잡한 상호작용 속에서 흘러간다. 20세기에 들어와 단일 성분으로 약을 만들어 단일 증상을 치료하는 것이 일반화되었지만, 생명활동이 너무나 복잡하기 때문에 이러한 접근방식은 한계가 있다.

독소의 부정적 시너지

간에 독성을 나타내는 여러 약은 알코올과 함께 섭취할 경우 독성이 더욱 커진다. 또한 담배는 폐암을 유발하는데, 석면에 노출된 상태의 흡연은 폐암의 위험성을 각각의 경우를 합했을 때보다 다섯 배나 더 증가시킨다.

방부제, 살충제, 대기오염, 수질오염 등 수많은 발암원인은 서로 시너지를 일으키며 암을 발생시키려고 호시탐탐 노리고 있다.

🦶 영양소의 긍정적 시너지

생화학 교과서를 들춰보면 수많은 영양소 간의 시너지 효과를 쉽게 발견할 수 있다. 예를 들면 비타민 E와 셀레늄, 불포화지방산과 비타민 E, 단백질과 비타민 B6 등이다.

인체 내의 자유기들을 없애는 항산화제들은 계급조직 속에서 질서 있게 작용한다. 2만여 종의 바이오플라보노이드, 800여 종의 카로티노이드, 필수비타민, 슈퍼록사이드 디스뮤타아제, 글루타치온 퍼록시다아제(glutathione peroxidase) 등 많은 항산화제는 이 계급조직에 따라 각각 있어야 할 자리에 있어야 할 양만큼 있을 때 인체가 건강을 유지할 수 있다.

1994년 국립암연구소는 베타카로틴이 흡연자의 폐암 발생률을 증가시킨다고 보고했다. 영양과 암에 대한 연구자들은 베타카로틴과 같은 항산화제는 잘못된 생화학적 환경에서 전산화제가 되어 오히려 몸에 해로울 수도 있다고 경고했다. 즉 한 가지 영양소의 과다 섭취는 효과가 없을 수도 있고 오히려 위험할 수도 있다.

🦶 암에 대한 영양소의 시너지

비타민 C와 K는 따로 사용되었을 때 배양된 세포에 항암작용을 나타내지만, 같이 사용되면 10~50배나 더 큰 항암작용을 나타낼 수 있다.

그림에 나타난 연구결과에 따르면 셀레늄, 마그네슘, 비타민 C, 비타민 A 등의

186

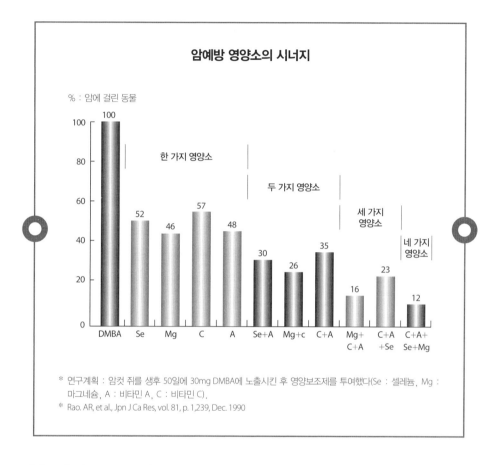

암예방 영양소의 시너지

% : 암에 걸린 동물

한 가지 영양소

두 가지 영양소

세 가지
영양소

네 가지
영양소

* 연구계획 : 암컷 쥐를 생후 50일에 30mg DMBA에 노출시킨 후 영양보조제를 투여했다(Se : 셀레늄, Mg : 마그네슘, A : 비타민 A, C : 비타민 C).
* Rao. AR, et al., Jpn J Ca Res, vol. 81, p. 1,239, Dec. 1990

영양소가 단독으로도 약 50%의 암예방 효과를 나타냈다. 그런데 두 가지, 세 가지 씩 함께 사용될 경우 각각 70%, 80%의 효과를 나타냈으며, 네 가지를 함께 사용했 을 때는 88%의 효과를 나타냈다.

🎥 쉬운 과학과 진짜 과학

우리 몸에 필요한 필수영양소는 보통 50여 종이라고 하지만, 건강하게 생활하기 위해서는 더 많은 영양소의 시너지 효과가 필요하다.

하나의 영양소는 연구하기도 쉽고 통계적으로 해석하기도 쉬우며 약물특허와 허가를 받기도 쉽지만, 위험한 부작용을 나타낼 가능성도 높고 자연스러운 시너지를 흉내내기는 어렵다.

✒ 환자 사례 _ 전립선 암을 이겨냄

H. E는 74세의 암 환자로 진행된 전립선 암이라는 진단을 받았다. 탐색수술 시 림프절을 한 개 제거했고, PSA는 25였으며, 의사는 다른 림프절로 전이될 경우 대책이 없다고 했다.

그러자 그는 영양요법을 시작했고 동시에 호르몬 제거 주사도 맞아서 PSA가 0.9로 떨어졌다. 3개월 뒤 부작용으로 호르몬 주사를 중단하자 PSA가 6.0으로 치솟았으며, 고환을 절제한 후 PSA는 0.4로 떨어졌다.

현재 그는 하루 14시간씩 일하며, 등산과 여행도 무리 없이 하고 있고, 어떠한 고통이나 수술도 없이 PSA도 1.0 이하로 유지하고 있다.

3장

암에 대항하기 위한 식품과 영양보충제

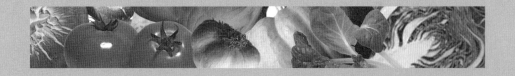

12
전체 음식의 치유력

전체 음식은 영양소 이상의 것을 가지고 있다. 상황에 따라 꼭 필요한 영양소, 부수적인 음식 구성물, 식물 생약물질, 효소, pH 안정화 인자, 소화관 내 정상세균군을 위해 필요한 물질 등이 있다. 전체 음식은 암치료에서도 독보적인 위치를 차지한다. 어떤 비타민 알약도 맛있고 신선하고 가공되지 않은 음식에 담긴 수천 가지 항암물질을 대체할 수 없다.

- 음식이 썩지 않거나 싹이 나지 않으면 버릴 것
- 되도록 인공이 가해진 것보다 자연의 것에 가까운 재료를 사용할 것
- 인공식품은 자연 원형의 것보다 한 수 아래임

> *"영양이 충분히 공급된 암 환자는 암의 관리와 퇴치에서 훨씬 유리하다."*
> – 리처드 J. 스티븐슨. 통합 암치료의 개척자

음식과 건강의 깊은 연관성은 수의사가 더 잘 알고 있는 듯하며 건강을 위해 필요한 식사 역시 사람보다 동물들이 더 잘하고 있는 것이 최근의 상황이다. 개와 고양이는 단백질, 탄수화물, 지방, 섬유질, 비타민, 미네랄 등이 균형 잡힌 식사를 하고 있는 반면, 사람들은 영양가 없는 패스트푸드와 균형 잃은 식사를 하고 있다.

먹을거리를 키워내는 토양은 농약으로 오염되고 척박해져, 우리에게 각종 영양소를 공급해줄 음식을 재배할 수 없는 땅으로 변해가고 있다.

📷 우리 몸을 지켜주는 음식물

음식은 다양한 화학물질의 집합체이다. 입으로 식사하지 못해 주사로 영양을 공급받는 소수의 암 환자를 제외하면 대부분의 암 환자에게 음식은 통합적인 암치료제이다.

우리가 알지 못하던 때에도 음식의 수많은 항암성분은 암으로부터 우리를 지켜주었다. 우리는 이제야 그 작용을 이해하기 시작했다. 부족한 영양을 보충해주는 보조제도 많지만, 이들 중 어떤 것도 음식물을 대체할 수는 없다.

우리의 식습관은 타고나는 것은 아니지만 부모의 영향을 받을 수밖에 없다. 스스로 음식을 선택할 수 없는 어린 나이에 부모, 사회, 종교 등의 영향으로 자신에게 주어진 음식에 적응할 수밖에 없기 때문이다.

새로운 식습관에 적응하기 위해서는 3주의 시간이 필요하다. 3주만 노력하면 과거에 먹던 영양가 없는 패스트푸드가 진정으로 입을 만족시킬 수 없다는 사실을 깨닫게 될 것이다.

📣 자기 고백

나 또한 지금 먹는 건강한 식단을 평생 먹은 것은 아니다. 나도 어린 시절에는 다른 사람들이 먹는, 몸에 좋지 않은 식사를 했다.

대학시절 빡빡한 수업과 아르바이트로 바쁜 어느 날, 차에서 몇 개월이나 썩지 않고 있는 음식을 보고 문득 의문이 들기 시작했다. 세균도 살 수 없는 저 음식이 내 몸의 세포에 이로울 것 같지 않았다.

결혼 후 아내는 대체요리법을 개발하기 시작했고, 8년 넘게 암 환자를 위한 요리 교실을 열어 요리법을 가르치고 있다.

📣 음식에 있는 시너지의 힘

비타민 C 1,000mg을 매일 먹는 것이 위암 발생률을 반으로 감소시킨다는 보고가 있다. 그런데 비타민 C 37mg을 함유하고 있는 오렌지주스는 위암 발생률을 1,000mg 비타민 C를 복용했을 때의 반으로 감소시킨다. 오렌지 안에 들어 있는 그 무엇이 30배 가까운 비타민 C의 부족을 메우고도 남는 것이다.

1963년 미국의 거대 제약회사인 머크(Merck)사는 요구르트에서 분리한 항생물질로 특허를 따려 했는데, 이 물질은 단독으로는 효과를 나타내지 못하는 것으로 밝혀졌다.

이후 과학자들은 요구르트에서 7종 이상의 항생물질을 찾아냈다. 자연에는 베타카로틴, 클로로필, 500여 종의 카로티노이드, 600여 종의 바이오플라보노이드, 루테인, 라이코펜 등 수많은 항암물질이 있다. 우리는 이것을 분리 · 농축해서 치료용 보조제로 사용할 수 있지만, 결국은 음식이라는 신비하고 복잡한 항암제의 조합에 의지해야 한다.

🎥 공통적인 가이드 라인

모어만, 리빙스턴, 거슨의 식이요법은 물론 매크로바이오틱스처럼 암 환자를 위해 개발된 식이들이 많이 있다. 모어만 박사는 암 환자를 위해 철 보조제를 추천했고, 달걀노른자를 먹게 했다. 거슨 박사는 소의 간을 날것으로 데쳐서 거른 것으로 수프를 만들어 먹기를 권했다.

리빙스턴 박사는 닭의 섭취를 금했으며, 매크로바이오틱스에서는 콩을 자유롭게 먹도록 했지만, 과일과 생선은 제한했다.

그런데 철 보조제는 암성장을 촉진한다는 연구가 있고, 생간은 세균이 많을 수 있다. 이처럼 각 식이들은 나름대로 취약점을 가지고 있다. 그러나 이들 프로그램은 다음의 영양학적 공통점을 가지고 있다.

- 가공되지 않은 음식의 사용

- 많은 양의 신선한 야채
- 저지방 식이
- 규칙적인 식사의 중요성 강조
- 요구르트를 제외한 유가공 제품의 제한
- 당분섭취 제한을 통한 혈당 안정
- 칼륨 섭취 권장, 나트륨 섭취 제한

✿ 대표적인 항암식품 10가지

❖ **채소** 항산화제와 항암 영양소, 식이섬유가 풍부하고 당부담이 적은 채소는 암 환자를 위한 최고의 식이다. 그중에서도 특히 다음의 채소가 뛰어나다.

- 총천연색 : 시금치, 당근, 토마토 등. 색깔이 짙을수록 생약물질이 풍부하다. 채소의 짙은 색깔이 반영하는 2만여 종의 바이오플라보노이드와 800여 종의 카로티노이드는 항산화작용과 면역자극작용을 가지고 있다.
- 양배추과 : 양배추, 브로콜리, 컬리플라워 등. 이러한 겨자류 채소에는 술포라판, 인돌 – 3 – 카비놀(indole – 3 – carbinol) 같은 해독물질이 풍부하다.
- 마늘과 : 양파와 마늘에는 퀘세틴이 풍부한데, 이 물질은 암세포를 정상세포로 변환시킨다. 이 밖에도 알리신, S – 알릴시스테인, 셀레늄 등 암으로부터 우리를 보호해주는 성분이 많다.

❖ **찬물 생선** 연어, 대구, 넙치, 농어, 고등어, 정어리, 참치 등 깊은 바다에서 사는 생선은 암의 전이를 지연하고 면역을 자극하는 EPA와 DHA(docosahexanoic acid)가 풍부하고, 토양에 점점 부족해지는 미네랄도 풍부하다.

❖ **콩** 콩에는 암의 혈관 생성을 막는 제니스테인과 프로테아제 억제제, 식이섬유가 많이 들어 있다.

❖ **통곡** 오트밀, 쌀, 기장, 밀, 메밀, 보리, 옥수수, 호밀 등의 통곡에는 식이섬유가 많아, 위에서 분해될 때 강력한 항암물질인 부티릭산(butyric acid)을 형성한다.

❖ **해조류** 해조류에는 항균물질이 풍부해 위장관을 세균으로부터 보호해주고, 미네랄도 풍부하다.

❖ **총천연색 베리들** 딸기(strawberry), 블루베리(blueberry), 산딸기(black berry), 나무딸기(raspberry) 등에는 암세포의 자기 파괴를 유도하는 엘라직산(ellagic acid)이 풍부하다.

❖ **요구르트** 유산균은 젖당을 발효시켜 위장관과 면역계에 유익한 다양한 부산물을 만들어낸다. 면역계의 80%가 위장관을 둘러싸고 있기 때문에 요구르트는 몸 전체의 방어력을 강화한다고 할 수 있다.

❖ **녹차** 녹차에는 카테킨으로 대표되는 항암물질이 많다.

❖ **몸에 좋은 양념들** 겨자, 카레, 후추, 계피, 마늘, 양파, 생강, 살사, 로즈메리 등은 음식의 맛을 더할 뿐 아니라 음식에 함유된 몸에 해로운 요소들을 제거하고, 항암치료 효과와 면역자극 효과를 높인다.

❖ **깨끗한 물** 지구 표면의 3분의 2는 물이고 인체의 3분의 2도 물이다. 물은 생명의 근원이다. 독성물질을 제거해서 몸을 깨끗하게 해주고, 산·염기의 균형을 맞춰주며, 세포에 영양분을 공급해주는 매개체이다.

몸에 좋은 특별한 음식

이렇게 몸에 좋은 여러 음식 중에서도 진정한 슈퍼스타를 꼽으라면 다음과 같다.

❖ **마늘** 마늘은 지난 5,000년간 사용되어온 약으로 파스퇴르도 모든 세균을 죽이는 항균작용을 가졌다고 인정한 한약이다. 마늘은 뛰어난 항암작용으로 암의 발생을 억제할 뿐 아니라, 암세포를 선택적으로 파괴하는 작용도 한다는 것이 많은 연구에서 밝혀졌다.

❖ **카로티노이드** 식물의 광합성 중에 발생되는 자유기 물질들은 생물체에 치명

적일 수 있는데, 카로티노이드와 바이오플라보노이드는 이런 자유기로부터 생물체를 보호해줄 뿐 아니라 면역자극작용도 한다. 카로티노이드는 과일과 채소에 많고, 바이오플라보노이드는 감귤류, 꿀, 통곡 등에 많다.

❖ **겨자류 채소** 브로콜리, 양배추, 컬리플라워 등은 몸의 유독물질을 해독하는 글루타치온 퍼록시다아제의 생산을 증가시켜 해독기전을 개선한다.

❖ **버섯** 영지, 잎새버섯 등의 항암효과를 보여준 연구들이 그동안 많이 발표되었다. 특히 잎새버섯에는 면역을 자극하고 혈당을 낮추는 베타글루칸(beta‐glucan)이라는 물질이 있다.

❖ **콩** 콩의 프로테아제 저해제는 암의 성장을 막고 이소플라본(isoflavone)과 파이토에스트로겐(phytoestrogen) 또한 강력한 항암작용을 나타낸다는 사실을 미국 국립 암연구소에서 발견했다.

환자 사례 _ 유방암 정복

A. R는 48세 때 유방암 진단을 받고 양쪽 유방을 모두 절제했지만 14개 림프절에 전이된 것으로 나타났다. 치료를 받아도 2개월을 넘기기 어렵다는 판정을 받았다. 여섯 차례 화학요법을 받고 나서 구토가 너무나 심해 화장실에서 나오지 못할 정도가 되었다.

진단받고 8개월 뒤 병원을 옮겨 화학요법은 거부하고 방사선요법만 하루 두 번씩 6주간 받으면서 영양요법을 병행했다. 사슴고기, 생선, 많은 양의 채소와 물, 다양한 영양제를 식이요법에 포함시켰다. 한 달 만에 건강한 상태가 되었으며, 영양제는 3개월 더 복용한 그녀는 건강하게 생활하고 있다.

13

암에 대한 건강보조식품

암 환자는 정상인의 식사에서 얻는 것보다 더 많은 영양소를 필요로 한다. 어떤 건강보조식품도 암에 대한 특효약이 될 수는 없다. 영양제품 섭취는 의학전문가의 감독하에 이루어져야 하지만 위험도에 비해 큰 효과를 나타낼 것이다. 건강보조식품은 다음의 작용을 나타낼 수 있다.

– 면역기능 자극
– 암세포의 '자살(apoptosis)' 유도
– 세포 간 커뮤니케이션 개선
– 화학요법 및 방사선치료의 독성감소

> "특정 영양소를 특정한 양만큼 필요로 하는 개개인의 요구를
> 1일 권장섭취량만으로 만족시킬 수는 없다."
> – 《국립 연구위원회의 1일 권장섭취량》, 1989년

비타민 보조제는 모든 사람에게 다 필요한 것인가, 아니면 아픈 사람들에게만 필요한 것인가? 비타민 보조제는 안전하고 유효한가? 비타민을 복용할 때 반드시 의사와 상의해야 하는가? 비타민을 복용하는 것에 대한 논쟁은 이런 식으로 끊임없이 진행되어왔다. 지난 수십 년간 의사와 영양사들은 '적절한 식사를 한다면 비타민 보조제는 필요없다'는 기치 아래 캠페인을 지속해왔다.

그렇다면 어떤 사람들이 적절한 식사를 하는 것일까? 미국 농무부의 한 연구에 따르면 미국인 중 92%가 영양소의 1일 권장섭취량(Recommended Dietary Allowance, RDA. 최근에는 이를 1일 참고 섭취량(Reference Daily Intake, RDI)이라고도 한다)을 섭취하지 못하고 있다. 게다가 RDA 또한 건강과 암 극복을 위한 충분한 양이 아니고, 생활에 필요한 최소량일 뿐이다.

비타민, 미네랄, 한약, 지방산, 선 추출물, 프로바이오틱스, 음식 추출물 등 보조식품의 유효성을 입증하는 과학문헌은 현재까지만 해도 2만 건이 넘는다.

개와 고양이의 음식에도 비타민과 미네랄이 추가되어 있고, 말에게 제공되는 음식에도 비타민, 미네랄, 한약을 넣은 것이 있다. 동물들에게 주는 이런 식품들도 '위약(僞藥) 효과(placebo)'라고 할 수는 없을 것이다. 영양소도 약과 같이 실제로 효과가 있고, 복용량에 따른 반응곡선대로 작용한다. 즉 해가 될 정도의 많은 양에 도달하기 전까지는 일반적으로 양을 늘리면 효과도 증가한다.

예를 들어 나이아신 20mg을 매일 복용하면 대부분의 성인은 어지간히 건강한 생활을 할 수 있다. 나이아신 100mg을 복용하면 이것이 강력한 혈관 확장제가 되어 혈액순환을 개선할 수도 있다. 2,000mg의 나이아신은 고콜레스테롤 혈중 환자의 혈액 속 콜레스테롤을 감소시키는 효과를 나타낸다.

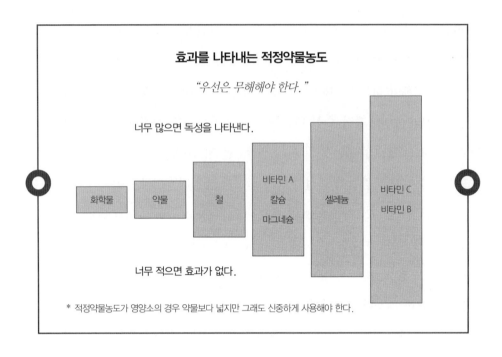

효과를 나타내는 적정약물농도

"우선은 무해해야 한다."

너무 많으면 독성을 나타낸다.

| 화학물 | 약물 | 철 | 비타민 A
칼슘
마그네슘 | 셀레늄 | 비타민 C
비타민 B |

너무 적으면 효과가 없다.

* 적정약물농도가 영양소의 경우 약물보다 넓지만 그래도 신중하게 사용해야 한다.

성인들은 대부분 하루 20~40mg의 비타민 C만 복용해도 살 수 있다. 여성들이 하루에 90mg의 비타민 C를 복용할 경우 자궁경부암의 위험을 50% 감소시킬 수 있다고 하지만 RDA는 60mg이다. 또 매일 비타민 C 300mg을 복용한 남자들의 평균 수명이 6년 증가된다는 사실을 보여준 연구결과도 있다. 바이러스 감염 또는 암 환자는 1,000~20,000mg의 비타민 C를 매일 복용해서 좋은 효과를 보았다.

이렇게 적절한 처방 복용량의 100배나 되는 양을 복용하고도 안전한 약은 세상에 없다. 하지만 영양보조제가 만병통치약은 아니며, 영양보조제를 복용할 때는 비용 대 효과의 척도 아래 엄밀하게 평가해야 한다.

화학요법부터 비타민, 미네랄, 한약, 식품 등 우리가 복용하는 모든 물질은 '적정 약물농도(window of efficacy)'라는 것이 있다. 이는 최저 농도 이하에서는 효과가 없고 최고 농도 이상에서는 유해한 효과를 나타낼 수 있는 농도범위를 일컫는 말이다.

약의 적정약물농도는 좁기 때문에 의사의 처방에 따라 주의해서 복용해야 한다. 이에 반해 영양소는 적정약물농도가 넓기는 하지만 철, 구리, 비타민 A, 셀레늄, 비타민 D는 과량 복용할 경우 유해할 수 있기 때문에 주의가 필요하다. 대부분의 다른 영양소는 괜찮다.

■ 오래 살고 싶지 않다면 비타민 C를 복용하지 말라

인간은 20만 년 전 포도당을 비타민 C로 변환시키는 능력을 잃었다. 몇몇 과학자는 이 진화적 변화를 일컬어 '에덴동산으로부터의 추방'이라고 한다. 병에 걸렸을 때 비타민 C를 대량으로 몸 안에서 만들 수 없는 생물체는 지구상에 몇 안 된다. 예를 들어 몸무게가 55kg인 양(羊)은 10,000mg 정도의 비타민 C를 매일 생산한다. 반면에 60kg 정도의 사람에 대한 비타민 C 1일 권장섭취량(RDA)은 60mg이다.

비타민 C는 인체 내 결합조직(몸의 형태를 유지시키는 접착제와 같은 조직)의 생성을 보조하고, 혈액 내의 지질을 조절하며, 철 흡수를 보조한다. 또한 생각하는 데 필요한 뇌 화학물질의 합성을 도와주고, 자유기 물질의 유해효과를 방지하는 등 비타민 C는 효과가 여러 가지인 매우 유용한 물질이다.

로스앤젤레스에 있는 캘리포니아대학의 한 연구결과 3,000mg(RDA의 5배)의 비타민 C를 복용한 남성들이 그렇지 않은 남성들보다 평균 6년간 더 살았다는 사실이 밝혀졌다. 미국 보건원에서 일하는 의학박사 마크 레빈은 비타민 C의 RDA가

250mg인 것이 더 합리적이라는 증거를 발견했다.

비타민 C와 같은 항산화물질이 항암제와 방사선으로 생기는 전산화물질의 효과를 감소시킬 수 있다는 것은 논리적인 것처럼 보일 수도 있지만, 동물실험과 임상연구에서는 그 반대의 사실이 밝혀졌다. 항산화제는 환자의 정상조직은 보호하고, 암세포는 항암제와 방사선에 더욱 민감하게 만들었다.

《국립 과학아카데미의 진보(The Proceedings of the National Academy of Science)》라는 학술지에 발표된 한 연구에서, 비타민 C는 항암제, 방사선과 함께 사용될 때 항상 암세포 살해능력을 증가시켰다. 비타민 C와 다른 항산화제를 화학요법 및 방사선 요법과 동시에 사용하면 환자의 생존기간, 암세포 살해 능력, 삶의 질 등이 모두 개선되었다는 임상연구도 있다. 뉴욕의 한 암병원에서는 암세포가 비타민 C를 포식한다는 사실을 밝혀냈다. 증명되지 않았음에도 연구자들은 항암치료와 방사선 치료를 받는 동안에는 비타민 C를 피하는 것이 좋다고 결론지었다.

이 연구의 책임자 데이비드 글로브 박사는 암세포는 항산화제의 보호가 필요하기 때문에 비타민 C를 원한다고 생각했다. 암세포가 자신을 보호하기 위한 항산화제를 찾는다면 왜 비타민에만 국한되는가? 퀘세틴을 비롯한 2만여 종의 바이오플라보노이드, 베타카로틴 같은 800여 종의 카로티노이드, 비타민 E, 리포익산, 글루타치온, 그 밖의 다른 항산화제들에 대해서는 어떤가?

연구자들은 비타민 C 보조제를 복용하는 사람들의 경동맥이 두꺼워진다는 사실을 밝혀냈다. 이것은 비타민 C가 결합조직 단백질인 콜라겐의 생산을 돕기 때문에 맞는 말이다. 두꺼워진 동맥벽은 뇌출혈이나 동맥류(動脈瘤, aneurysm)의 파열을 방지한다. 어떤 연구자들은 입증된 40여 건의 연구가 있는데도 여전히 비타민 C가 심장병의 위험을 증가시킨다고 결론지었다.

이제 혼란스러워 보이는 모든 데이터를 암 환자에게 가장 합리적으로 짜맞추어 보자. 모든 항산화제는 주어진 화학조합에서 전산화물질이 될 수 있다. 산화물질의 파괴력이 분산될 때까지 문제가 되는 산화물질을 해독시키기 위해, 자연이 여러 가지 항산화물질을 묶음으로 선물하는 것은 이 때문이다.

단지 항산화물질을 한 가지 가지고 있는 음식은 없다. 항산화제는 분리되었을 때 전산화물질로 작용하며, 이는 비타민 C가 암세포에 선택적으로 다량 흡수되었을 때에도 마찬가지로 암세포에 일어나는 일이다. 즉 비타민 C가 암세포에 다량으로 흡수되었을 때, 비타민 C는 암세포에 유해한 전산화물질로 작용한다.

수십 명의 능숙한 의사가 비타민 C를 수천 명의 암 환자에게 수십 년간 고용량(매일 10~100g)으로 정맥 내에 주사했을 때, 부작용도 없었고 개선된 결과를 얻을 수 있었다. 캔자스에 있는 휴 리오던 박사는 예후가 좋지 않은 암 환자들에게 고용량의 비타민 C를 투여하여 좋은 결과를 얻었다고 보고했다.

비타민 C 보조제는 의학치료를 암세포에 선택적으로 작용하도록 만들어 암의 진행을 지연시키는 데 도움이 된다. 비타민 C가 다른 항산화제와 함께 사용될 경우, 심장병을 예방하고 수명을 연장시키는 등 여러 가지 좋은 작용을 나타낼 수 있다.

수많은 연구자가 단편적인 지식만을 가지고, 이보다 중요한 것에는 아무런 주의를 기울이지 않으며 증명되지 않은 결론을 내리고 있다. 오래 살고 싶지 않다면 비타민 C를 복용하지 말라.

🪨 영양요법의 위험성

애드린 벤디시 박사는 뉴욕과학아카데미의 교과서 《결핍을 넘어(Beyond Deficiencies)》를 면밀히 검토해 영양소의 독성에 대한 데이터를 발견했다.

- 비타민 B₆는 매일 500mg(RDA의 250배)씩 1년간 안전하게 사용될 수 있다.
- 미국 국립보건원은 나이아신을 3,000∼6,000mg(RDA의 150∼300배)씩 매일 투여했을 때 콜레스테롤을 감소시키는 효과가 있다고 발표했다. 간독성과 같은 부작용은 장시간 투여가 원인으로 추정된다.
- 비타민 C를 이중 맹검검사로 시험, 발표한 연구는 8건에 이른다. 수년간 매일 10,000mg씩 투여해도 아무 부작용이 없었다.
- 고용량의 비타민 A(매일 500,000iu)는 가역성의 급성 증상을 일으킬 수 있다. 기형아 출산은 고용량 비타민 A 투여로 발생할 수 있는 합병증이다.
- 매일 3,000mg(RDA의 300배)의 비타민 E를 장기간 섭취해도 안전한 것으로 나타났다.
- 베타카로틴을 180mg(300,000iu 또는 RDA의 60배)씩 장기간 투여해도 부작용이 없었을 뿐 아니라 혈중 비타민 A도 증가되지 않았다.

미국 식품의약품안전청의 독성학자 존 해스콕 박사는 《미량 영양소와 면역기능(Micronutrients and Immune Function)》에서 영양소의 독성에 대해 이렇게 보고했다.

- 비타민 A의 독성은 간이 손상된 환자는 1일 25,000iu(RDA의 5배)의 저농도에서도 나타날 수 있지만, 간이 정상이라면 1일 수십만 iu에서 나타날 수 있다.

- 비타민 E의 1일 300iu(RDA의 30배) 투여는 민감한 사람에게 오심, 피로, 두통 등을 일으킬 수 있다. 하지만 민감하지 않은 사람들은 대부분 1일 3,200iu(RDA의 320배)까지 별 부작용 없이 견딜 수 있다.

- 비타민 B₆는 몇몇 민감한 사람에게 1일 300mg의 낮은 농도로 투여했을 때도 가역적인 감각신경병증을 일으킬 수 있다. 하지만 사람들은 대부분 2,000mg의 농도까지 독성 없이 투여할 수 있다.

- 비타민 C는 1,000mg(RDA의 6배)을 투여했을 때 몇몇 민감한 사람은 위장관 장애를 유발할 수 있다. 그러나 민감하지 않은 사람들은 매우 높은 농도에서도 부작용을 나타내지 않는다.

- 아연 보조제는 300mg(RDA 20배)을 투여했을 때 면역기능과 혈중 지방 조절을 손상시킨다고 밝혀졌다.

- 철은 1일 100mg(RDA의 6배)을 투여했을 때 전체 인구 중 80%가 철 축적 질환을 일으켰다. 철의 '적정약물농도'는 매우 좁은 편이다.

- 구리는 비록 다른 미네랄과의 비율에 따라 용량이 달라질 수는 있지만, 독성을 나타낼 수 있다.

- 셀레늄은 체중 1kg당 1~5mg을 투여했을 때 독성을 나타낼 수 있다. 평균 체격의 성인 남자의 경우 1일 65mg에 해당하고, RDA 80µg의 812배에 해당되는 양이다. 몇몇 민감한 사람은 1일 1,000µg을 투여해도 독성을 나타낸다.

- 망간에 대한 임상 데이터는 부족하지만 독성을 나타낼 수 있다는 보고가 종종 있으므로 주의해야 한다.

14
한약

암치료 효과가 있는 성분을 가지고 있는 식물들이 많다. 어떤 생약도 특효약이 될 수는 없지만, 다음의 작용으로 암치료에 도움을 줄 것이다.

- 면역기능 자극
- 간을 비롯한 인체의 해독
- 곰팡이와 다른 암 유발 미생물의 살해를 돕는다.

> "하나님이 가라사대 내가 온 지면의 씨 맺는 모든 채소와 씨 가진 열매 맺는
> 모든 나무를 너희에게 주노니 너희 식물(食物)이 되리라."
>
> — 창세기 1장 29절

우리 조상들은 식물 약을 매일 부엌에서 처방해왔다. 우리는 한약 하면 나이 많은 어르신들이 처방하는 냄새와 색깔이 독특한 신비스러운 약을 생각하기 쉽지만, 우리 조상들은 매일 식사와 양념으로 항암작용이 없는 한약을 섭취해왔다. 이런

양념과 향료들은 냉장고가 없던 시절에 방부제 대용으로 사용되었다.

우리 조상들은 계피, 마늘, 후추, 생강, 카레 등의 향료가 인체에서 암을 비롯한 각종 질병을 예방, 치료하는 유익한 작용을 한다는 것을 배우게 되었다. 비록 이 책에서는 이런 한약들을 약 형태의 항암제로 사용한 과학적 데이터에 주목하겠지만, 음식이나 양념으로 평소에 약용식물을 복용하는 것도 권할 만하다.

생약명 : 서양 산사의 올리고메릭 프로앤소사이아니딘(oligomeric proanthocyanidin, OPC) **1일 권장복용량** : 50mg*
효과 : 강력한 항산화제, 비타민 C의 작용을 보조함. 뇌-혈관 벽을 통과하고 모세혈관 강화, 말초 혈액순환을 증진하고 방사선요법과 화학요법으로 인한 DNA 손상 보호

비타민 C 부족으로 인한 괴혈병은 인류 역사에서 큰 역할을 해왔다. 15세기부터 19세기까지 대양의 장기 항해가 잦았던 때, 한 배의 선원 중 반이 괴혈병으로 죽는 일도 종종 있었다.

1747년 영국의 의사 제임스 린드는 라임이 괴혈병을 치료한다는 것을 발견했으며, 이를 계기로 괴혈병으로 인한 사망자는 감소하기 시작했다. 1930년 노벨상 수상자 앨버트 젠트-지오르기 박사는 비타민 C를 분리하는 데 성공했다.

그런데 아이러니하게도 젠트-지오르기 박사가 추출한 순수 비타민 C 백색결정은 괴혈병을 치료하지 못했고, 갈색의 감귤 추출물은 괴혈병을 치료했다. 이 두 가

---

* mg=1/1000g, μg=1/1000mg - 옮긴이

지의 차이점은 식물의 광합성을 돕고 식물을 태양 방사선으로부터 지켜주는 '바이오플라보노이드(bioflavonoids)'이다. 바이오플라보노이드와 카로티노이드는 가을에 단풍의 여러 색을 만드는 자연의 예술작품이다.

2만 가지가 넘는 화학성분이 포함된 바이오플라보노이드는 다음의 주요 범주로 분류될 수 있다.

- 앤소사이아닌(anthocyanins) : 포도, 블루베리, 사탕무, 붉은 양파의 짙은 보라색 성분
- 카테킨(catechin)과 에피갈로카테킨(epigallocatechin) : 사과와 녹차에서 발견되는 폴리페놀(polyphenol)
- 엘라직산(ellagic acid) : 크랜베리, 나무딸기 등에서 발견되는 항암성분
- 플라본(flavones) : 귤, 적포도, 강낭콩에서 발견
- 플라보놀(flavonols) : 양배추, 시금치, 양파, 사과, 흑차에서 발견되는 퀘세틴, 미리세틴(myricetin) 같은 물질
- 플라바논(flavanones) : 포도, 오렌지, 레몬 등에서 발견되는 히스페리딘(hesperidin)과 나린젠(naringen)

돌랜드 의학사전에 "모세혈관 유약성을 예방하는 작용을 가졌다"고 소개된 루틴(rutin)은 좀더 잘 알려진 바이오플라보노이드 중 하나이고, 소나무의 히스페리딘, 퀘세틴, 피크노제놀(pycnogenol)과 프로앤소사이아니딘 등도 인기 있는 바이오플라보노이드이다. 곤충의 식사에는 바이오플라보노이드가 필수적인 것으로 알려져 있지만, 인간의 식사에는 아직 필수적인 것으로 생각되지 않고 있다.

영양학이 발전함에 따라 예전에 주연으로 밝혀진 영양소들이 실은 조연의 역할 밖에 하지 못한다고 밝혀진 예가 종종 있다. 예를 들어 토코트리놀(tocotrienols)과 코엔자임 Q가 비타민 E보다 더 중요하고, 생선기름의 EPA는 필수영양소라고 밝혀지지는 않았지만 필수영양소로 생각되는 알파 - 리놀레닉산보다 중요하다. 바이오플라보노이드가 비타민 C보다 더 중요할 수 있다. OPC 역시 비타민 C보다 더 중요할 수도 있다. OPC는 레시틴(lecithin)과 결합함으로써 흡수가 촉진된다.

바이오플라보노이드는 항암작용 외에도 유해 중금속의 제거를 돕고, 암과 감염에 대한 면역의 불균형을 조절해서 알레르기 반응도 감소시킨다. OPC는 자유기를 청소해서 세포막을 유지하고, 결합조직을 붕괴시키는 효소도 억제해서 암의 전이도 방지한다.

> **생약명** : 밀크 시슬(milk thistle)의 실리마린(silymarin)　**1일 권장복용량** : 140mg
> **효과** : 간 해독과 조직의 재생을 돕고 면역작용 증진

밀크 시슬은 유럽과 북아메리카의 건조하고 바위가 많은 토양에서 자라는 일년생 식물로, 씨가 간에 관련된 대부분의 질환에 널리 처방되고 있다. 씨에 있는 실리마린이라는 물질은 독성물질로부터 간을 보호하고, 세포가 생산하는 과산화수소로부터 세포 자신을 보호하는 글루타치온의 생산을 증가시키는 작용을 한다고 증명되었다.

간은 우리 몸의 해독기관이고 암과의 투쟁에서도 중요한 역할을 하기 때문에 간으로의 전이는 암치료를 매우 복잡하게 만든다. 또한 간은 많은 비타민과 미네랄

을 저장하고 지방의 소화를 위한 담즙을 생산한다. 따라서 암을 치료하려면 간이 건강해야 한다.

> **생약명** : 에키네시아(Echinacea purpurea)　**1일 권장복용량** : 80mg
> **효과** : 면역자극
> ※ 식품의약품안전처는 섭취 시 부작용을 유발할 수 있다는 이유로 국내에서 에키네시아가 함유된 제품의 유통 및 판매를 금지하고 있다.

에키네시아는 퍼퍼리아(E. purpurea), 앵거스티폴리아(E. angustifolia), 팔리다(E. pallida) 세 종으로 구성되며, 토착 아메리카 학자들이 가장 많이 사용한 약용식물이다.

에키네시아의 면역증진 효과에 대한 과학논문은 350개가 넘으며, 그중 중요한 내용은 다음과 같다.

- 호중구, 호산구, 단핵구의 화학주성을 증진하는 보체*의 활성화 : 면역세포 강화
- 면역복합체의 용해
- 바이러스의 중화

---

*보체 : 혈액 내에 존재하는 20여 가지 단백질로 항원·항체반응에 따라 활성화되어 호중구와 대식세포의 탐식작용을 돕고, 직접 병원체의 세포벽을 용해하기도 하며, 침입 유기체들이 서로 달라붙게 하고, 몇몇 바이러스를 무력화하며, 호중구와 대식세포의 감염조직 이동을 유도하고, 호염기구와 비만세포를 활성화하며 염증반응에 기여한다. - 옮긴이

아라비노갈락탄(arabinogalactan)이라는 에키네시아 성분은 시험관 내 실험에서 예비 항암제로 판명되었다.

수술할 수 없는 전이성 식도암 및 결장암 환자의 치료에서 에키나신(echinacin)이라는 에키네시아 보조제를 투여하자, 면역기능을 증가시켜 암의 성장을 지연시키고 환자의 생존기간을 연장시켰다. 진행된 결장암 외래환자들에게 항암요법과 함께 에키네시아를 투여했더니 상태가 안정되고 생존 기간도 늘어났다.

생약명 : 강황(curcuma longa)의 커큐민(curcumin)　**1일 권장복용량** : 50mg

효과 : 강력한 항산화제, DNA 보호

카레는 강황으로 만든 인도 양념이다. 강황의 활성성분은 암세포를 죽이고 면역세포를 보호하는 밝은 노란색의 커큐민이다. 겨자도 커큐민이 풍부한 양념이다.

커큐민은 강력한 암 억제제이다. 동물실험에서 커큐민은 암세포에 직접적으로 유독한 것으로 증명되었으며, 흡연자를 대상으로 한 연구에서 강황 알약은 소변을 통해 배출되는 돌연변이원(mutagen)을 감소시켰다. 화학요법, 방사선요법, 수술 등의 치료가 실패한 피부암 환자의 치료에 강황 보조제와 연고를 사용한 결과 상처의 냄새, 크기, 가려움, 통증, 삼출액 등이 현저하게 감소했다.

생약명 : 은행(ginkgo biloba)　**1일 권장복용량** : 40mg

효과 : 혈액순환개선, 건강한 프로스타글란딘 PGE-1의 생산을 높임, 면역자극, 적응력 높임(세포기능 조절을 도와줌)

은행나무는 2억 년이 넘게 살아온 지구에서 오래된 생물 중 하나이다. 은행나무의 적응력과 인내력은 믿을 수 없을 정도이다. 한 은행나무는 일본 히로시마 원폭에서도 살아남았고, 대기오염, 가뭄, 척박한 토양에서도 살 수 있으며, 천 년 동안 살 수도 있다.

중국에서 5,000년 동안 사용되어온 중요한 약으로, 잎과 열매에 '징코플라본글라이코사이드(ginkgoflavonglycosides)'라 총칭하는 생약물질이 가득하다. 약으로서 은행의 가치를 보여주는 과학 연구는 지난 40년간 1,000건이 넘는다. 오늘날 유럽에서 은행은 매우 널리 처방되는 약이 되었다. 1989년 은행은 10만 명이 넘는 의사가 10억 번 넘게 처방했다.

은행이 암 환자에게 도움이 되는 방식은 다음과 같다.

- 인체 내 조직의 90%에 산소와 영양분을 전달하는 모세혈관을 확장시킴
- 혈소판의 응집을 억제해서 중풍, 심장마비, 암전이 억제
- 혈소판 활성화 인자(Platelet Activating Factor, PAF)를 조절함으로써 암전이도 막고 염증과 알레르기 반응도 억제
- 높은 효과의 항산화성. 암세포를 자살공격하는 면역세포를 보호하고, 유익한 프로스타글란딘(PGE - 1)을 보호함. 항산화 효과는 지방과 산화에 취약한 이중 지질막인 세포막도 안정화시킴
- DNA 손상방지

생약명 : 황기(Astragalus membranaceus) **1일 권장복용량** : 167mg
효과 : 적응원(adaptogen), 면역자극

적응원(Adaptogen)은 마늘, 인삼 같은 최정예 한약을 일컫는 말로, 프로스타글란딘, 세포막, 혈당조절 등의 광범위한 생화학 과정을 조절, 통합한다. 1957년 러시아의 약리학자 브레크만이 만든 개념으로, 적응원이 되기 위한 기준은 다음과 같다.

- 무해성 : 적절한 농도에서 최소한의 유해성을 나타내야 한다.
- 비특이적 활성 : 넓은 범위의 물리 · 화학 · 생화학적 효과를 나타낸다.
- 기능의 정상화 : 저혈압에서는 혈압을 올리고 고혈압에서는 혈압을 낮추는 것과 같이 몸의 기능을 정상으로 만들어야 한다.

황기는 감기를 앓는 기간과 심한 정도를 약화시키는 항바이러스 작용을 나타낸다. 휴스턴에 있는 엠디 앤더슨 병원의 연구자들은 황기가 암 환자의 혈액세포의 면역반응을 제고하고 인터페론 – 2의 항암작용을 증가시킨다는 사실을 밝혀냈다.

화학요법을 받고 있는 소화기계 암 환자 176명을 대상으로 한 연구에서 황기는 면역계를 자극하고 암의 전이를 막는 것으로 나타났다.

생약명 : 인삼(Panax ginseng) (8%) **1일 권장복용량** : 167mg
효과 : 적응력 높임, 면역자극, 항암작용, 전이억제

인삼은 가장 오랫동안 널리 사용된, 과학적으로 가장 많이 연구된 한약의 하나이다. 인삼의 효과를 수천 년 전에 최초로 알아낸 사람은 중국의 한의사들로, 거의 모든 질환에 효과가 있다고 생각했다. 인삼에도 여러 가지 종류가 있는데, 그 중에서 과학적으로 가장 많이 연구된 것은 고려인삼이 속하는 파낙스 진생(Panax

Ginseng)이라는 종이다.

인삼을 이용한 연구결과가 서로 맞지 않는 이유는 시중에 판매 중인 인삼제품에 유효성분이 부족한 것이 많기 때문이다. 인삼의 치료효과는 진세노사이드(ginsenosides)로 알려진 13가지 사포닌(saponin)에서 나오는데, 이 성분은 인삼의 재배에서 건조·저장에 따라 다양한 농도로 존재한다.

1979년의 한 연구에 따르면 54가지 인삼제품 중 60%는 쓸모없었고, 25%는 인삼성분이 아예 없었다. 인삼 중에 최상질로 치는 것은 자연적으로 자란 산삼이며, 한국에서 인삼 재배 및 가공에 관련된 사람은 6만여 명에 이른다.

인삼이 암 환자에게 도움이 되는 기전은 다음과 같다.

❖ **적응원**　인체가 필요한 방향으로 생화학적 기전을 조절하는 데 가장 뛰어난 효과를 자랑한다.

❖ **중추신경계 자극**　여러 연구에서 인삼은 신경계의 흥분·진정효과를 동시에 갖는 것으로 나타났다. 암과 같은 비극적인 상황에서 기분을 고양하고 힘을 주는 역할을 한다.

❖ **혈당조절**　당뇨 환자의 혈당은 낮춰주고 정상인의 혈당은 그대로 유지한다. 암은 주로 당을 흡수하면서 성장하기 때문에 인삼의 혈당흡수 억제작용은 암세포의 성장을 지연시킨다.

❖ **면역자극 효과**　망상내피계를 자극해서 대식세포가 암세포를 잡아먹도록 만든다. 인삼이 바이러스에 감염되었을 때 혹은 기타 질환에서 방어기전을 극대화해준다는 연구결과는 헤아릴 수 없이 많다.

❖ **간 세정, 보호, 자극**　인삼은 간의 대식세포인 쿠퍼세포를 활성화해 세포 찌꺼기의 제거를 돕는다. 인삼은 간의 단백질 합성을 촉진하고, 지방간을 정상간으로 만들어주며, 화학물질의 간 손상도 막아준다.

안전문제 : 인삼과 에스트로겐

암 환자에게 유용한 보조식품 중에서 에스트로겐과 비슷한 성분으로는 콩과 인삼이 있다. 유방암이나 난소암의 경우 에스트로겐과 같은 성분의 유용성에 대해 과학자들 사이에 논쟁이 있다.

먼저 에스트로겐에 대해서 살펴보자. 에스트로겐은 여성의 가임기간에 생산되어 260가지 작용을 나타낸다. 심혈관계를 보호하고 골구조를 유지하는 중요한 작용이 이에 포함된다. 에스트로겐이 직접적으로 암을 일으키지는 않지만, 그 자체가 성장호르몬이기 때문에 호르몬 의존형 암인 경우 암의 성장을 가속할 수 있다.

에스트로겐류 물질은 다음 네 가지 범주로 분류된다.

■ **에스트로겐**　여성 인체에서 생성되는 에스트라디올(estradiol), 에스트리올(estriol), 에스트론(estrone) 등의 호르몬

■ **파이토에스트로겐(phytoestrogen)**　식물에 있는 에스트로겐 비슷한 성분. 에스트로겐 수용체에 결합하기는 하지만 에스트로겐 효과의 0.05% 정도만 나타낸다.

■ **제노에스트로겐(xenoestrogen)**　살충제에 들어 있는 에스트로겐 비슷한 물질. 유방암 환자의 혈액에서 다량 발견된다. 동물실험에서 수컷은 심한 성기 변형이, 암컷은 불임과 기형이 유발됐다.

■ **에스트로겐 수용체**　에스트로겐이 결합해서 필요한 작용을 나타내도록 만드는 물질. 혈당이 낮고 필수지방산(EPA, ALA, GLA, LA)이 풍부한 환경에서 PGE−1을 생성하는 프로스타글란딘 경로로 신호를 전달한다.

❖ **항응고 작용 및 항전이 작용** 암이 다른 곳으로 전이하기 위해서는 일단 혈관벽에 달라붙어야 한다. 인삼은 혈소판 응집과 혈관벽 부착을 억제하여 암의 전이를 막는다.

❖ **항암효과** 인삼은 세포분열에 대해서 독특한 효과를 가진다. 정상상태에서는 분열을 촉진하며 비정상적인 세포분열은 억제하고 DNA 손상 회복도 촉진한다.

인삼의 이런 효과들은 암의 성장을 막고 전이를 억제하여 생존 기간을 늘려준다. 콩과 인삼에 있는 에스트로겐 비슷한 성분은 일종의 파이토에스트로겐이다. 이것은 갱년기 증상을 경감시키기는 하지만, 유방암과 난소암의 위험과 진행을 증가시키지는 않는다.

생약명 : 녹차 폴리페놀(polyphenol) **1일 권장복용량** : 67mg
효과 : 항산화제, DNA 보호, 면역자극

미국은 차 혁명으로 설립된 나라이다. 영국의 식민지였던 미국이 차에 대한 세금을 올리라는 영국의 명령을 거부하고 차를 보스턴항에 던져버린 '보스턴 차 사건'이 미국 독립의 시발점이었다.

차를 유명하게 만든 나라는 영국이지만 중국에서는 3,000년 전부터 차를 애용해왔으며, 17세기 중국과의 무역에서 영국도 차를 소개받았다. 전 세계적으로 250만 톤의 차가 소비되고 있고 이 중 대부분은 동양에서 생산, 소비된다.

사철 관목인 카멜리아 시낸시스(Camellia sinensis)라는 식물잎으로 만드는 차는 잎을 가볍게 쪄서 녹차로 만들기도 하고 말려서 산화시켜 흑차로 만들기도 한다. 찌는 과정은 폴리페놀을 다른 성분으로 변환시키는 효소를 변성시키므로 녹차에는 몸에 좋은 폴리페놀이 흑차보다 많다.

차와 암에 대한 첫 연구는 차를 복용한 중동 사람들의 식도암 유병률이 높다는 한 보고서에서 비롯되었다. 그러나 이것은 뜨거운 차가 식도에 화상을 입히고 이 화상이 지속적으로 반복되면서 암 발생 확률이 높아지는 것이지, 차 자체가 암을 유발하는 것은 아니다. 녹차는 일찍부터 중국과 일본의 암연구소에서 무해하고 값싼 항암제로 사용될 수 있다는 많은 과학적 근거를 가지고 있었다.

녹차는 카테킨(catechin), 에피카테킨(epicatechin), 에피갈로카테킨 갈레이트(epigallocatechin gallate)와 같이 다양한 폴리페놀 성분을 가지고 있다. 녹차 한 잔에는 300~400mg의 폴리페놀과 50~100mg의 카페인을 함유하고 있으며, 비타민 C 또는 비타민 E보다 강력한 항산화 효과를 가진다.

녹차를 마신 사람은 그렇지 않은 사람에 비해 암 발생률이 절반 정도인 것으로 나타났으며, 발암물질의 생성 억제, 중화효과를 나타냈다.

녹차의 항암효과는 다음과 같다.

- 면역자극
- 혈소판 응집억제
- 암전이 억제
- PGE-1 보호
- 항산화작용

- 결합조직 파괴 효소로부터 결합조직 보호

지난 5,000년간 여러 문명에서 알로에를 약용식물로 사용해왔다. 솔로몬 왕은 알로에를 변비약으로 사용했고, 히포크라테스는 2,400년 전 알로에가 포함된 14가지 처방을 만들어 사용했다. 알로에는 생명력이 강해 척박한 땅, 적은 물에도 햇빛만 있으면 잘 자란다. 가공하지 않은 알로에 젤은 선크림으로 사용할 수 있고, 잎의 노란 쓴 부분은 완하제(緩下濟 : 약한 변비약)로 사용된다. 또 잎의 추출물은 면역기능을 높여주고 부종을 감소시키며, 세균을 죽이고 세포 내 혹은 세포 간 커뮤니케이션을 증진시킨다.

300여 종의 알로에 중에서 알로에 베라(Aloe Vera)가 가장 많은 주목을 받아왔다. 알로에 베라에는 200여 가지가 넘는 생물학적 활성성분이 있다. 프로스타글란딘, 필수지방산(GLA 포함), 비타민, 미네랄, 앤스라퀴논(anthraquinones), 폴리사카라이드(polysaccharide : 포도당 유사분자의 긴 사슬) 등이 여기에 포함된다.

알로에에 대해서 저명한 학자와 토론하던 중 나는 "알로에는 거의 모든 병을 치료하는 것 같고, 우리가 식사에 포함시키지는 못하지만 꼭 필요한 필수영양소인 것 같다"라고 말했다.

그는 싱긋이 웃으면서 "그 말이 맞는 것 같다. 수백만 년의 인류 역사에서 우리 조상들은 냉장고가 없어서 효모가 자란 음식을 먹고 지내왔다. 따라서 우리도 효모나 알로에의 세포벽에서 유래된 포도당 유사분자(mannans)를 필요로 한다고 생각한다"라고 덧붙였다.

실제로 면역세포(macrophage, 大食細胞)에는 D – 만노즈(mannose)에 대한 수용체가 있다. 알로에는 박테리아 세포벽에 있는 물질을 인체에 공급해서 인체에 적색 경보를 울려주는 백신처럼 작용한다.

알로에가 암 환자에게 도움이 되는 측면은 다음과 같다.

❖ **항세균 및 항진균** 화상에 바른 알로에는 보통 사용하는 항세균제보다 훨씬 뛰어난 효과를 나타낸다.

❖ **항바이러스** 펠린 백혈병은 바이러스에 의해 고양이만 걸리는 암이다. 이 병에 걸린 고양이는 8주 안에 70%가 죽을 정도로 치명적이다. 그래서 일단 진단이 나오면 그 고양이를 안락사시키는 게 보통이다.

한 연구에서 알로에의 아세만난(acemannan)을 6주 동안 펠린 백혈병에 걸린 고양이에게 매주 한 번씩 주사하고, 이후 6주 동안 고양이를 관찰했다. 12주 후 71%의 고양이가 건강한 상태로 살아남았다. 아세만난은 독감 바이러스, 홍역, 에이즈 바이러스 등에도 대항하는 것으로 나타났다.

❖ **항염증** 코르티손(cortisone)과 같은 약은 염증을 줄이는 반면 상처 회복은 지연시키지만, 알로에는 염증은 줄이고 상처회복은 촉진한다.

❖ **면역자극** 알로에는 면역계의 활성을 증가시킨다. 아세만난은 면역세포가 사용하는 항암 네이팜탄인 산화질소(nitric oxide)의 생산을 증가시킨다.

❖ **항암효과** 알로에의 다양한 만난과 글루칸은 강한 항암효과를 가지는 것으로 나타났다.

❖ **방사능 보호효과** 일부 만난은 골수를 자극하고 코발트-60 방사능으로부터 쥐를 보호하는 것으로 나타났다. 암 환자를 대상으로 한 내 경험에서도 알로에는 방사선요법의 암세포에 대한 효과는 증가시키고, 건강세포를 방사선으로부터 지켜주었다. 결장암이나 전립선암처럼 골반 내 조사가 필요한 경우에는 방광과 위장관에 미치는 해가 크기 때문에 특히 난처하다. 한 환자가 40회의 골반 방사선 조사(照射)에도 불구하고 알로에를 먹고 거의 부작용이 없었던 일도 있었다.

❖ **세포간 커뮤니케이션** 당과 단백질의 결합인 당단백이 세포 내 그리고 세포간 의사소통을 하는 데 결정적인 역할을 한다. 알로에는 중요한 당(만난)을 공급하여 암을 방지하고 지연한다.

생약명 : 고양이 발톱, 3:1 농축물　**1일 권장복용량** : 200mg
효과 : 면역자극, 항염증, DNA 보호, 항산화

고양이 발톱(Uncaria Tomentosa)은 서양 식물의학에서 비교적 새롭게 등장한 식물

222

이지만 페루 아마존 열대우림의 고지대에서는 수세기 동안 사용되어왔다. 고양이 발톱은 근처의 나무를 감고 자라는 덩굴나무이다. 뿌리와 줄기 안쪽 껍질이 장 내 기생충을 죽이고 정상세균군의 형성을 도와준다.

- 자유기 억제
- 면역계 자극
- 위장관 강화
- 크론병과 류머티즘 관절염 같은 자가면역질환 억제
- DNA 손상방지
- 암의 성장지연

✒ 환자 사례 _ 정통의학과 영양요법의 시너지 효과

E. K는 69세 여자 환자로 우리 병원에 입원했을 때 췌장암 말기였다. 의사는 그녀에게 2개월 정도 살 수 있다고 선고한 상태였다. 제한된 화학요법과 과감한 영양요법으로 그녀는 기운을 되찾았고, 이후 30개월 동안 1만 km를 여행하며 여생을 보낼 수 있었다. 정통의학과 영양요법의 시너지로 그녀는 2개월의 황폐한 삶 대신 지난 세월보다 더 값진 30개월을 삶의 진수를 만끽하며 보낼 수 있었다.

15
선 추출물

- 갑상선과 비장은 고갈되기 쉬운 면역계의 매우 중요한 부분이다.
- 흉선과 비장 농축물은 때때로 면역작용을 증진한다.
- 멜라토닌은 항산화제이자 항암제이다.

> "인생에서 성공의 비결은 좋아하는 것을 먹고 그 음식이
> 몸 안에서 병과 싸울 수 있게 하는 것이다."
>
> — 마크 트웨인

선요법은 인류의 시작과 함께 사용되었다. 선은 인체에서 호르몬 같은 물질을 분비하는 기관이다. 예를 들어 뇌의 송과체라는 선은 멜라토닌을 분비하는데, 멜라토닌은 항산화제, 생체시계, 항노화호르몬, 항암제 등으로 작용한다. 이외에도 인체에는 많은 선이 있다. 이런 선들은 나이가 들어감에 따라 독소, 스트레스, 영양 부조화 등에 노출되면서 불균형에 빠지게 된다. 이것이 선요법이 필요한 이유이다.

선요법 중에서 가장 흔하게 사용되는 것은 갑상선 기능 저하증 환자에게 투여되는 인공 갑상선 호르몬 약 또는 갑상선 추출물이다. 선요법은 자연이 만들지 못하는 것을 대신하는 것뿐이다. 선의 기능 여부는 암 환자의 호전속도를 결정하는 단계가 될 수도 있으므로, 어떤 선이 작용을 못하는지, 어떻게 문제를 바로잡을 수 있는지는 의사와 상의해야 한다.

《영양과 인체의 퇴화(Nutrition and Physical Degeneration)》에서는 캐나다 북부의 추운 지방 사람들이 겨울에 괴혈병을 피하기 위해 동물의 부신을 날로 먹는다고 보고했다. 부신은 비타민 C를 농축된 형태로 공급한다. 또 조상들은 사냥한 동물의 심장이나 간을 먹기도 했는데, 간과 심장은 코엔자임 Q-10, 카르니틴, 리포익산, 미세 미네랄 등 보통의 식사에 들어 있지 않은 영양소들을 풍부하게 가지고 있다.

오늘날 동물의 갑상선으로 만든 보조식품을 복용하는 사람들이 수백만 명에 이르고, 퇴행성 관절염이나 류머티즘 관절염을 치료하기 위해 동물의 가죽과 같은 결합조직에서 유래된 젤라틴 추출물을 사용하는 사람도 많다. 흉선과 췌장 같은 선은 그 기관에 특이하게 존재하는 펩타이드가 있고, 이 펩타이드는 인체 내의 같은 기관으로 가서 작용한다.

우리가 나이를 먹어가면서 선도 퇴화된다. 비록 생화학 교과서에는 선 추출물의 폴리펩타이드가 위장관에서 모두 잘게 잘려지는 것으로 나와 있지만, 실제로는 그렇지 않다.

모유의 면역 단백질도 태아의 면역계에 전달되고, 음식물의 단백질이 혈류로 들어가 알레르기 반응을 일으키기도 한다. 흉선과 췌장 같은 선 대체요법은 생명을 위협하는 질환을 앓는 사람들에게 꼭 필요하다.

흉선 농축물 1일 권장복용량 : 500mg

효과 : T세포의 성숙에 중요한 역할을 하는 흉선의 기능을 높임

인간의 흉선은 나이가 들면서 퇴화해 30세가 넘으면 크기와 기능 모두 적정 수준 이하가 된다. 흉선에서 유래되어 호르몬과 같은 활성을 지닌 사이모신(thymosin)은 오랫동안 면역기능을 자극하는 것으로 알려져 있다. 흉선 추출물은 암이 유발된 쥐의 면역을 자극했으며, 여러 종류의 암에 걸린 환자의 면역을 도와준다는 연구 결과도 많이 발표되었다.

췌장 농축물 1일 권장복용량 : 500mg

효과 : 혈액과 면역계의 저장, 여과기관이 비장의 기능을 높임

인간의 췌장 역시 나이가 들면서 위축된다. 유럽의 한 연구에서 췌장 추출물은 인삼과 함께 사용되어 암 환자와 에이즈 환자의 면역을 활성화했다.

멜라토닌 1일 권장복용량 : 자기 전 3〜20mg

효과 : 하루 생활의 주기를 조절, 암에 대한 면역(IL – 2)을 높임, 항산화 자극, 몇몇 암 억제, 방사선요법 및 화학요법의 독성(골수이형성) 억제

인간의 뇌에는 송과체라고 부르는 콩 크기의 선이 있다. 200년 전 과학자들은 이

를 '제3의 눈'이라고 부르면서 집중적으로 관심을 보이고 연구해왔다.

밤의 불빛, 술, 전자파 등 유해환경으로 가득 찬 현대사회에서 송과체는 점점 정상적인 작용을 하기가 어려워졌다. 다른 생물에 대한 연구를 통해 멜라토닌은 노화와 직접 관계가 있는 호르몬이라는 사실을 알게 되었다.

멜라토닌은 세계적으로 암치료에 널리 사용되고 있으며, 복용 시 깨어 있는 동안 졸리는 부작용이 있다. 이런 부작용이 나타나면 복용량을 줄이거나 복용을 중단하면 되지만, 정신과 약을 복용할 때는 멜라토닌을 복용하면 안 된다.

- 간암 환자의 36%(14명 중 5명)가 멜라토닌을 복용하고 종양의 감소를 경험했다.
- 멜라토닌은 단독으로 투여해도 암 성장의 제어와 삶의 질을 향상시키는 효과가 있다.
- 멜라토닌은 전이성 폐암에도 효과가 있다.
- 멜라토닌은 인터루킨-2의 부작용(혈소판 감소증)을 방지했다.
- 멜라토닌은 재발성 흑색종 환자에게도 효과가 있다.
- 다른 암치료에 실패한 환자 중 39%에서 암 진행을 부작용 없이 중지시켰다.
- 항암제와 함께 투여하여 전이성 유방암 환자에게 항암제를 단독 투여했을 때보다 더 우수한 치료효과를 나타냈다.

G. R는 45세 여자 환자로 유방암 4기였다. 그녀는 14개의 림프절에 전이된 상태로 우리 병원에 입원했다. 예후가 매우 좋지 않았지만 화학요법 및 영양요법을 실시한 후 18개월 만에 완쾌되어 건강하게 생활하고 있다.

16
지방

− 인간의 건강은 지방섭취의 질과 양에 밀접하게 관련되어 있다.

− 현대인은 잘못된 종류의 지방을 너무 많이 먹고 있다.

− 치료효과가 있는 지방은 면역을 자극하고 암의 성장을 지연시키는 것을 도와준다.

> *"돈 많이 버세요…… 그리고 그 돈을 모두 의료비로 쓰세요."*
>
> − 유명한 악담

　지방은 인간 건강에 꼭 필요한 반면 인체에 많은 해를 미칠 수도 있다. 현대인은 대부분 지방을 과다 섭취하고 있지만 몸에 꼭 필요한 필수지방산은 항상 부족한 실정이다.

　지방에도 여러 가지가 있고, 각각의 지방은 몸에 다르게 작용한다. 지방을 과다 섭취하는 현대인은 지방을 두려워하지만 몸에 좋은 지방과 나쁜 지방에 대해 잘 알지 못한다.

식이지방

좋음	나쁨	최악
올리브, 생선, 이브닝 프라임 로즈, 유리지치, MCT	많은 양의 한 종류의 지방, 특히 비타민 E(지방이 녹스는 것을 방지하는) 부족 상태일 때	수소화지방(돼지기름), 산화지방(심하게 튀긴 인스턴트 식품의), 비타민 E 부족이나 포도당 과다 상태일 때

대구 간기름(cod liver oil)

1일 권장복용량 : 1～6g, 비타민 A와 D 포함

효과 : 면역기능을 높임, 몸에 이로운 프로스타글란딘인 PGE－1의 생성을 증진, 암의 전이를 막음, 세포막 역동학(dynamics)을 개선해서 영양소의 흡수와 독성물질 제거를 높임

1977년 영양학 전문가들은 지방 섭취를 전체 열량의 30～40%로 줄일 것을 권했다. 그러나 한편으로 지방을 전체 열량의 60%나 섭취하고도 심장병이나 암 없이 사는 에스키모인들이 있다는 사실에도 주목했다. 그리고 그들의 식이를 연구해서 이렇게 지방을 과다 섭취하면서도 건강하게 생활하는 이유를 다음과 같이 설명했다.

- 유전적 적응 : 적어도 4만 년 동안 독특한 식이에 적응해왔음
- 생선기름 : 매우 특별한 불포화지방, 에이코사펜태노익산(EPA)
- 무가당 식이 : 몸에 좋은 프로스타글란딘인 PGE－1의 생산을 도와줌

특히 EPA는 자연의 항냉동제이다. 극지방에서는 바다의 온도가 0℃ 아래로 내려가고 물이 얼면 부피가 팽창하며 생물들은 물로 이루어져 있기 때문에 수중생물

들도 얼어서 터져버릴 것 같지만 그렇지 않다. 자연은 해조류에 이 특별한 지방을
주어서 영하의 온도에서도 얼지 않게 만들었다.

해조류를 먹는 작은 물고기, 또 작은 물고기를 먹는 대구, 연어, 고등어, 참치,
정어리는 EPA를 농축된 형태로 가지고 있다. 극지방의 에스키모인들이 먹는 고래
와 물개의 지방은 대부분 EPA를 풍부하게 가지고 있다.

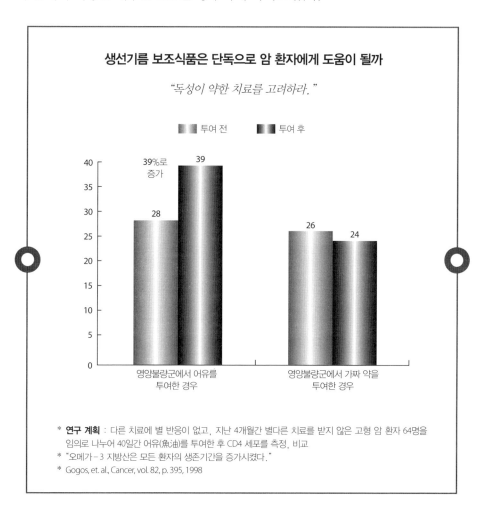

생선기름 보조식품은 단독으로 암 환자에게 도움이 될까

"독성이 약한 치료를 고려하라."

▮ 투여 전   ▮ 투여 후

* **연구 계획** : 다른 치료에 별 반응이 없고, 지난 4개월간 별다른 치료를 받지 않은 고형 암 환자 64명을
  임의로 나누어 40일간 어유(魚油)를 투여한 후 CD4 세포를 측정, 비교
* "오메가-3 지방산은 모든 환자의 생존기간을 증가시켰다."
* Gogos, et. al., Cancer, vol. 82, p. 395, 1998

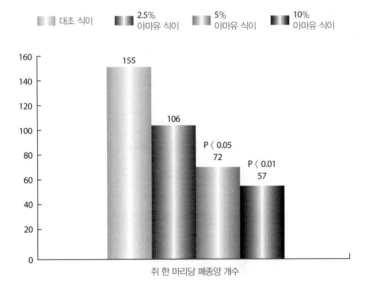

아마유가 쥐 흑색종 전이에 미치는 영향

대조 식이 ▮ 2.5% 아마유 식이 ▮ 5% 아마유 식이 ▮ 10% 아마유 식이

쥐 한 마리당 폐종양 개수

155
106
P ⟨ 0.05
72
P ⟨ 0.01
57

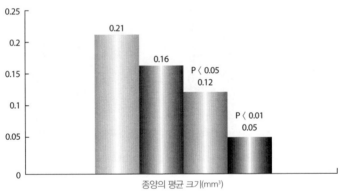

종양의 평균 크기(mm³)

0.21
0.16
P ⟨ 0.05
0.12
P ⟨ 0.01
0.05

* **연구 계획** : 3주 된 쥐 60마리에 2주일간 기초식이만 주고 네 군으로 나눠 2주 동안 각각에 계획된 식이
  를 주고 흑색종 세포를 주사한 뒤 2주간 각각의 식이를 더 먹인 다음 폐에 전이된 종양의 수와 크기를 관
  찰했다.
* "아마씨는 종양의 수와 크기를 농도의존적으로 감소시켰다."

EPA가 인체에 미치는 유익한 영향에 대한 과학적인 연구는 수백 건이 넘고, 암 환자에게 도움이 되는 측면은 다음과 같다.

❖ **세포막 유동성의 변화**　세포막은 지방으로 구성되어 있고, 이 지방은 우리의 식사를 바로 반영한다. "우리 자신은 바로 우리가 먹는 것이다"라는 말은 세포막과 우리가 먹는 지방의 관계를 나타내는 데 꼭 들어맞는 말이다.

세포막은 영양소를 세포 안으로 통과시킬 뿐만 아니라 암과 같이 비정상적인 세포의 성장을 막는 데 중요한 역할을 한다. EPA로 유연해진 세포막은 좁은 모세혈관을 뻗어 멀리 있는 조직에도 영양분을 공급하지만 포화지방으로 굳은 혈관은 이렇게 할 수 없다.

❖ **PGE-1의 증가**　PGE-1은 면역기능을 높여주고 혈관을 확장시키며, 에스트로겐 수용체를 증가시키고 전이 위험성을 감소시키는 등 여러 유익한 작용을 나타낸다.

❖ **동물에서 암의 성장을 늦춤**　단백질 합성과 붕괴를 변화시켜 암의 성장을 늦춘다.

❖ **의학 치료효과 증가**　암세포막의 취약성을 증가시켜 온열암치료와 화학요법의 암세포 살해를 선택적으로 증가시킨다.

❖ **호르몬 의존성 암의 시작, 진행 억제**　EPA가 풍부한 식이는 에스트로겐을 감

소시켜 유방암의 발생과 전이를 억제한다.

    생선기름은 그 어떤 암치료제보다 더 효과적일 수 있다. 화학요법이나 방사선요법에 지친 환자들은 생선기름으로 면역기능을 제고하고 삶의 질을 개선할 수 있다.
    아마유(亞麻油)에는 알파-리놀레닉산(alpha-linolenic acid, ALA)이 풍부한데, ALA는 EPA의 전구체이다. 따라서 아마유도 EPA와 같은 항암작용을 나타낼 수 있다.

유리지치 또는 이브닝 프라임로즈 기름
1일 권장복용량 : 1~6g(9~20%는 GLA)
효과 : PGE-1의 생산 증진, 종양세포에만 선택적으로 유독

    우리 조상들은 생곡식, 나무열매, 씨를 마음껏 먹고 자란 짐승을 먹었다. 이런 음식에는 감마-리놀레닉산(gamma-linolenic acid, GLA)이 풍부하며, GLA는 특히 이브닝 프라임로즈와 유리지치에 많다. 하지만 오늘날의 소는 사료를 먹고 크기 때문에 GLA를 섭취하기가 어려워졌고, 쇠고기를 즐겨 먹는 우리도 GLA를 먹기가 힘들어졌으며 소사료의 유해한 지방만 쇠고기를 통해 섭취하게 되었다.
    더구나 나이를 먹어감에 따라 스트레스와 독소에 노출되고 질병에 걸리면 내부에서 만드는 GLA 양이 감소한다. GLA는 PGE-1 만드는 것을 돕기 때문에, 앞에서 말한 PGE-1의 유익한 점들은 GLA로부터 얻을 수 있다. 이뿐만 아니라 GLA는 정상세포의 성장을 돕고 항암제와 함께 사용되어 항암제의 작용을 증진할 수 있다.

　암에 걸리지 않는다는 것이 사실인 듯싶은 상어는 연골을 많이 사용하지만 상어 간 기름에도 몸에 좋은 알코이글리세롤(alkoyglycerols) 또는 알킬글리세롤(alkylglycerols)이 풍부하다. 알코이글리세롤은 상어 간 기름 외에 골수, 모유 등 지방성분이 조직의 주요 부분을 이루는 곳에 풍부하다. 골수는 알킬글리세롤 투여로 엄청난 혜택을 얻을 수 있으며 골수의 조혈작용으로 만들어지는 혈액세포들도 유익함을 얻을 수 있다.

　상어 간 기름은 암 환자에게 다음과 같이 도움을 줄 수 있다.

❖ **빈혈치료**　많은 암 환자는 빈혈에 빠져 몸이 쇠약해지고 감염에도 취약해진다. 상어 간 기름은 철분 보조제보다 더 효과적으로 적혈구 생산을 도와준다.

❖ **건강한 조직 보호**　방사선요법 및 화학치료로부터 건강한 조직을 보호한다.

❖ **암의 성장 지연**　상어 간 기름이 암으로 인한 사망률을 감소시킨다는 임상 연구결과가 있다.

최근 나는 컴퓨터와 모니터를 연결할 선을 찾아야 했다. 내가 필요한 것을 설명하기 위해 나는 선 끝에 몇 개의 핀이 어떤 모양으로 있는지 알아야 했다. 아무 선이나 가져온다고 연결할 수 있는 게 아니고 끝부분의 아귀가 정확히 맞는 선이어야 사용할 수 있었기 때문이다.

지방도 이런 작은 차이가 몸에 이익을 줄 수도, 해를 미칠 수도 있다. 결합형 리놀레익산은 18개의 탄소를 가진 쇠고기와 우유에 많은 지방산이다. 최근에 항암작용이 있는 것으로 밝혀진 지방산으로 신선하고 푸른 목초지에서 소를 키울 수 있는 오스트레일리아의 유제품에 많고 봄과 여름에 짠 우유에 많다.

나는 평소에 "자연이 가장 잘 알고 있으며 자연 그대로가 가장 좋다"는 소신을 갖고 있는데 CLA는 그 한 예이다. 대부분의 연구가 고지방 식이가 암의 위험을 증가시킨다고 한 반면, 최근의 한 연구는 우유가 여성을 유방암으로부터 지켜준다는 사실을 밝혀냈다.

대부분의 영양학자가 일반적으로 쇠고기가 암의 위험을 높인다고 했지만, 한 역학연구는 채소만 혹은 고기만 먹을 때보다 채소와 고기를 동시에 먹을 때 암의 위험이 75%까지 감소된다는 사실을 증명했다. 음식을 골고루 섭취하는 것이 몸에 더 좋은 이유 중 하나가 바로 CLA이다.

236

CLA는 리놀레익산으로부터 유래된 독특한 필수지방이다. 소, 양, 사슴과 같이 음식을 반추하는 동물에서는 위장관의 세균이 CLA를 만들 수 있다.

CLA는 다음과 같이 암 환자를 도와준다.

❖ **세포의 성장과 죽음에 대한 신호** 건강한 세포는 언제 성장할지, 언제 성장을 멈출지, 언제 죽어야 할지 알고 있지만 암세포는 죽음에 대해서는 알지 못하고 성장과 증식만 안다. CLA는 암세포에 자살하는 방법을 알려준다.

❖ **독소로부터 보호** 해독과정을 촉진해 암으로부터 보호한다.

❖ **항산화작용** 커큐민, 퀘세틴, 카테킨, CLA 등의 항산화제는 비록 필수영양소에 들어가지는 않지만 인체 내 유해 산화과정으로부터 우리를 지켜준다. 암세포 파괴과정에서 면역세포를 지켜줄 뿐 아니라 방사선요법이나 화학요법으로부터 정상세포를 지켜준다.

❖ **다른 지방의 유해성 중화** 전체 식이 중 1%의 CLA만 섭취해도 고지방 식이로 인한 유방암의 위험이 감소된다.

❖ **비정상적인 세포성장 억제** 시험관 내 실험에서 흑생종, 직결장암, 전립선암, 난소암, 백혈병, 유방암 등 다양한 암세포의 성장을 억제했다.

❖ **혈당과 인슐린 개선**   CLA는 세포가 인슐린에 민감하게 만들어 적은 인슐린으로 높은 효과를 거둘 수 있게 만든다. 이런 혈당 조절은 당을 주에너지원으로 삼는 암의 성장지연을 위해서도 중요하다.

요약하면 CLA는 무해하면서도 값싼 암, 당뇨, 심장병을 치료하는 영양소로 유망하다.

✏️ 환자 사례
영양요법과 화학요법을 병행하여 신장암 완치

D. C.는 우리 병원에 입원할 당시 55세의 남자로 화학요법에 실패한 신장암 환자였다. 그는 평소에 관심을 가지고 있던 식이와 영양요법에 열광적으로 매달리면서, 한편으로는 실패한 화학요법도 계속했다. 15개월 후 사형선고와 다름없던 신장암에서 벗어났으며, 이후 건강한 생활을 영위하고 있다.

17

미네랄

미네랄은 인체 구조의 일부분이 되고 효소작용도 나타낸다.

– 현대 농업은 미네랄을 땅에 더하지 않기 때문에 우리 음식의 미네랄은 점점 부족해져가고 있다.

– 셀레늄과 마그네슘은 암의 예방과 치료에서 매우 중요한 역할을 한다.

> *"암과의 전쟁은 완전히 실패했다."*
>
> – 존 베일러. 의학박사, 이학박사, 미국 국립암연구소 잡지의 편집자

미네랄은 불에 타지 않는 무기물질이다. 탄소를 기본으로 분자가 이루어진 유기물질은 타서 재로 남는 물질이다. 미네랄은 인체의 여러 다른 무대에서 활동한다. 뼈와 이를 구성하는 칼슘, 효소에서 화학반응을 조절하는 아연, 해독효과를 나타내는 몰리브덴 등이 있다.

인체는 커다란 전지이고 물과 미네랄에 의해 전기가 전도되어 생명활동을 유지할 수 있다. 오늘날 농사를 지을 때 질소, 인, 칼륨 등을 비료로 주는데, 인체에 있

는 나머지 60가지 미네랄은 땅에 더해지지 않기 때문에 식사와 몸 모두에 부족하게 되었다. 셀레늄, 아연, 크롬, 마그네슘처럼 암의 예방과 치료를 위해 중요한 미네랄도 부족한 상태이며 세포성장의 속도를 조절하는 철도 부족하다.

칼슘(aspartate)* 1일 권장복용량 : 100~500mg

효과 : 전해질 평형과 세포의 상호작용

칼슘은 몸에 가장 풍부한 미네랄이다. 몸에 있는 칼슘의 99%는 뼈에 있으며, 나머지 1%는 신경과 근육 접합부, 세포 대사조절을 위해 매우 중요한 기능을 담당한다. 대부분 세포의 세포막에는 칼슘 수용체가 있어 영양소의 출입과 세포증식 조절을 통제하는 역할을 한다.

병원에 있는 암 환자의 5%는 피 속에 칼슘이 많은 상태(고칼슘혈증)이다. 이것은 환자가 칼슘을 많이 먹기 때문이 아니라, 암에서 부갑상선 호르몬 물질이 분비되거나, 세포막의 통합성이 유지되지 않거나, 종양이 뼈에 저장된 칼슘의 방출을 유도하기 때문이다. 칼슘은 세포가 효모감염으로 정상적인 pH를 유지할 수 없을 때 방출된다.

칼슘이 풍부한 음식으로는 우유, 시금치, 양배추 같은 진녹색 잎채소, 사골국같이 뼈를 재료로 만든 요리 등이 있다. 칼슘의 RDA는 800~1,200mg인데, 사람들은 대부분 이만큼의 칼슘을 섭취하지 못하고 있다.

---

* (   ) 안은 흡수를 위한 최적의 형태.

칼슘은 마그네슘, 나트륨, 칼륨, 기타 미네랄과 함께 '생체 전기'를 조절하는 데 작용한다. 또한 칼슘은 마그네슘, 인, 단백질, 아연, 비타민 C, 비타민 B6, 붕소 등과 함께 골격을 유지하고 혈류에 일정 농도로 유지되어서 심장박동을 일정하게 만들어준다. 칼슘의 대사는 생명 유지를 위해 실로 중요하고도 정밀한 작업이다.

칼슘 섭취량이 적으면 결장암 위험이 증가한다. 이는 두 가지 이유 때문인 것으로 추정된다. 하나는 칼슘이 결장에서 담즙과 결합해 발암물질의 형성을 막기 때문이고, 다른 하나는 칼슘이 세포성장 자체에 매우 중요한 역할을 하기 때문이다. 골수암 환자에게 칼슘 보조제는 방사선치료 효과를 높였으며, 결장폴립과 결장암에서 세포성장 억제효과를 나타냈다.

마그네슘(aspartate) 1일 권장복용량 : 150mg
효과 : 에너지 대사를 위해 필수, 적게 섭취할 경우 림프종을 유발할 가능성이 있음

마그네슘은 에너지 대사를 포함한 300여 가지 인체 효소반응에 필수적인 미네랄이다. DNA 합성과 세포분열을 조절하는 데도 매우 중요한 역할을 하며, 골종양과 림프종은 마그네슘 부족으로 직접적으로 발생하는 것으로 알려져 있다.

마그네슘의 RDA는 350mg인데, 보통 사람들은 143~266mg 정도만 섭취하고 있다. 고혈압, 심장병, 편두통, 피로, 면역억제, 섬유근통, 녹내장 등 여러 질병이 많이 발생하는 것도 이런 마그네슘 부족과 연관이 있다. 마그네슘이 많은 음식으로는 해조류, 통곡(通穀), 너트, 당밀 등이 있고, 술과 이뇨제 등은 마그네슘의 손실을 야기한다.

마그네슘 부족 증상은 땀, 피로, 잦은 감염, 고혈압 등이 있는데 이는 모두 암 환자에게 흔한 증상이다.

> **칼륨(citrate) 1일 권장복용량** : 333mg
> **효과** : 건강한 세포막을 규정하는 '전해질 수프'의 필수성분

칼륨은 바나나, 토마토, 감자 등의 식물에 많고 고기와 생선에도 비교적 풍부하다. 많은 연구결과에서 나트륨(소금)이 많고 칼륨이 적은 식사가 심장병과 암의 위험을 높인다고 증명했다. 칼륨은 신경과 근육의 기능에 필요하고, 포도당을 글리코겐으로 저장하는 데도 필요하다. 칼륨이 부족해서 나타나는 첫 번째 증상은 무력감과 피로감이다.

미국 식품의약품안전청에서는 칼륨을 재료로 하여 만든 알약의 상한선을 99mg으로 정했는데, 이는 신장이 나쁜 사람들(전 인구의 1%)을 위한 것이었다. 그런데 90%의 사람은 충분한 양의 칼륨을 섭취하지 못하고 있다. 칼륨의 RDA는 1.9~5.6g이고, 매일 3g 정도는 호흡과 소변으로 배출된다.

> **아연(chelate) 1일 권장복용량** : 10mg
> **효과** : 강력한 면역자극, 면역세포 생성과 세포복제를 포함하는 200가지 효소 반응에 필수적

아연은 태아의 성 발생, 면역, 항산화 호르몬인 슈퍼록사이드 디스뮤타아제에

필수적이다. 계획된 세포 죽음인 에이팝토시스(apoptosis)도 아연에 의해 조절된다. RDA는 15mg인데 보통 10mg 정도 섭취한다. 아연은 조개, 고기, 호박씨, 생강, 생선 등에 풍부하다.

아연은 면역기능에도 중요한 역할을 한다. 아연이 적으면 T세포도 부족하고 흉선 호르몬도 부족해진다. 아연 부족의 첫 번째 증상은 식욕부진이다. 아연 보조제는 암 환자의 식욕부진, 면역 약화를 치료할 수 있다.

아연 부족은 식도, 폐, 전립선 암의 위험을 증가시키지만 아연을 과량 복용하면 구리가 부족하게 되고 심장병의 위험을 증가시키므로 주의해야 한다.

철(chelate) 1일 권장복용량 : 3.3mg
효과 : 에너지 대사와 면역세포 생산을 위해 필수적이며, 적혈구 합성(조혈)에 필요하다.

철은 가장 좁은 적정약물농도를 가진 영양소이자 섭취 부족이 가장 흔한 영양소이다. 그러나 철을 적절한 항산화제 없이 적절하지 못한 형태로 과다 섭취하면 자유기를 생성해서 DNA를 손상시켜 심장병 또는 암을 유발할 수 있다.

암 환자의 경우 실제로는 빈혈이지만 암세포가 파괴되면서 혈중 철 농도는 높게 나올 때가 많으며, 철 결핍은 면역기능을 억제하기 때문에 철 보조제는 암 환자에게도 많은 도움이 된다. 그러므로 다음과 같은 점을 유의해서 신중하게 복용해야 한다.

• 안전한 용량으로 : 1일 5~25mg

- 생체이용 가능한 형태로

- 여러 항산화제와 함께

이렇게 복용한 철은 다음에 관여한다.

- 세포에 산소를 운반하는 헤모글로빈

- 근육 내 마이오글로빈

- 면역세포가 암세포를 죽일 때 사용되는 산화 폭탄

- 에너지 대사에 관여하는 시토크롬

- NADH와 같은 기타 철 함유 효소

철 결핍 증상은 빈혈, 기면(嗜眠 : 혼수상태와 같은 무감각, 무기력 상태), 행동이상, 체온조절이상, 면역저하 등이 있다. RDA는 10~15mg이지만 대부분 이만큼 섭취하지 못하기 때문에, 철 보조제를 항산화제와 함께 적절한 형태로 적절한 양만큼 섭취하는 것은 매우 중요한 문제이다.

안전문제

과학자들은 철이 해로울 수 있으며 암을 유발할 수도 있다고 경고한다. 그렇지만 철이 그렇게 나쁜 것이라면 왜 하버드 의대와 미국 국립보건원의 연구자들이 혈액 내 철 농도가 높을수록 심장병의 위험이 80%나 감소하고 전체 사망률도 28~38% 감소한다는 사실을 밝혀냈을까?

철은 인간뿐 아니라 종양에도 필수적인 영양소이기 때문에 철을 사용할 때 신중

244

해야 한다. 철을 사용할 때 주의해야 할 또 하나의 문제가 있는데, 그것은 철이 단백질에 결합된 형태가 아닌 유리형(遊離型, unbound iron)으로 돌아다닌다면 심각한 문제가 될 수 있다는 것이다. 철은 몸 안에서 99%가 헤모글로빈, 시토크롬처럼 단백질에 결합해서 존재한다. 유리형 철은 몸의 조직이 산성이 되었을 때 일어나는 문제이다. 요약하면 우리 몸에는 에너지 대사, 산소운반, 면역기능을 위해 철이 반드시 필요하다. 이때 철은 적절한 형태로 적절한 양만큼 복용해야 한다.

구리(chelate)   1일 권장복용량 : 1mg
효과 : 에너지를 위한 시토크롬 반응과 자유기를 없애는 슈퍼록사이드 디스무타아제(SOD) 반응 같은 몇 가지 중요한 효소 반응에 참여

구리는 결합조직을 튼튼하게 만들기 위해 필요하며, 튼튼한 결합조직은 종양을 둘러싸서 무분별한 성장과 전이를 막는 수단이 된다.

구리는 시토크롬 C를 통해 에너지 대사에도 결정적인 역할을 하며, 구리 보조제는 암세포의 성장을 지연하는 작용도 한다. 또 구리는 세룰로플라즈민(ceruloplasmin)을 통해 지방의 산화를 막아 DNA, 세포막의 손상도 막는다. RDA가 1.5~3mg인 구리는 고기, 콩, 조개 등에 풍부하다.

요오드(요오드화 칼륨)   1일 권장복용량 : 50mg
효과 : 암 환자에게 종종 낮게 나타나는 기초대사를 조정하는 갑상선 호르몬의 원료, 소화관의 유해 미생물을 선택적으로 억제

요오드는 기초대사를 조절하는 갑상선 호르몬인 사이록신(thyroxin)의 원료로 에스트로겐이 유방 조직에 미치는 효과를 변형시켜 유방암의 발생에도 관여한다.

해조류는 요오드가 풍부한 대표적인 음식이다. 갑상선 기능 저하증을 막기 위해 해조류를 다량 섭취하는 것은 전통적으로 사용해왔던 방법이다. 최근 들어 갑상선 기능 저하증은 갑상선 기능 항진제의 개발로 많이 극복되었다. 그러나 갑상선 호르몬 수치가 정상범위에 있지만 호르몬 부족 증상이 나타나는 잠재성 갑상선 기능 저하증은 보이지 않게 만연해 있다.

요오드는 이러한 보이지 않는 갑상선 기능 저하증에도 효과가 있을 뿐 아니라, 장 내 미생물에 선택적인 독소로 작용해서 기생충을 죽이고 장염을 치료하는 데도 도움을 준다.

망간(chelate) 1일 권장복용량 : 1.67mg
효과 : SOD 반응을 포함하여 다양한 효소반응의 공통인자

망간은 인슐린의 작용과 결합조직, 지방처리에 관여하며, 매우 중요한 항산화 효소인 SOD의 작용을 위해서도 구리, 아연 등의 미네랄과 함께 꼭 필요하다.

망간의 RDA는 2~5mg인데 반 이상의 여성은 충분한 양을 섭취하지 못하고 있다. 망간은 일반적으로 비옥한 토양에서 자란 통곡, 너트, 과일 등에 풍부하다.

크롬(GTF niacinate) 1일 권장복용량 : 200μg
효과 : 혈당조절에 관여하고 조직의 소모를 막는 등 에너지 대사에 필수적인 미네랄

크롬은 인슐린과 함께 포도당을 세포 안으로 유입시키는 포도당 내성인자(glucose tolerance factor, GTF)의 중심에 있다. 적당한 양의 GTF가 없으면 인슐린이 증가하고 이것은 끔찍한 결과를 초래한다.

뇌, 눈의 수정체, 신장, 폐 등 포도당에 에너지원을 의존하는 조직은 혈당이 불안해지면 심각한 손상을 입을 수 있다. 세포가 포도당을 적절하게 사용하지 못하면 단백질에서 에너지를 충당해야 하기 때문에, 아프리카 난민들처럼 몸이 마르게 되거나 지방에서 에너지를 충당하느라 혈중 지방 농도가 높아져 심장병의 위험이 증가한다.

GTF는 면역기능과 세포의 성장에도 중요한 역할을 한다. 크롬 부족은 포도당 대사이상, 혈중 지방 증가, 말초신경병증(손발저림)으로 나타난다.

전체 인구의 90% 이상이 최소 크롬 섭취량인 하루 50mg을 섭취하지 못하고 있다. 미국 농무부에서는 적절한 양의 크롬만 섭취해도 심장병을 5%는 예방할 수 있다고 했다. 이뿐만 아니라 크롬은 당뇨 환자의 혈당을 낮추며, 암세포의 성장 지연에도 도움이 된다.

셀레늄(selenomethionine) 1일 권장복용량 : 200μg
효과 : 면역자극, 해독작용을 하되 비정상조직의 성장은 특이적으로 조절함

셀레늄은 암 환자에게 많은 도움을 준다. 1960년대까지 많은 사람이 셀레늄을 독소로만 생각했다. 1982년 미국에서 오스트레일리아로 보낸 셀레늄이 함유된 보조제가 반송되었던 걸 보면, 그 당시까지도 셀레늄을 유독한 것으로 생각한 나라

가 많았다. 그러나 1960년대 이후 셀레늄이 암치료에 사용될 수 있는 미네랄이라는 증거가 계속 나오고 있다.

셀레늄은 면역자극제로 화학요법의 부작용도 덜어주고 DNA 손상수리, 암세포의 자살유도 효과도 있다. 셀레늄 섭취량이 감소하면 암발생률이 증가한다는 다양한 역학 연구도 많다.

셀레늄은 맥아, 해산물, 브라질너트 등에 풍부하다. 셀레늄의 RDA는 70μg이고, 보통 사람들의 하루 섭취량은 100μg이다.

몰리브덴(chelate) 1일 권장복용량 : 167μg
효과 : 해독경로에 필수적인 미네랄

몰리브덴은 요산과 아황산염의 처리 같은 수소화효소 반응의 보조인자로 작용한다. 평균 1일 섭취량이 50~100μg인데, 영양학회의 권장량은 75~250μg이고 RDA는 없는 실정이다. 콩과 고기에 많은 몰리브덴을 체중 1kg당 100~5,000mg으로 다량 섭취했을 때는 독성이 나타난다.

몰리브덴이 풍부한 토양에서 자란 채소에 몰리브덴이 많은데, 요즘은 비료에 몰리브덴을 넣는 일이 드물기 때문에 몰리브덴 부족도 심화되어가고 있다.

바나듐(vanadyl sulfate) 1일 권장복용량 : 33μg
효과 : 혈당조절에 중요한 미네랄

인슐린 비의존형 당뇨 환자가 100mg의 바나듐 보조제를 매일 먹었을 때 혈당이 14% 감소되었다. 하지만 매일 13mg 이상을 복용하면 독성이 나타날 수도 있다.

바나듐은 버섯, 조개, 파슬리, 후추 등에 풍부한데, 최근 토양에 바나듐이 부족해지면서 섭취도 감소하고 있는 실정이다.

니켈(sulfate) 1일 권장복용량 : 3.3μg
효과 : 가수분해, 산화 및 환원, 유전자 발현, 구조 안정화 등에 참여하는 미네랄

너트, 콩, 완두콩 등에 풍부한 니켈 역시 식사에 빠지기 쉬운 미네랄이다. 니켈은 매우 소량이 필요한 영양소로, 전문가들은 성인 1일 요구량이 25~30μg 정도라고 추정하고 있다.

✒ 환자 사례 _ 말기 폐암 완치

52세인 E. M.은 폐암으로 우리 병원에 입원했다. 전에 입원했던 병원에서는 이제 집으로 돌아가 주변을 정리하라고 권했지만, 그녀는 우리 병원에서 화학요법과 영양요법을 시작했다. 1년 만에 완치된 그녀는 건강하게 살고 있다.

18
효소

효소는 화학반응을 촉매하는 유기물질로 효소가 없는 생명활동은 불가능하다.

– 식사와 효소 보조식품을 함께 복용하면 음식의 소화, 흡수에 도움이 된다.

– 효소보조식품(특히 **Wobenzym**)을 식간에 복용하면 면역계에 인지되지 않도록 암세포를 보호하는 막을 제거하는 데 도움이 된다.

[
"암과의 전쟁은 전반적으로 사기였다."

– 리누스 파울링. 노벨상 2회 수상자
]

효소는 화학반응의 속도를 조절하는 유기 촉매물질이다. 쉽게 말하면 효소는 물질들을 결합시키거나 떼어놓아 화학반응을 매개하는 물질이다. 효소가 없다면 지구상의 생명체는 존재할 수 없다. 효소에 대한 연구는 일찍부터 시작되어 오랜 기간 계속되었지만 여전히 과학자들은 효소를 연구하고 있다.

1920년대 독일의 과학자들은 암 환자의 혈액에서 부족한 한 인자를 발견했다.

그들은 브로멜레인(bromelain)이라는 단백질을 분해하는 효소를 함유한 파인애플 추출물을 암이 있는 동물들에게 주사했는데 동물들의 암은 작아지거나 없어졌다.

특정 효소를 알약으로 만들어 입으로 먹어도 화학요법이나 방사선요법의 독성이 감소된다는 연구도 많이 있으며, 독일 식품의약품안전청에서는 이를 주사로 좀 더 강력하게 사용하는 것도 승인했다. 공복에 대량으로 복용한 효소는 혈류에 소량 흡수되어 작용할 수 있지만, 식후 복용한 효소는 혈액으로 흡수되지 않고 위장관에서 소화만 도와줄 수 있기 때문이다.

1초 동안 몸 안에서 생산되는 효소 수백만 개 중 위장관에서 소화를 돕는 효소는 다음과 같다.

- 트립신과 키모트립신처럼 단백질을 아미노산으로 바꾸는 프로테아제
- 전분을 포도당으로 바꾸는 아밀라아제
- 지방을 지방산과 글리세롤로 바꾸는 리파아제

우리 조상들은 요리하지 않은 생식을 많이 섭취했다. 효소는 주로 고온에 취약한 단백질이기 때문에 요리하는 과정에서 대부분 파괴된다. 따라서 우리는 조상들에 비해 효소를 적게 섭취하고 있는 것이다.

영양실조에 걸리지 않고 소식한 사람들이 더 건강하게 오래 살고 있는 것은 명백한 사실이다. 소식하는 사람이 장수하는 이유 중 하나는, 음식 효소의 상당 부분이 장 내에서 소비되지 않고 혈액으로 흡수되어 유익한 작용을 하기 때문이라고 생각된다.

혈액 내로 흡수된 효소는 면역계가 종양을 인식, 공격할 수 있도록 만들어주고,

세포분화를 도와 암세포의 성장을 억제하는 등의 효과를 나타낸다.

1934년 오스트리아의 과학자 E. 프로이드는 암 환자의 혈액에 종양을 파괴하는 효소가 부족하다는 사실을 발견했다. 대체의학 암치료를 확립한 사람 중 한 명인 도널드 켈리는 당뇨가 인슐린 생산부족으로 인한 병인 것처럼 암도 소화효소의 부족으로 인한 병이라고 생각했다.

당뇨병 환자와 암 환자 모두 그 병에 취약할 수 있는 유전적 약점을 가지고 있다. 생활습관을 바꿔 증상들은 조절할 수 있지만 유전적인 약점은 사라지지 않는다. 이 효소이론은 왜 암 환자 대부분이 나이가 많으며, 왜 생식이 암 환자에게 도움이 될 수 있는지를 설명해준다.

지난 20년간 효소요법에 대한 연구는 효소가 암 환자에게 도움이 되는 다음의 작용들을 밝혀냈다.

- 동물실험에서 종양의 성장과 전이를 감소시킨다.
- 광부들의 방사능 유도 폐암 발생을 방지한다.
- 유방암 환자의 5년 생존율을 증가시킨다.
- 파인애플의 브로멜레인은 백혈병 세포의 성장을 억제하고 백혈병 세포를 정상 세포로 바꾼다.
- 체중감소, 관절통, 우울증 등 암의 합병증을 감소시킨다.
- 화학요법 및 방사선요법에 따른 2차 감염을 감소시킨다.

파인애플의 브로멜레인과 같이 단백질을 분해하는 효소(프로테아제)는 암세포가 면역계의 레이더를 피하도록 위장시키는 껍질을 녹이는 것으로 생각된다.

또한 프로테아제는 면역복합체를 분해해 면역계가 암에 대해 좀더 효율적으로 작용하도록 만들어준다. 최근에는 암세포의 자살을 유도하는 작용도 밝혀진 프로테아제는 파인애플, 파파야, 망고, 키위 등에 풍부하다.

이러한 효소들은 위산에 취약하고 고온에서 변성되기 때문에 위를 통과해서 장에서 흡수될 수 있도록 껍데기를 씌운 제품이 좋다. 또한 공복이 아니면 혈액 내로 흡수되지 않기 때문에 복용 시간에도 유의해야 한다.

🖊 환자 사례 _ 유방암 수술 후 생활습관을 바꿈

학교 선생님인 J. L.은 54세 때 유방암 진단을 받았다. 유방 절제술을 받고 화학요법도 받았으며, 후에 미용을 위한 유방 재건 수술도 받았다. 이전에 좋아했던 당이 풍부한 음식을 줄이고 영양보조제를 복용하기 시작했을 뿐 아니라, 생각과 생활도 자연친화적·자연순응적으로 바꿨다. 딸과 평화로운 생활도 시작했고, 집 근처 바닷가 산책도 즐겼다.
건강하게 잘 지내는 그녀는 암을 인생을 긍정적으로 변화시킨 하나의 계기로 생각하고 있다.

19

비타민

　많은 비타민이 인간의 식이에 필수적으로 포함되어왔지만 현대인의 식단에는 부족한 것이 사실이다. 치료 수준에서의 비타민은 암을 다음의 여러 방면으로 공격하는 중요한 역할을 한다.

- 비타민 E와 K는 암세포를 직접적으로 파괴하는 데 도움을 준다.
- 비타민 C는 암세포에 특이적으로 독성을 나타낸다.
- 비타민 B$_6$와 E는 면역기능을 증진시켜 암세포를 인식, 파괴하는 작용을 돕는다.

> "암 환자의 최선의 치료는 조화로운 다학과의 접근(수술, 방사선,
> 화학, 면역, 그리고 지지치료(supportive care))를
> 필요로 한다. 마지막으로 언급된 것은 치료 발전 가능성이 매우 큼에도
> 최소한의 주목만 받아왔다."
>
> – 리누스 파울링, 1974년

비타민 A는 철과 함께 부족한 영양소 중 하나로, 매년 50만 명이 비타민 A 부족으로 실명하고 있다. 비타민 A는 처음에 암을 막는 역할을 한다고 알려진 영양소이지만, 암뿐만 아니라 다른 여러 질환에도 효과가 있다.

비타민 A가 암과 직간접적으로 관련된 기능은 다음과 같다.

❖ **세포분열** 하루에 수십억 번이나 일어나는 세포분열은 꼭 필요하지만 매우 위험한 과정이다. 세포분열은 수많은 조절기전이 관여하는 복잡한 과정으로, 이 중 하나가 잘못되면 적당한 시기에 적당한 정도로 분열·증식해야 하는 세포가 무한히 증식하는 암세포로 변환된다. 비타민 A가 없으면 세포분열 과정에서 암세포가 탄생할 확률이 높아진다.

따라서 비타민 A는 암 예방을 위해 반드시 필요한 영양소이다. 비타민 A는 DNA에 결합해서 암 억제 유전자인 p53의 활성을 유지하고 DNA를 암과 바이러스의 공격으로부터 보호한다.

❖ **세포 간 상호작용** 세포들은 세포막의 구멍을 통해서 이온을 유출·유입하면서 의사소통을 한다. 비타민 A가 부족하면 세포 간 상호작용이 교란되어 암이 발

생할 수 있다.

❖ **상피세포 유지**　폐암, 유방암, 결장암, 전립선암 등 대부분의 암은 상피세포에서 발생하는 상피세포암이다. 비타민 A가 부족하면 피부에서 발생하는 상피세포암이 발생할 확률이 증가한다.

❖ **면역자극**　비타민 A 부족은 점막의 변화를 야기해 T세포와 B세포의 기능을 변화시킨다. 비타민 A 보조제가 면역을 자극해서 홍역을 치료하고, 기도 감염을 치료한다는 연구결과가 있다.

❖ **항암효과**　비타민 A가 폐암 환자의 면역기능을 자극한다는 연구결과가 많다. 방광암 환자의 재발률을 낮췄으며, 자궁암, 백혈병에도 치료 효과를 나타냈다.

안전문제

일반적으로 비타민 보조제는 약보다 안전하지만 비타민 A의 독성이 전체 비타민 중 가장 흔하므로 주의해야 한다. 유럽의 한 암 클리닉에서는 5년간 100만 iu를 부작용 없이 사용했다고 했는데, 임신 중에는 1만 iu만 사용했는데도 기형아 출산의 위험이 증가한다고 보고한 연구도 있다. 250만 iu를 수개월간 복용했어도 부작용이 없었다고 보고한 연구 등은 비타민 A가 일반적으로 안전하다는 것을 보여주지만, 의사의 관리감독 없이 사용할 수 있는 양은 아니다.

소화불량, 두통, 코피, 탈모 등이 비타민 A 과다로 인한 증상이지만 복용을 멈추거나 줄이면 없어지는 증상이다. 비타민 A 사용 시 가장 주의해야 할 점은 임신 중일 때 고용량을 사용해서는 안 된다는 것이다.

베타카로틴(beta-carotene) 1일 권장복용량 : 15mg (＝25,000iu)
효과 : 면역활성, 세포 간 상호작용 촉진

우리가 가을에 즐겨 감상하는 단풍과 낙엽의 아름다운 색을 나타내는 색소가 카로티노이드이다. 카로티노이드는 광합성을 돕고 식물을 태양광선으로부터 보호한다. 800여 종의 카로티노이드가 발견되었다. 이 중 유명한 것으로는 베타카로틴, 알파카로틴, 루테인, 라이코펜 등이 있으며 색깔 없는 카로티노이드도 있다.

과일과 채소가 풍부한 식이가 여러 가지 암의 위험을 낮춘다는 역학적 연구는 200여 개가 넘는다. 베타카로틴과 다른 카로티노이드는 그동안 연구를 통해 발암물질의 작용을 조절하며, 세포 간 상호작용을 통해 비정상적인 세포성장을 막고, 암세포의 성장을 막는다는 사실 등이 밝혀졌다.

베타카로틴은 다음의 방식으로 암에 영향을 미친다.

- 흑색종 세포에서 아데닐레이트 사이클라제(adenylate cyclase)의 활성을 변화시켜 분화를 촉진한다.
- 강력한 항산화효과로 면역세포와 PGE－1을 보호한다.
- 암세포를 면역계가 인지할 수 있게 한다.
- 발암물질로부터 DNA를 보호한다.
- 암세포 변성과정을 지연시킨다.

- 화학요법, 방사선요법, 수술요법과의 '시너지' 효과로 부작용을 감소시키고 항암효과를 극대화한다.

안전문제 : 베타카로틴이 폐암을 발생시킨다?

베타카로틴은 다량 복용해도 피부가 노랗게 되는 카로틴 혈증 외에 특별한 부작용은 없다. 그럼에도 언론에서는 베타카로틴이 폐암 발생을 증가시켰다는 연구결과를 호들갑스럽게 떠들어댔다.

그러나 이것은 수십 년간의 지나친 흡연으로 결과를 돌이킬 수 없는 사람의 경우, 자유기를 발생할 수 있는 잘못된 생화학적 환경에서 항산화제가 오히려 전산화제가 된 경우, 다양한 종류의 항산화제와 영양소를 골고루 적절하게 섭취하지 못해서 비타민 A가 제기능을 발휘하지 못했을 경우에 측정한 결과이다.

베타카로틴이 항암효과가 있는 훌륭한 영양소인 것은 사실이다. 다만 채소나 과일 등의 다양한 영양소를 섭취할 때, 자유기 발생을 최소화할 수 있도록 금연과 같은 생활습관의 변화와 병행해야만 효과를 높일 수 있다.

비타민 D₃(cholecalciferol)
1일 권장복용량 : 200iu
효과 : 칼슘 수용체에 작용해서 유전자 조각(episome)의 생산을 감소시켜 암을 유전자 수준에서 억제하는 것을 도움

영양과학의 급속한 발전으로 우리는 중요한 기능을 담당하고 있는 새로운 영양

소들을 많이 밝혀내고 있다. 비타민 D 역시 그런 영양소 중 하나이다. 우리 몸의 피부에서 콜레스테롤을 변화시켜 만들 수 있기 때문에 엄밀한 의미의 비타민은 아니지만, 다른 비타민에 못지않은 중요한 기능을 담당하고 있다.

우리 몸의 세포들은 암을 유발하는 '발암 유전자'를 가지고 있다. 이 발암 유전자가 비정상적으로 작동하면 암이 발생하게 되는데, 비타민 D는 발암 유전자의 비정상적인 작동을 막는다.

충분한 양의 햇빛을 쬘 수 없는 지역에 사는 사람들은 피부에서 비타민 D를 충분히 생산하지 못해서 문제가 된다. 자연은 이런 지역의 사람들에게 비타민 D가 농축된 생선 간을 선사해주었다. 그러나 이 역시 충분한 것은 아니어서 구름이 많이 끼는 지역의 사람들은 일반적으로 결핵, 유방암, 난소암, 결장암, 전립선암, 고혈압, 골다공증 등의 유병률이 높다.

이런 질환의 치료법이 햇빛이라면 비타민 D와 멜라토닌은 그 치료제가 될 수 있다. 비타민 D는 결핵과 싸울 수 있게 면역계를 강화한다. 우리 조상들은 생식을 하고 생선을 충분히 먹고 햇빛을 많이 쬐면서 살았기 때문에 우리보다 5배의 비타민 D를 생산하고 소비했다. 그러나 오늘날 우리는 비타민 D를 충분히 섭취하지 못하고 있다.

비타민 D의 작용으로 일반적으로 널리 알려진 것은 칼슘대사와 관련된 것이다. 비타민 D가 부족하면 구루병(골연화증)에 걸린다는 것은 학교 교과서에 나오는 내용으로, 비타민 D는 간과 신장에서 활성화되어 부갑상선 호르몬 및 칼시토닌과 함께 칼슘 대사를 조절하고, 뼈의 경도도 이에 따라 좌우된다.

그럼 이러한 비타민 D가 어떻게 항암효과와 관련될까? 그것은 세포 분화과정을 조절하는 칼슘의 대사와 관련 있는 것으로 생각된다.

- 비타민 D는 고지방 식이로 결장암의 위험이 높아진 동물의 결장암 발생을 감소시켰다.
- 비타민 D는 유방암 세포의 성장을 억제했다.
- 비타민 D는 전립선암 세포를 비증식 상태로 만들었다.
- 암세포는 비타민 D에 대한 수용체를 가지고 있다.
- 암의 면역억제 작용을 감소시킨다.

안전문제

우리 몸은 비타민 D의 독성을 방지할 수 있는 기전을 가지고 있다. 햇빛이 많은 열대지방에 있는 사람들은 피부가 검은데, 이것은 비타민 D의 생산을 감소시키고 자외선으로부터 피부를 보호하는 멜라토닌이 풍부하다는 것을 의미한다. 따라서 피부가 검은 사람이 날씨가 흐린 지방에서 살면 구루병에 걸릴 위험성이 높아진다.

비타민 D의 독성 증상으로는 고칼슘혈증, 고칼슘뇨증, 식욕부진, 오심, 구토, 갈증, 다뇨(多尿), 근무력, 관절통 등이 있다. 특히 어린이들은 비타민 D 독성에 취약하므로 주의해야 한다.

비타민 E (2/3 succinate, 1/3 자연상태)
1일 권장복용량 : 400iu
효과 : 자연상태의 비타민 E는 면역기능을 자극하고 항산화제로 작용한다. 비타민 E 수시네이트는 암세포에 선택적인 독성을 나타낸다.

비타민 E가 항산화제이기 때문에 전산화제를 만들어 암세포를 죽이는 화학요법 및 방사선요법의 효과가 비타민 E에 의해 감소될 것으로 생각하는 사람들이 많지만, 이것은 사실과 정반대이다. 오히려 비타민 E는 암 환자에게 많은 도움이 된다.

비타민 E 부족은 지방의 과산화를 유발, 세포막을 손상시켜 세포의 물질교환을 변화시키며, 미토콘드리아막을 손상시켜 에너지 생산을 감소시키고 DNA 변이를 유발한다. 성인의 경우 2년 동안 비타민 E가 부족해도 이런 증상들이 나타나지 않는다는 연구도 있지만, 소아나 담관성 간경변증(간에서 담낭으로 가는 관이 막힌 경우)처럼 극단적인 경우에는 이러한 증상이 쉽게 나타난다.

실제로 비타민 E 부족이 백내장, 알츠하이머, 심장병, 관절염, 암 등을 발생시키는 데는 수십 년이 필요하다.

비타민 E는 물에 잘 녹지 않고 기름에 잘 녹는 물질로 모든 지질 용해성 항산화제 중에서 가장 중요하다.

비타민 E의 세포 생물학적 역할은 기본적으로 다음과 같다.

- 몸에 좋은 프로스타글란딘을 보호한다.
- 면역기능을 자극한다.
- 화학요법 및 방사선요법으로부터 건강한 세포를 보호하고 암세포가 치료에 더욱 취약하게 만들어준다.
- 암세포에 선택적으로 독성을 나타내는 특별한 형태의 비타민 E(succinate)도 있다.

비타민 E는 실제로 토코페롤과 토코트리놀의 8가지 관련 물질군이다. 토코페롤이 최초로 발견될 때 맥아 번식을 위해 필수적인 것으로 발견되었기 때문에 '탄생'

을 뜻하는 'Tocos'와 '운반'을 뜻하는 'Pherein'에서 그 이름을 얻었다. 자연의 비타민 E는 α, β, γ, δ 토코페롤과 몇 가지 토코트리놀의 혼합체이며, 밀기울과 종려기름에 농축되어 있다.

비타민 E가 암 환자에게 도움이 되는 측면은 다음과 같다.

❖ **영양소들의 시너지** 보통 아연 부족은 비타민 E 부족으로 이어지며, 이것은 비타민 E를 적절하게 이용하기 위해서는 아연이 있어야 한다는 사실을 의미한다. 그리고 비타민 E는 철과 생선기름의 부작용으로부터 인체를 보호한다.

❖ **면역조절** 비타민 E는 암세포 파괴과정에서 면역세포를 보호하고, 흉선과 비장의 활성을 증가시켜 림프구 생산을 자극한다.

❖ **독소방어** 비타민 E는 동물실험에서 알코올로 유발되는 식도암과 담배의 발암물질인 DMBA로 유발되는 암을 감소시켰다. 비타민 E는 간 손상에 따른 지방간이나 간경화도 막아준다. 피부의 자외선 손상도 막아주고 철의 자유기로 인한 손상도 막아준다.

❖ **프로스타글란딘** 인간은 다음 조건만 충족되면 몸에 좋은 프로스타글란딘을 만들어낼 수 있다.
- 충분한 생선기름(EPA), 아마유(ALA), 이브닝 프라임로즈 기름(GLA)
- 적정 혈중 농도의 혈당(60~100mg%)

262

• 적당량의 비타민 E

몸에 좋은 프로스타글란딘은 혈소판 부착을 억제해서 암전이를 지연시킨다.

❖ **암의 성장 지연과 정상세포로의 전환** 비타민 E를 적게 섭취하면 암의 발생률이 증가한다는 임상연구는 많다. 비타민 E 섭취가 결장암 발생률을 40% 감소시킨다는 역학 연구가 있으며, 폐암의 발생을 방지한다는 동물연구도 있다.

❖ **비타민 E 수시네이트와 암** 비타민 E와 수시닉산(succinic acid)이 에스테르와 결합해서 만들어진 물질은 암의 성장을 막고 발암 유전자(c - myc)의 발현을 막는 물질로 주목받고 있다.

❖ **암의 치료효과 증진** 비타민 E는 항암치료가 암세포에만 선택적으로 작용하도록 만들어준다. 이러한 선택성은 많은 암세포가 혐기성이기 때문에 가능하다고 생각된다. 항산화제는 산소로 인해 산화가 일어나는 세포에 주로 흡수되고 산소 없이 사는 세포에는 잘 흡수되지 않는다. 그렇기 때문에 비타민 E는 정상세포에만 많이 흡수되어 화학요법 및 방사선치료로부터 정상세포를 보호해주고, 암세포는 이런 보호작용을 할 수 없다.

비타민 E 부족이 항암제 아드리아마이신의 심장 독성 효과를 약화시킨다는 것은 이미 오래전에 알려진 사실이다. 또 아드리아마이신과 비타민 E를 전립선암에 함께 사용했을 때 따로 사용했을 때보다 더 큰 효과를 나타냈으며, 비타민 E는 아드리아마이신의 신장 손상, 탈모 등의 부작용도 막아준다.

이 밖에도 비타민 E는 독소루비신, 도노마이신 등의 항암제 독성을 감소시키고 항암효과는 증가시킨다는 연구결과도 많다.

비타민 E가 비타민 K나 항암제와 함께 사용되었을 때 시너지 효과를 나타낼 수 있다. 비타민 E는 화학요법으로 생기는 말초신경병증(팔다리가 저린 증상), 구내염 등의 부작용을 치료할 수 있다.

음식에서는 충분히 섭취할 수 없다

비타민 E를 400iu 섭취하기 위해서는 다음과 같이 많은 양의 음식이 필요하기 때문에 미국 국립암센터, 심장협회, 농무부 등에서는 비타민 E 보조제의 사용을 승인했다.
- 옥수수 기름 2L 또는
- 맥아 2kg 또는
- 아몬드 8컵 또는
- 땅콩 28컵

안전문제

비타민 E를 RDA의 몇 배씩이나 복용하는 것에 대해서 걱정하는 학자들이 있었기 때문에 건강한 학생들을 대상으로 비타민 E 900iu(RDA의 90배)를 12주간 복용시킨 실험 연구가 있었다.

우려했던 간, 신장, 갑상선, 혈액응고, 면역 글로불린 등에 아무 부작용도 없었을 뿐 아니라, 오히려 혈소판 응집을 억제해서 뇌경색, 심장질환, 암전이를 억제할 것이라는 결과를 얻었다. 또한 혈액응고에 부작용이 없었으므로 수술 전후에도 위험이 없었다.

비타민 E 독성에 대한 문헌을 검토해보면 하루 3,200iu까지는 복용해도 부작용이 없었다.

비타민 K(menadione)
1일 권장복용량 : 100㎍
효과 : 암세포에 선택적으로 독성을 나타냄. 비타민 C와 조합하면 항암성분을 형성함

1929년 비타민 K를 처음으로 연구한 네덜란드 과학자 헨리크담은 '응고(Klotting)'의 첫 알파벳을 따서 그 이름을 붙였다. 그 이후 많은 학자가 비타민 K에 대해 연구하면서 인체 내에서 일정 수준과 활성을 나타내는 비타민 K의 세 가지 주요 형태를 밝혀냈다.

• K-1 또는 필로퀴논(phylloquinone)은 시금치, 브로콜리, 양배추 등의 고등식물에서 생산된다.
• K-2 또는 메나퀴논(menaquinone)은 세균발효로 생산된다.
   이것은 비타민 K가 위장관에서도 만들어진다는 것을 의미한다. 또한 치즈나메주 같은 발효식품에도 비타민 K가 들어 있다.
• K-3 또는 메나디온(menadione)은 합성된 비타민 K이다.

모유를 먹은 유아의 위장관에서도 비타민 K가 만들어지지만 의사들은 신생아에게 비타민 K를 주사하는 것을 표준치료로 정했고, 만성 위장관 장애 환자의 3분의

1가량은 비타민 K가 부족하다.

비타민 K에 대한 그동안의 연구를 검토하면서 우리는 다음과 같은 귀중한 교훈을 얻을 수 있었다.

❖ **메타 비타민 효과** 많은 영양소는 최저 용량 이상으로 복용했을 때 독특한 효과를 나타낸다. 나이아신, 비타민 A, 비타민 C, 생선기름 등은 낮은 농도로 복용했을 때는 생존을 위해서만 사용되어 치료 효과를 나타낸다고 생각하기 힘들지만, 고농도에서는 '익히 알고 있는 비타민의 효과 이상', 즉 '메타 비타민 효과'를 나타낸다. 비타민 K도 기본적으로는 응고인자로 작용해 출혈을 방지하지만 고농도로 복용했을 때는 항암작용을 나타낸다.

❖ **시너지는 두 가지 주요 해택을 선사한다** 1) 치료효과의 증가, 2) 낮은 복용량에도 높은 효과를 나타냄

❖ **막연한 추측은 오산** 큐마린은 항응고제로 암세포의 대사와 전이를 지연시킨다. 비타민 K는 큐마린의 반대 작용을 하는 응고제이다. 따라서 이 두 가지를 같이 사용하면 둘의 작용이 상쇄될 것 같은 막연한 생각이 들 수도 있다. 그러나 실제로는 비타민 K가 큐마린의 항암효과를 증가시킨다.

❖ **화학구조가 비슷하다고 해서 같은 작용을 나타내는 것은 아니다** 제약회사들은 종종 치료효과를 지닌 것으로 알려진 물질의 구조를 약간 변화시켜 특허를 내

려고 노력한다. 그런데 이러한 약간의 변화가 기존에 있던 물질과 완전히 다른 효과를 나타내는 경우가 많다. 예를 들어 에스트로겐과 테스토스테론은 OH 분자 하나가 차이 나는 비슷한 구조지만 여자와 남자의 차이를 만든다.

40년 전 영국의 미첼 교수는 비타민 K를 복용한 환자의 종양 크기가 유의할 정도로 감소했음을 보여주었고, 이후에 항암제 독소루비신, 큐마린이 '나프토퀴논 (naphthoquinone)'이라는 물질을 비타민 K-3와 공유하고 있음을 밝혀냈다. 하지만 항암효과의 측면에서 보면 K-3의 항암효과는 큐마린의 70배, K-1의 25배라는 사실도 밝혀졌다.

비타민 K-3는 암전이를 억제하는 한편 세포증식도 직접적으로 억제한다. 다른 항암제, 방사선요법과 함께 사용되어 효과는 높이고 부작용은 억제하는 작용도 나타낸다.

안전문제

식물에서 유래된 비타민 K-1의 부작용으로 알려진 것은 없다. K-3의 독성도 매우 작아 동물실험에서 1일 권장섭취량의 1,000배를 먹어도 별 문제가 없었다. 그리고 비타민 K의 섭취량은 단순히 식품으로 섭취하는 양만으로 계산해서는 안되고, 위장관에서 만들어지는 비타민 K-2를 감안해서 계산해야 한다.

❖ **큐마린에 대한 특별 주의**　많은 의사가 암 환자들에게 큐마린을 복용시킬 때 비타민 K-1이 풍부한 해조류, 시금치, 브로콜리 등의 음식은 피하라고 한다. 그러나 실제로 더 중요한 것은 '일정한' 비타민 K-1의 법칙이다. 의사들은 혈액 응고 시간을 측정해서 큐마린을 처방하기 때문에 음식으로 섭취하는 비타민 K-1은 늘

'일정한' 정도로만 섭취한다면 문제가 되지 않는다. 따라서 중요한 것은 피하는 것이 아니라 예상 가능하게 일정하게 섭취하는 것이다.

비타민 C *

1일 권장복용량 : 2,500mg(1,000mg은 ascorbic acid 그리고 1,500mg은 sodium ascorbate의 형태로)

효과 : 면역자극, 항산화제, 암의 전이를 막아 성장을 방해

비타민 A가 항암 비타민의 어머니라면 비타민 C는 할머니라고 할 수 있다. 수백만 년 전 당을 비타민 C로 변환시키는 효소를 잃었을 때 비극은 시작되었다. 포유류, 조류, 양서류, 어류, 곤충 등 모든 동물을 통틀어 스스로 비타민 C를 생산하지 못하는 동물은 몇 종류 안 되며 이 중에 인간이 속한다.

우리 조상들은 하루 300~500mg의 비타민 C를 섭취했으며, 이는 괴혈병을 예방하기에 충분한 양이었다. 비타민 C는 인체 내에서 다음의 중요한 기능을 담당한다.

• 자유기 방어
• 결합조직(콜라겐과 엘라스틴) 유지
• 아드레날린의 생산을 통한 에너지 생산
• 암과 감염에 대항하는 면역요소 자극

---

*최근의 연구결과 비타민 C가 항암효과를 나타내기 위해서는 일정 혈중 농도 이상이 되어야 하고, 그러기 위해서는 정맥주사로 투여되어야 함이 밝혀졌다. – 옮긴이

- 콜레스테롤을 담즙으로 변환시켜 지방 소화
- 지방조직으로의 지방 저장을 통한 심장병 예방
- 골 형성 조절
- 오염물질 해독
- 히스타민 분비 억제로 알레르기 경감
- 인슐린 작용 조절

복용량

비타민 C를 둘러싼 숱한 논쟁 중에 복용량에 대한 논쟁은 매우 중요한 부분을 차지한다.
- 하루 10mg은 대부분의 건강한 성인의 괴혈병을 예방한다.
- RDA는 60mg이다.
- 미국 국립암센터가 권하는 하루 5차례의 과일·야채식에는 300mg의 비타민 C가 함유되어 있다.
- 많은 입원 환자에게는 적절한 혈중 농도를 유지하기 위해 1,000mg의 비타민 C가 필요하다.
- 암, 에이즈, 바이러스 감염, 상처 회복을 위해서는 10,000~20,000mg을 복용하기도 한다.
- 하루 100,000mg을 정맥 내에 주사해도 부작용이 없었다.
- 양, 개 등 많은 동물은 70kg의 사람으로 환산했을 때 20,000mg의 비타민 C를 매일 생산하며, 스트레스, 감염, 독소 등에 노출되었을 때 생산량은 증가한다.

이러한 작용들은 건강한 사람에게 일어나는 일상적인 작용이고, 아픈 사람들에게는 추가적인 치료효과를 나타낸다. 노벨상 수상자 리누스 파울링 박사도 이 사실을 인정하고, 비타민 C를 RDA 이상으로 사용할 것을 열정적으로 주장했다.

리누스 파울링 박사가 비타민 C가 암 환자에게 도움이 된다고 주장한 최초의 과학자는 아니지만, 그는 이 학설을 풍성하게 만든 중요한 인물이다. 그는 노벨상을 두 번이나 단독으로 수상했고 대통령도 그의 이름을 세 번이나 언급했을 정도로 중요한 인물이기 때문에 과학자들도 그의 말에 주목할 수밖에 없었다.

그렇지만 아인슈타인과 더불어 20세기 가장 위대한 과학자로 꼽히는 그도 비타민에 대한 혁신적 견해 때문에 많은 과학자에게 '부랑학자' 취급을 당했다.

그러나 시간이 지나면서 파울링의 견해가 옳다는 증거가 계속해서 쌓이고 있다. 1982년 미국 국립과학아카데미는 비타민 C가 암을 예방할 수 있다는 사실을 인정했고, 1990년 미국 국립보건원에서는 '비타민 C와 암'에 대한 학술대회를 개최했다.

한편에서는 파울링이 비타민 C가 암을 치료할 수 있다고 주장한 것에 대해 비판했지만, 파울링은 비타민 C가 의학치료 효과를 극대화한다고 주장했을 뿐이다. 내 인생에서 빛나는 순간 중 하나는 1992년 91세가 되어서도 원기왕성하고 총명했던 파울링 박사와 내 집에서 저녁식사를 함께했던 때였다.

비타민 C는 다음과 같은 중요한 작용을 하여 암 환자에게 도움이 된다.

❖ **예방**　암 환자는 암과 독소에 대한 유전적인 취약성을 가지고 있다. 암 환자는 의학치료 도중 더 강한 발암원에 노출될 수 있기 때문에 2차적으로 발생할 수 있는 암에 대한 예방책이 필요하다. 25년간 7개국 16그룹을 아우르는 연구들의 결과는 비타민 C가 암의 훌륭한 예방책이라는 것이다. 그뿐만 아니라 독소방어, 상처치료, 철 성분(ferritin)의 안정화에도 기여한다.

❖ **의학 치료효과의 극대화**   비타민 C는 화학요법 및 방사선요법의 독성을 암세포에 선택적으로 증가시키고 정상세포는 보호한다. 빈크리스틴(vincristine), 빈블라스틴(vinblastine), 아드리아마이신 등 항암제의 부작용을 감소시키고 효과를 증가시켜 치료효과를 극대화한 연구가 많다. 비타민 C의 이런 작용이 방사선요법에서도 나타난다는 사실을 증명한 연구도 많다.

❖ **암의 성장 지연 및 정상세포로의 전환**   고용량의 비타민 C는 정상세포에는 무해하면서도 암세포에만 독성이 있다. 이것은 비타민 C가 과산화수소를 대량으로 만들기 때문이라고 생각된다. 과산화수소는 정상세포에서는 카탈라아제(catalase)에 분해되지만 암세포에서는 그렇지 않기 때문에 독성을 나타낸다.

비타민 C를 투여한 암세포를 전자현미경으로 살펴보면 세포막이 파괴되고 콜라겐 합성이 증가되며 세포의 크기와 수가 감소되는 것을 살펴볼 수 있다.

비타민 C는 그동안 과학자들이 찾아왔던, 암에 선택적인 독소일 수도 있다. 비타민 C의 구조가 포도당과 비슷하기 때문에 포도당을 좋아하는 암세포에 잘 흡수되고, 흡수된 비타민 C는 방사선요법 및 화학요법의 독성을 나타내는 산화효과를 중화시킨다고 주장하는 과학자도 있다.

그러나 한 가지 종류의 항산화제가 대량으로 암과 같은 혐기성 환경에 유입되면 항암제와 같은 전산화제가 된다는 것은 증명된 사실이다. 그리고 정상세포에서는 비타민 C와 다른 항산화제들이 팀을 이루어 조화롭게 화학요법 및 방사선요법을 중화시킨다.

비타민 C의 이러한 작용을 증명한 세포·동물·임상 실험은 매우 많다. 그리고 이러한 작용의 결과로 암 환자의 수명이 연장되고 삶의 질이 증진된 증례 연구와 임상 시험보고도 많다.

파울링과 카메론은 하루 10,000mg(10g)의 비타민 C가 말기 암 환자의 생존율을 0.4%에서 22%로 증가시켰다고 보고했다. 핀란드의 암학자들은 2~5g의 비타민 C를 포함한 고용량의 영양소들과 방사선요법 및 화학요법을 병행해서 30개월 생존 가능성이 1%밖에 되지 않는 폐암 환자의 44%를 6년 이상 생존할 수 있게 만들었다고 보고했다.

그리고 미국 웨스트버지니아 의대의 암 연구자들은 비타민 A 40,000iu, 비타민 B₆ 100mg, 비타민 C 2,000mg, 비타민 E 400iu, 아연 90mg을 포함한 보조제로 방광암의 재발률을 반으로 줄였다. 또한 호퍼 박사와 파울링 박사는 환자에게 암 식이(당, 지방, 유(乳)가공식품이 적은 비가공식품)를 고용량의 비타민, 미네랄과 함께 하라고 지도해서 수명을 6년 이상 연장시켰다.

❖ **요구량의 증가**   병의 회복과정에서 위에서 언급했던 영양소에 대한 요구는 증가한다. 한 연구에서는 면역치료를 받고 있는 흑색종과 직장암 환자 15명이 비타민 C가 부족해서 괴혈병에 걸렸다.

전비경구적 영양요법을 시행 중인 성인 입원환자 20명의 하루 비타민 C 요구량은 350~2,250mg이었으며, 평균은 RDA의 16배인 975mg이었다.

안전문제

비타민 C는 고용량에서도 안전하다. 10,000mg을 수년간 매일 복용해도 아무 부작용이 없다는 연구만도 8개에 이른다. 소수 민감한 사람에게는 1,000mg의 비타민 C가 설사와 같은 위장관 장애를 일으키기도 하지만, 고용량이 신장결석과 비타민 B_{12} 부족을 유발한다는 주장에도 불구하고 실제로 이런 일은 일어나지 않았다. 비타민 C는 경구투여량이 증가하면 흡수율이 낮아진다.

몇몇 전문가는 10~20g이 사람들이 효율적으로 흡수하기에는 너무 많은 양이라고 하고 또 너무 빨리 흡수되면 소화관 장애를 일으킬 가능성이 크다는 증거도 있다. 그러나 미네랄과 결합된 비타민 C는 이런 단점을 극복한 형태로 오랜 시간 유지된다.

비타민 B_1(thiamine mononitrate) 1일 권장복용량 : 10mg
효과 : 이화대사 증진

밀을 빻아서 외피와 밀눈을 제거하는 기술을 처음으로 알아낸 영국인들은 음식의 남은 찌꺼기를 갈아서 '축복의 흰 가루'라고 부르며 빵을 만드는 데 사용했다(그러나 밀가루로 만든 음식은 소화에도 부담이 될 뿐 아니라 혈당을 단시간에 급상승시키는 등 여러 가지로 몸에 좋지 않게 작용한다).

그들은 이 기술을 세계에 자랑스럽게 전했고, 네덜란드인들은 남태평양의 자바 사람들에게 쌀을 정제해서 겨와 눈을 버리고 흰쌀만 먹는 법을 가르쳤다. 그런데 많은 사람이 쇠약해지고 잘 움직이지 못하는 병에 걸렸다. 원주민들은 이 상태를 그들의 말로 'beri-beri(할 수 없어, 할 수 없어)'라고 불렀다. 이 병의 원인은 티아민 부족이었다. 티아민은 20세기 초에 분리, 연구된 최초의 비타민이다.

티아민의 중요성은 에너지 대사에 있다. 인체 내의 모든 세포는 에너지를 생산하므로 티아민은 모든 세포가 필요로 하는 영양소이다. 티아민은 맥주효모, 맥아, 땅콩, 통곡, 콩, 간에 풍부하며, 알코올에 흡수가 차단되고, 부족하면 전립선암의 위험이 증가한다고 알려져 있다.

비타민 B₂(riboflavin)   1일 권장복용량 : 10mg

효과 : 이화대사 증진

리보플라빈도 티아민과 같이 ATP 에너지를 생산하는 데 관여한다. 또한 리보플라빈은 자유기를 소탕하는 중요한 호르몬인 글루타치온 퍼록시다아제에도 꼭 필요하다. 몸에 적절한 양의 리보플라빈이 있으면 세포막, DNA, 면역인자 등이 받는 손상이 적어진다.

리보플라빈 섭취가 부족하면 전립선암, 식도암의 위험이 증가한다. 맥주효모, 간, 신장, 브로콜리, 맥아, 아몬드 등에 풍부하고, 티아민과 같이 알코올에 의해 흡수와 대사가 방해받는다.

비타민 B₃(hexanicotinate)   1일 권장복용량 : 500mg

효과 : 이화대사 개선, 다른 치료의 암세포 살해능력 제고, 암세포 보호막 용해

나이아신도 에너지 대사에 필요한 비타민인데 암 환자에게 도움이 되는 또 다른 역할이 있다. 나이아신은 아드리아마이신의 심독성을 감소시킬 수 있다.

종양은 혐기성 환경 속에 있기 때문에 방사선요법으로부터 숨을 수 있다. 방사선요법으로 치료할 때 500~6,000mg의 나이아신을 섭취하면 안전하고 더 효과적이다.

그 이유는 다음과 같다.

- 암세포의 껍질을 변화시켜 면역세포에 노출시킨다.
- 면역세포의 비효율적인 덩어리를 분산시킨다.
- 우울, 체중감소, 통증을 유발할 수 있는 종양괴사인자(TNF)를 변화시킨다.

비타민 B₅(D-calcium pantothenate)   **1일 권장복용량** : 20mg
효과 : 스트레스 반응 개선

그리스어로 pantos는 '모든 곳에서 발견되는'이라는 뜻이다. 판토세닉산(pantothenic acid)은 모든 식물과 동물의 에너지 생산과 스트레스 반응에 중요한 요소인 아세틸 코에이(acertyl-CoA)의 일부이다.

카르니틴, 코엔자임 Q-10과 함께 지방대사에 관여하고 상처치유도 촉진하며, 부족하면 감각이상(작열감, 냉감, 가려움), 두통, 피로, 불면, 소화관 장애 등의 증상이 나타난다.

로열젤리, 간, 신장, 달걀노른자, 브로콜리 등에 풍부하고, 보조제는 스트레스 반응, 부신피질호르몬 균형, 에너지 생산, 적혈구 생산 등에 도움을 준다.

비타민 B_6는 피리독신(pyridoxine), 피리독살(pyridoxal), 피리독사민(pyridoxamin)의 세 가지 자연 형태로 존재한다. 인체에서 단백질 대사에 관여하는 100여 가지 효소는 모두 비타민 B_6를 필요로 한다.

비타민 B_6는 다음의 작용에 필수적이다.

• 혈당조절

• 지방대사와 카르니틴 생산

• 핵산(DNA와 RNA) 생산

• 호르몬 조절

비타민 B_6는 사이미딘(thymidine) 생산을 위해서 필수적인데, 사이미딘이 부족하면 암이 유발될 가능성이 증가한다. 비타민 B_6 섭취 부족이 암 발생과 성장을 증가시킨다는 사실을 보여준 연구도 많다.

RDA는 2mg인데 사람들은 대부분 충분한 양을 섭취하지 못하고 있다. 약, 고단백 식이, 술 등이 비타민 B_6의 부족을 심화시킨다. 고용량의 비타민 B_6 보조제는 화학요법을 받는 환자에게서 흔히 보이는 신경병증을 예방, 치료하는 데 효과가 있고, 혈액 내 단백질에 당이 결합되는 것을 막아준다. 이 밖에도 면역자극, 혈당

조절, 방사선으로 인한 상해로부터 보호, 흑색종 성장 억제 등 암 환자에게 도움이
되는 면도 많다.

안전문제
하루에 500mg 이하만 섭취하면 대부분의 성인은 안전하다.

비타민 B$_{12}$(cyanocobalamin) **1일 권장복용량** : 1mg
효과 : 정상세포의 성장 촉진, 비타민 C와 결합해서 선택적인 항암물질을 생성

1926년 미노트와 머피는 간을 대량으로 먹으면 비타민 B$_{12}$ 부족 또는 악성빈혈
이 치료된다는 사실을 발견해서 노벨상을 수상했다.

사람들이 40세가 넘으면 위장관에서 비타민 B$_{12}$를 흡수하는 능력이 떨어져 악성
빈혈에 걸릴 가능성이 증가한다. 비타민 B$_{12}$는 간, 고기, 생선, 닭, 대합, 달걀노른
자 등 흔히 즐기는 음식에 풍부하므로 RDA 2μg은 쉽게 충족될 수 있다. 그러나 이
영양소가 소화, 흡수되기 위해서는 '내인자(intrinsic factor)'가 있어야 되기 때문에 비
타민 B$_{12}$가 풍부한 음식을 아무리 많이 먹어도 몸에서는 부족할 수 있다.

비타민 B$_{12}$는 새로운 세포의 성장에 관여하기 때문에 적혈구·백혈구 생산, 에너
지 대사, 신경기능 등의 과정에서 중요한 역할을 한다. 또 비타민 B$_{12}$와 엽산이 심
장병의 위험인자인 호모시스테인(homocysteine)의 생산을 방해한다는 증거도 매우
많다.

비타민 B$_{12}$ 보조제는 암 환자의 면역기능을 돕고 비타민 C와 결합해서 암세포에

선택적인 독소를 형성할 수 있다.

세포 안에 적절한 양의 엽산이 없다면 세포의 성장이 산란해지고 실수로 암이 발생될 가능성이 증가한다. 또 임신 중일 때 엽산이 부족하면 기형아 출산의 위험이 커진다.

엽산의 영어이름인 folic acid는 잎을 의미하는 라틴어 'folium'에서 유래되었으며, 동물성 음식보다 식물성 음식에 풍부하다. 맥주효모, 콩, 아스파라거스, 오렌지, 양배추, 통곡, 그 밖의 뿌리채소에도 풍부하다.

엽산은 새로운 세포의 성장에 필수적이기 때문에 엽산대사의 문란은 암, 기형뿐 아니라 조로(早老), 심장병 등으로도 이어진다. 즉 적절한 양의 엽산이 없으면 세포 성장은 고속도로를 질주하는 음주운전과 같이 위험하다.

엽산은 비타민 B_{12}와 함께 작용하기 때문에 어느 한쪽이 부족하면 다른 한쪽이 그 부족을 보상할 수 있다. 전문가들은 노화의 20%가량이 엽산과 비타민 B_{12}의 부족 때문이라고 한다. 엽산의 RDA는 200μg이고, 임신한 여성은 400μg이다.

암은 단순히 흑과 백으로 나눌 수 있는 것이 아니다. 정상세포와 악성종양 사이에는 여러 가지 중간 단계가 존재한다. 예를 들어 자궁암의 경우, 비정상적인 세포 성장을 보이는 I기 세포 이형성 단계부터 치명적인 악성 IV기 단계까지 여러 단계가 있다.

한 연구는 I, II기 자궁암 환자의 40%가 엽산 결핍이라는 사실을 보여줬으며, 하루 10mg(RDA의 50배)의 엽산이 I기 자궁암 환자의 대부분을 치료했다고 보고한 연구도 있다. 또한 엽산의 섭취 부족은 결장암의 위험을 증가시키고 면역기능도 떨어뜨린다.

바이오틴(biotin) 1일 권장복용량 : 50μg
효과 : 지방과 포도당의 에너지 대사 개선, 이산화탄소와 결합해서 pH 조정, 세포의 성장 조절

바이오틴은 지방, 당, 아미노산 대사에 필수적인 네 가지 카르복실라아제(carboxylase) 효소에 포함된다. 또한 바이오틴은 간에서 포도당을 에너지로 바꾸는 데 필요한 글루코키나아제(glucokinase)의 생산에도 관여한다.

바이오틴 보조제는 당뇨병 환자의 내당력을 증진시키는 데 도움을 주고 말초신경병증에도 도움을 준다. 말초신경병증은 화학요법을 받는 환자에게서도 흔히 나타난다.

바이오틴은 맥주효모, 간, 콩, 쌀, 땅콩버터, 귀리 등에 풍부하며 장 내 세균발효를 통해서도 생산된다. RDA는 하루 30~300μg이다.

환자 사례 _ 3기 유방암 정복

D. S.는 61세 된 여자 환자로 유방암 3기 진단을 받았다. 22개의 림프절 중 4개에 전이된 상태로 한쪽 유방을 절제했다. 화학요법을 시행한 지 얼마 안 돼서 심각한 부작용이 나타나 치료를 계속할 수 없게 되자 다른 의사를 찾았는데 다른 쪽 유방에도 암 가능성이 있다고 진단받았다. 이번에는 종양만 적출했는데 병리학과 의사는 암은 아니라고 진단했다. 그러자 다른 치료법은 중단한 채 영양요법만 시작했다.

잠시 림프절이 커져 종양이 전이된 것이 아닌가 걱정했지만 두 달 만에 사라졌으며, 현재까지 재발 없이 건강하게 살고 있다.

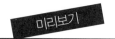
20
음식 추출물

전체 음식이 영양 프로그램의 기초인 한편, 음식의 몇몇 성분은 다음과 같은 작용으로 암에 작용하기 때문에 농축된 형태로 복용하기도 한다.

- 면역자극
- 세포분열 조절
- 과도한 에스트로겐으로부터 보호
- 해독

> "오로지 자연만이 치유할 수 있으며, 간호가 해야 하는 것은 환자를
> 자연이 작용할 수 있는 가장 좋은 상태로 만들어주는 것이다."
>
> — 플로렌스 나이팅게일. 현대 간호학의 설립자, 1900년경

겨자과(cruciferious), 술포라판(sulforaphane)
1일 권장복용량 : 80mg
효과 : 해독, 에스트로겐의 해로운 효과를 중화시키고 암 형성을 선택적으로 지연시킴

식물 생약물질 중에서 처음으로 주목받은 것은 양배추이다. 히포크라테스는 2,400년 전 "음식이 약이 되게 하고 약이 음식이 되게 하라"고 얘기했으며, 오늘날 우리는 이 말의 뜻을 받아들이고 있다.

예를 들어 1950년대 냉전시대 과학자들은 양배추를 먹인 동물이 사탕무를 먹인 동물보다 방사능에 더 잘 견딘다는 사실을 발견했다. 당시 사람들은 양배추에 방사능 보호효과가 있다는 생각을 하지 못했기 때문에, 방사능에 취약하게 만드는 뭔가가 사탕무에 있다고 생각했다.

겨자류 채소에는 양배추, 브로콜리, 꽃양배추 등이 있다. 이런 채소들의 생약물질 중 술포라판이라는 성분이 항암제로 가장 유망하다.

겨자류 식물의 생약물질은 다음의 작용을 나타낸다.

- 발암물질 생성 억제
- 자유기 제거
- 간의 해독과정 촉진
- 발암원이 세포에 도달하는 것을 방해(예 : 에스트로겐-의존성 종양세포에 에스트로겐 결합 방해)

잎새버섯 D – 단편(Maitake D-fraction)   1일 권장복용량 : 200mg

효과 : 적응, 면역활성

버섯은 오랫동안 음식과 약으로 사용되어왔다. 버섯은 보통 썩은 나무 그루터기에서 자라는데, 여러 종류의 버섯을 연구한 결과 잎새버섯(grifolia frondosa, Maitake 버

섯)의 항암효과가 탁월한 것으로 나타났다. 다른 버섯들도 항암성분이 있지만 이들은 주사할 때에만 효과가 있었고, 잎새버섯처럼 먹을 때도 효과가 있지는 않았다.

1980년대 일본 회사들은 이 버섯을 톱밥에서 재배하기 시작하였고, 치료 효과를 과학적으로 연구하기 시작했다. 그 결과 1,6 베타글루칸과 1,3 베타글루칸*과 같은 활성성분을 가지고 있는 D-단편이 효과가 가장 강력하다는 사실을 발견했다.

잎새버섯은 다음과 같은 작용으로 암 환자에게 도움을 준다.

❖ **면역자극** 자연 살해세포(NK cell) 활성을 두 배로 증가시키고, 인터루킨-1의 생산을 증가시키며, 종양 성장억제의 지표인 지연형 과민반응을 강화시킨다.

❖ **적응원(adaptogen)** 고혈압, 고혈당을 낮추고 간을 보호하며 바이러스 활성을 나타낸다.

❖ **암전이 억제** 동물실험에서 암의 전이를 81%까지 억제하는 것으로 나타났다.

❖ **항암제와의 시너지** 항암제 마이토마이신 C와의 비교연구에서 잎새버섯 D-단편은 80%, 마이토마이신 C는 45%의 암 억제효과를 나타냈다. 이 두 가지의 복용량을 반으로 낮춰 함께 사용했을 때는 98%의 억제율을 나타냈다. 그리고 화학요법을 받는 암 환자의 식욕부진, 탈모, 오심, 구토, 백혈구 감소 등의 부작용을 90% 감소시켰다.

---

*베타글루칸은 버섯류에 들어 있는 다당류 물질. -옮긴이

6,000년 전에 처음 약으로 언급된 마늘은 오늘날까지도 전 세계적으로 사랑받고 있다. 이집트 왕 투탕카멘의 묘에서도 발견되었고, 히포크라테스도 통증을 줄이고 감염을 치료한다고 언급한 적이 있다.

약으로서 마늘의 역사가 이렇게 유구함에도 최근 몇십 년간 마늘에 대한 과학연구는 2,000개가 넘으며, 그 가치도 재평가되고 있다. 특히 셀레늄이 풍부한 토양에서 자란 마늘은 암에 직접적으로 작용하는 것으로 보인다.

다음과 같은 암의 진행과정도 억제한다고 알려져 있다.

- 몸 안에서 발암원 형성
- 정상세포를 암세포로 변환, 암세포 전이
- 종양의 새로운 혈관 형성

마늘의 활성성분에 대한 논쟁은 계속되어왔다. 아미노산, 알리신, 유기물질에 결합된 셀레늄, S-알릴 시스테인 등 그 후보가 많은 가운데 한 연구는 혈중 지질을 낮추는 것이 알리신은 아니라는 사실을 밝혔으며, 간보호 효과를 나타내는 것은 오래된 마늘 추출물이라는 사실을 밝힌 연구도 있다.

마늘은 식도에서 직장까지 소화기에 발생되는 암의 예방·치료 효과가 있으며, DNA 보호효과가 탁월해 방광암, 간암 등 비소화기암에도 좋다.

라이코펜은 베타카로틴의 두 배나 되는 효과가 있는 강력한 항산화제이다. 라이코펜은 카로티노이드과의 붉은 색소이다. 토마토, 수박 등이 라이코펜이 풍부한 음식이고, 한 컵 정도 되는 100g의 토마토에는 3mg의 라이코펜이 들어 있다.

1995년《미국 암연구소 잡지》에 발표된, 피자를 즐기는 사람들의 전립선암 발생률이 그렇지 않은 사람들보다 낮다는 연구결과가 라이코펜에 대한 주의를 환기하는 계기가 되었다.

원래 피자는 몸에 좋지 않은 밀가루와 소화되기 어려운 치즈, 지방으로 만들어진 것이다. 그래서 토마토소스에 함유된 라이코펜의 항산화, 면역자극, 암 유전자 발현조절 효과가 이 모든 안 좋은 음식 요소들을 중화시키고 남기 때문에 나타난 연구결과로 생각되었다.

일주일에 토마토 한 개를 먹으면 식도암을 40~50% 감소시키고, 라이코펜을 많이 먹으면 췌장암 위험도 감소된다.

소 기관 연골(Bovine Tracheal Cartilage, BTC)은 암 환자에게 도움이 되는 매우 중요한 영양소 중 하나이다. "한 제약회사가 암, 관절염, 대상포진, 기타 감염질환에 새로운 치료법을 발견했다"라는 머리기사가 났다고 생각해보자. 연이어 언론에 보도되고 그 회사 주식은 상종가를 치고 많은 사람이 관심을 가질 것이다.

그런데 만약 이런 효과를 가진 약이 우리가 너무 잘 알고 있어 특허도 못 내는 평범한 음식이라고 하면 사람들은 그리 대수롭지 않게 생각할 것이다.

1954년 존 프루덴 박사는 우연한 기회에 연골이 상처를 치유하는 데 특별한 효과가 있다는 사실을 발견하고 이에 주목했다. 그러던 어느 날, 유방암 4기 상태인 70세 여환자가 암이 가슴을 뒤덮은 채로 그를 찾아왔다. 그는 궤양이 생긴 상처를 치료할 생각으로 소 연골 용액을 종양부위에 주사했는데, 놀랍게도 종양이 사라진 것을 목격했다. "마음이 열려 있으면 기회는 온다"라는 말이 새삼 떠올랐다.

이후 40년간 700만 달러가 넘는 연구비를 쏟아부은 프루덴 박사는 BTC의 항염증 효과에 대한 특허를 획득했다.

프루덴은 유방암에 걸린 개를 BTC로 치료해줄 만큼 다정다감한 사람이었다. 소의 기관이 버려진다는 사실에 주목해, 목에서 지방을 제거하고 연골만 뽑아내서 말리고 가루로 만드는 공정을 개발했다.

연골은 근육, 뼈, 인대, 피부, 지방, 골수 등이 발생하는 태아의 중간엽이라는 부분과 비슷한 조직이다. 연골의 치료효과는 아마도 이 독특한 기원 때문인 것 같다. 처음에 사람들은 생후 6개월 이하의 어린 소에게만 관심을 보였는데, 프루덴은 검증되지 않은 이론이라고 못박았다.

❖ **활성성분** 연골은 단백질, 지방, 탄수화물, 미네랄의 복합체이기 때문에 유효성분을 알아내기가 쉽지 않다. 어떤 회사들은 자사 제품이 종양 혈관생성 억제 단

백질 성분이 높다고 주장하기도 한다.

프루덴은 뮤코폴리사카라이드(mucopolysacchride)의 일종이 치료효과가 있다고 생각했는데, 잎새버섯과 알로에 젤의 뮤코폴리사카라이드를 생각하면 맞는 말이다.

❖ **항혈관생성** 상어 연골이 암의 혈관생성을 억제한다는 말은 일리가 있다. 1976년 MIT의 로버트 랭거 박사와 하버드의 주다 포크만 박사는 연골의 어떤 성분이 암의 혈관생성을 억제한다는 연구결과를 공동 발표했다. 후에 연골이 암의 성장을 억제한다는 연구결과가 계속 발표되면서 이 이론은 힘을 받게 되었다

암은 새로운 혈관생성 없이 1~2cm 이상 성장할 수 없기 때문에 혈관생성은 암의 성장에 가장 중요한 단계이다. 그러나 혈관생성이 없으면 정상조직 역시 성장

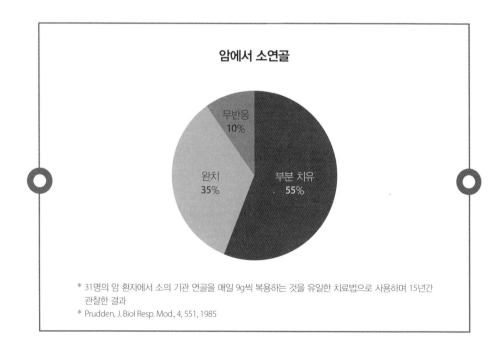

암에서 소연골

무반응 10%
완치 35%
부분 치유 55%

* 31명의 암 환자에서 소의 기관 연골을 매일 9g씩 복용하는 것을 유일한 치료법으로 사용하며 15년간 관찰한 결과
* Prudden, J. Biol Resp. Mod., 4, 551, 1985

할 수 없기 때문에, 연골은 혈관생성을 일방적으로 억제하는 것이 아니라 비정상적인 성장만 억제하는 선택적인 '조절자'로 작용한다고 유추할 수 있다.

- 국소적으로 투여했을 때 연골은 정상세포의 성장을 도와 상처치유를 돕고 비정상세포의 성장은 억제한다.
- 내복했을 때 B세포, 대식세포, T세포 등 여러 면역세포를 증가시키지만 알레르기, 관절염 등의 자가면역 과정은 지연시킨다.
- 내복했을 때 암과 에이즈로 인한 소모성 질환을 경감한다.
- 내복했을 때 관절염 같은 염증반응을 감소시킨다.

프루덴은 15년간의 연구를 종합해서 앞의 그림과 같은 결과를 내놓았다. 결론은 모든 자연약을 종합해볼 때 소 연골이 가장 안전하고 유망한 약이라는 것이다.

핵산(Nucleic acid)
1일 권장복용량 : DNA 500mg , RNA 500mg
효과 : 면역자극, 유전자 발현을 도와주고 조직소모를 유발하는 종양괴사인자(tumor necrosis factor)의 과도한 생산을 억제함

우리 세포의 핵에는 DNA라는 청사진이 있어 이를 계속 복사해가면서 자신을 유지해나갈 수 있게 되어 있다. 그러나 DNA는 세포에 어떤 작용을 나타내지 못하기 때문에 단백질이라는 세포에서 직접 작용할 수 있는 물질을 만들기 위해 RNA라는 DNA 복사본이 필요하다.

DNA는 계속 유지되어야 하는 만큼 화학적으로 안정된 구조이며, RNA는 단백질이 만들어질 때만 필요하기 때문에 금방 만들어졌다가 파괴되는, 화학적으로 불안정한 구조이다. 그리고 DNA가 복사되면서 아주 작은 실수로 잘못된 복사본이 생기게 되면 암세포가 탄생하게 된다. 세포에는 이런 잘못된 복사를 교정하거나 잘못된 복사본을 없애는 유전자들이 있는데, 이 유전자가 있는 부분이 잘못 복사될 때 암세포가 발생한다.

핵산(DNA와 RNA)은 아미노산으로부터 합성되기도 하고 맥아, 간, 씨, 화분, 고기 등에서 섭취하기도 한다. 여기서 DNA, RNA 같은 고분자가 위장관을 통해서 혈액 내로 흡수되는 것에 의문이 있을 수 있다. 이 질문에 답하기 위해 우리는 다음의 사실을 상기할 필요가 있다.

- 위장관에서 담즙과 효소로 분해된 지방산은 혈류에서 재조립된다.
- 위장관에서 혈류로 흡수된 큰 단백질이 음식 알레르기를 유발한다.
- 선요법의 호르몬은 위산에 파괴될 수 있다.
- 아기는 모유에서 면역 글로불린을 공급받는다.

핵산 보조제도 어떤 형태로든 흡수되어 상처치료와 면역에 도움을 준다. 핵산이 부족한 식사를 먹인 동물은 면역기능이 손상되었는데 유라실(uracil : 핵산의 일종)을 먹였더니 손상된 면역이 살아났다. RNA 함유 보조제는 상처치유, 면역증강, 기억력 향상, 간 재생의 효과도 있었다. 핵산은 암 환자의 소모성 질환을 감소시키는 효과도 있다.

노벨상 수상자 러시아의 엘리 메치니코프 박사는 "죽음이 대장에서 시작된다"라고 말한 바 있다. 메치니코프 박사는 요구르트에서 젖당을 발효하는 유산균을 분리하고 이를 연구하는 데 많은 시간을 바쳤다.

암 환자에게 FOS가 얼마나 중요한지를 이해하기 위해 우리는 1895년 루이스 파스퇴르가 임종할 때 "내가 틀렸다. 세균은 중요한 게 아니다. 진짜 중요한 것은 '땅'이다"라고 했던 말을 상기할 필요가 있다. 파스퇴르는 열로 세균을 죽이는 방법을 개발한 프랑스의 화학자이다. 그는 인생 대부분을 우주의 세균을 박멸하는 데 할애했고, 결국은 실패했다.

지금 우리는 세균이 위장관에서 바이오틴과 비타민 K를 만드는 것처럼 유익한 작용을 한다는 사실을 안다. 많은 세균이 우리의 면역기능의 견제 속에 무해한 채로 존재한다. 면역기능이 약해지면 이런 세균들이 감염을 일으키는데, 이를 '기회감염'이라고 한다. 또 위장관 안의 세균들은 발암물질을 만들기도 한다.

감염이 암 환자, 특히 화학요법을 받는 암 환자의 흔한 사인(死因)이기 때문에 학자들은 지난 30년간 암 환자를 세균으로부터 격리하려고 했다. 환자를 가족으로부터 격리하고 과일과 채소도 피하라고 했고, 심지어 음식을 소독해서 먹으라고 하는 의사도 있었다.

그러나 우리 위장관에는 몸 전체를 구성하는 세포보다 훨씬 더 많은 세균이 있다. 그리고 위장관의 세균들은 몸에 좋은 세균과 나쁜 세균으로 나뉘어 서로 싸우고 있다. 당, 지방이 많고 채소, 과일이 부족한 현대인의 식사는 장 내 유익한 세균에 좋지 않다.

많은 암 환자에게 일어나는 감염은 밖에서 오는 것이 아니라 안에서 온다. 면역계의 40%는 위장관 주위에 분포되어 장 내 세균이 혈액으로 나와 패혈증을 유발하는 것을 막고 있다. 다음 세 가지 중 한 가지만 충족되면 장 내 세균이 혈액으로 유입되어 치명적인 패혈증을 유발한다.

- 장 내 세균군의 생태학적 균형이 깨져 일어나는 유해한 세균의 과성장
- 숙주 면역기능의 손상
- 위장관 점막 파괴

프로바이오틱스는 요구르트의 유산균을 비롯하여 몸에 좋은 여러 박테리아를 포함한다. 유방암에 걸린 여성과 그렇지 않은 여성의 식사를 비교한 연구에서 가장 차이가 두드러진 음식은 요구르트였다.

요구르트는 방사선요법으로 장이 망가지는 것도 예방해준다. 그리고 유제품은 알레르기를 가장 많이 일으키는 음식이므로 모든 암 환자에게 요구르트를 권하는 것은 좋지 않으며, 프로바이오틱스 보조제가 도움이 된다.

탄수화물에는 짧은 분자(당이 한두 개 있는 단당류, 이당류), 중간 크기 분자(소수의 당이 결합된 올리고당류), 긴 사슬로 연결된 분자(다당류)가 있다. 과당(果糖)으로 만들어진 올리고당은 장 내 유익한 세균의 성장을 돕는다. 올리고당은 장 내 세균

에 의해 쉽게 소화되기 때문에 위장관에서 사람의 소화액으로 거의 소화되지 않는다. FOS는 장 내 세균에 소화, 흡수되어 장벽, 면역을 강화하고 가스도 해소한다. FOS는 양파와 통곡(通穀) 같은 음식에 풍부하다.

여러 문헌을 폭넓게 검토한 결과 FOS 보조제는 다음의 작용을 하는 것으로 나타났다.

- 장 내 유익한 유산균의 성장을 도와준다.
- 해로운 세균과 독성 대사물을 감소시킨다.
- 유해세균으로 인한 설사와 변비를 예방한다.
- 간 기능을 보호한다.
- 혈압을 강하한다.
- 필수영양소의 생산을 유도한다.

화분(花粉, bee pollen)   1일 권장복용량 : 600mg
효과 : 아미노산, 비타민 B, 바이오플라보노이드 등이 풍부. 역사적으로 활력제, 조혈제, 면역 활성제로 사용됨

화분에는 비타민 B, 비타민 C, 핵산, 아미노산, 불포화지방산, 효소, 미네랄, 바이오플라보노이드, 그 밖의 영양소가 균형잡힌 상태로 모여 있다.

화분은 원기를 회복하고 새 힘을 북돋아주는 뛰어난 음식으로 생각되어왔다. 면역을 조절해서 알레르기를 억제하고, 암 환자에게도 힘을 줄 뿐 아니라 무해한 것으로 알려져 있다.

치료효과가 뛰어난 다른 벌 관련 제품으로는 로열젤리와 프로폴리스가 있으며, 이것들은 벌집을 소독하는 항생제 성분을 가지고 있다.

> **레시틴(lecithin(phosphatidylcholine))**
> **1일 권장복용량** : 1,500mg
> **효과** : 간의 해독과 세포의 성장조절을 도와줌. 영양소 흡수와 독소 배출을 위한 세포막의 구성 물질이 됨

레시틴은 암 환자에게 큰 도움이 되는 놀라운 물질이다. 대부분의 물질은 물에 녹는 친수성이거나 기름에 녹는 소수성인데, 레시틴은 물과 기름에 동시에 녹을 수 있는 유화제라고 알려진 몇 안 되는 물질 중 하나이다. 레시틴은 콩과 달걀에 풍부하다. 달걀과 물을 섞어 막 젓고 나면 거품이 생기는 것은 바로 달걀노른자의 레시틴 때문이다.

레시틴은 구조가 고기의 지방이나 트리글리세라이드(triglycerides)와 비슷하다. 단 지방산이 세 개가 결합된 것이 아니라 그중 하나가 포스파티딜콜린 (phosphatidylcholine)으로 바뀐 구조이다. 이 단순한 변화가 다음의 독특한 작용을 나타낸다.

- 혈중 콜레스테롤을 낮춰주고 혈소판 응집을 감소시킨다.
- 건선과 같은 피부병을 치료한다.
- 알츠하이머병을 개선한다.
- 운동실조의 진전(떨림)을 감소시킨다.

전 세계의 암 발생률을 살펴보면 이상한 차이점을 발견할 수 있다. 동양에서는 유방암, 전립선암의 발생률이 상대적으로 낮다는 것이다. 저지방 식이, 운동, 낮은 비만율, 높은 채소 섭취율 등 그 이유가 많겠지만, 가장 중요한 것은 콩의 섭취라는 것이 중론이다. 콩에는 이소플라본, 레시틴, 프로테아제 억제제 등 여러 가지 좋은 물질이 풍부하다. 그중에서 가장 중요한 것은 다음의 작용을 하는 제니스테인이다.

- 암세포를 선택적으로 죽인다.
- 성 호르몬에 의한 종양의 성장을 감소시킨다.
- 암세포의 자살을 유도한다.
- 전이를 억제한다.
- 혈관생성을 억제한다.
- 정상세포의 성장을 조절하는 분화를 유도한다.

제니스테인은 암세포를 정상세포로 되돌릴 수 있다. 이 밖에도 과학자들은 콩의 프로테아제 억제제의 항암효과를 이해하기 위해서도 노력 중이다. 하버드대학에서 이를 20년간 연구하고 있다. 또한 펜실베이니아대학의 앤 케네디 박사는 콩의 프로테아제 억제제가 암의 발생을 억제하고, 암세포를 정상세포로 되돌리며, 방사선요법과 화학요법의 부작용을 경감시킨다고 말한다.

콩과 유방암

콩이 풍부한 음식을 많이 먹은 동물에게 불임이 유발된 사실에 근거해서 몇몇 전문가는 호르몬 의존성 종양에 콩을 사용하는 것에 대해 경고한 적이 있다.

그러나 에스트로겐 의존성 유방암에 쓰는 항암제 타목시펜(tamoxifen)은 제니스테인과 비슷한 구조를 가지고 있다. 그뿐만 아니라 제니스테인은 무해하고 전립선암에도 효과가 있다. 식물 에스트로겐을 가진 인삼도 이와 마찬가지다.

환자 사례 _ 3기 유방암을 완치

B. G는 3기 유방암 판정을 받았다. 1년 동안 고향 병원에서 치료했지만 실패하자 우리 병원에 입원한 그녀는 화학요법을 받는 동시에 영양요법에 열성적으로 매달렸다. 치료를 시작하고 1년 뒤 암이 완치된 그녀는 건강하게 살고 있다.

21
부속인자들

부속인자들은 아직까지는 필수적이라고 인정되지 않지만, 다음의 작용 때문에 건강을 위해 반드시 필요할 것이라고 생각되는 영양성분이다.

- 에너지 대사 증진
- 완전한 종류의 항산화제 제공
- 해독과정 보조

> "불행하게도 우리가 가르쳐준 것의 반은 틀렸다. 그리고 더 큰 문제는
> 어떤 반이 틀렸는지 알려줄 수가 없다는 것이다."
>
> – 어느 의과대학 졸업식에서

우리 식사의 필수영양소는 50가지 정도라고 생각된다. 그런데 이만큼 중요한 수천 가지 영양소가 '부속인자'라는 이름으로 다양한 음식에 포함되어 있다. 이러한 물질들이 우리 건강을 위해 꼭 필요하다는 증거가 시간이 가면서 속속 나타나고

있으므로 가까운 미래에 이런 물질들은 '조건부 필수인자'로 생각될 것이다.

암 환자들은 종종 이런 영양소들을 몸 안에서 충분히 생산하지 못하고 있다. '암에서의 생존'과 '암과의 투쟁'의 차이가 바로 이런 부속인자의 섭취에 달려 있을지도 모른다.

코엔자임 Q-10(coenzyme Q-10)　1일 권장복용량 : 100mg
효과 : 호기성 대사증진, 면역자극, 막 안정화, 프로스타글란딘 대사 개선

코엔자임 Q-10은 포유류의 에너지 수송체계, 특히 미토콘드리아막에서 발견된다. 1975년 피터 미셸 박사는 코엔자임 Q-10에 대한 연구로 노벨상을 수상했다.

코엔자임 Q-10은 심근병증을 치료하는 기적의 약이다. 코엔자임 Q-10은 타이로신(tyrosine), 메발로네이트(mevalonate) 등을 원료로 몸에서 만들어지기도 하고, 간, 심장 등에서 음식에서 흡수하기도 하지만 카르니틴, EPA 등과 함께 필요한 때는 충분히 만들 수 없기 때문에 '조건부 필수영양소'로 생각된다.

코엔자임 Q-10의 또 다른 이름인 'ubiquinone'은 '모든 곳에 있는 물질'이라는 뜻이다. 코엔자임 Q-10이 암 환자에게 미치는 영향은 다음과 같다.

- 비타민 E와 함께 작용하며 자유기 제거
- 인지질과의 상호작용을 통한 세포막 안정화
- 프로스타글란딘 대사 개선
- 세포막의 칼슘 채널 안정화
- ATP의 호기성 생산 개선

코엔자임 Q-10은 면역기능을 증진할 수 있고, 아드리아마이신의 심독성을 방지할 수 있다. 또한 코엔자임 Q-10이 단독 투여될 경우, 하루 300mg의 복용량으로 유방암 환자 19%(32명 중 6명)를 부분 치료했으며, 390mg을 투여한 한 환자에게서는 완전관해가 이루어졌다.

이처럼 나이가 들거나 병이 들면서 꼭 필요해지는 코엔자임 Q-10은 영양보조식품에 반드시 포함되어야 한다. 한편 코엔자임 Q-10은 소화관에 지방, 특히 레시틴, 어유, 유리지치 기름이 있을 때 더 잘 흡수된다.

리포익산(lipoic acid) 1일 권장복용량 : 33mg
효과 : 에너지 대사에 관여, 항산화제, 혈당조절, 중금속 제거, 기억력 증진, 암세포 성장 억제, 세포막의 당화 억제

리포익산은 피루베이트와 아세틸 코에이와 함께 에너지 대사에 필요한 작용을 한다. ATP를 만드는 데 중요한 역할을 하기 때문에 리포익산은 중요한 영양소로 생각되며, 나이가 들면서 만들 수 있는 양이 줄어들기 때문에 필요성이 점점 더 증가하는 영양소이다. 독특한 크기와 구조로 물과 지방 모두에서 항산화제로 작용한다. 이것은 리포익산이 인체 전 부분에 도달할 수 있음을 의미한다.

리포익산은 혈액 내 단백질, 신경세포를 비롯한 여러 세포막에 당이 결합되는 것을 막아준다. 리포익산은 신경으로의 혈류도 촉진해서 신경 전도를 개선하고, 당뇨병이나 항암치료로 인한 신경병증도 치료한다. 또 각 조직으로의 산소전달을 증가시켜 호기성 대사를 촉진하는데, 이것은 혐기성 대사를 주로 하는 암세포에

마치 흡혈귀에 햇빛처럼 작용한다.

리포익산은 인체 내 다른 항산화제의 사용 가능 수준을 증가시킨다. 그리고 다음과 같은 '완벽한' 항산화제로서의 충족조건을 모두 갖추고 있다.

- 자유기 중화
- 세포로의 빠른 흡수
- 다른 항산화제 작용 증강
- 세포의 안팎, 세포막 등에 응축
- 정상 유전자 발현 증진
- 금속이온 중화, 독성물질 배출
- 인슐린 효율 개선
- 면역세포 보호

안전문제

30년이 넘는 동안 사용해왔고, 유럽 여러 나라에서 임상시험한 결과 별다른 부작용이 없는 것으로 나타났다.

L-글루타치온(L-glutathione, GSH) 1일 권장복용량 : 100mg
효과 : 면역자극, 해독, 세포분열과 프로스타글란딘 대사 조절

GSH는 자연계에 가장 널리 분포되고 있는 아주 중요한 항산화제이지만 암 환자에게 사용하는 데 대해서는 약간 혼동이 있는 것 같다. 따라서 이 부분은 좀더 자

세히 살펴볼 필요가 있다.

GSH는 글루타민(glutamine), 시스테인(cysteine), 글리신(glycine) 세 아미노산이 합쳐진 펩타이드이며, 황을 함유하고 있는 분자이다. 어떤 임상가는 인체 내 GSH 생산을 증가시키기 위해 N-아세틸-시스테인(N-acetyl-cystein)을 사용하기도 한다.

GSH는 생물체에 가장 널리 분포된 항산화제로, 글루타치온 퍼록시다아제라는 효소계에서 중요한 역할을 한다. 이 효소계는 세포대사, 세포조절, 해독, DNA 합성 및 수리, 면역기능, 프로스타글란딘 대사, 세포증식 조절 등에서 중요하다. 특히 GSH는 독소에 노출된 간 보호에 중요하고 불임, 노화, 유독환경에의 노출 및 고혈압, 고지혈증, 암 등의 질병 상태에서 감소된 채로 발견되기 때문에 이들과의 연관성도 시사하고 있다.

❖ **암 환자에게 도움이 되는가?** 어떤 암학자들은 GSH가 암세포를 항암요법으로부터 보호한다고 주장한다. 그래서 암 환자의 GSH를 고갈시키는 약을 개발하려는 노력도 있었다. 그러나 GSH 보조제는 시스플라틴과 함께 사용되어 난소암 환자의 치료 효과를 극대화했으며, 신독성을 경감했다.

55명의 위암 환자를 대상으로 한 또 다른 연구에서 항암효과 감소 없이 신경독성만 감소시켰으며, 발암원(DMBA)에 노출된 동물에서는 종양의 발생빈도와 수를 감소시켜 예방효과도 나타냈다.

20개월 안에 100%가 사망하는, 예후가 매우 좋지 않은 아플라톡신 유발 간암의 경우에는 실험 동물의 81%를 4개월 후에 건강한 상태로 만들었고, 항암치료에 반응 없는 간암 환자 8명에게 하루 5g씩 경구투여하여 환자들이 더 오래 생존할 수 있게 만들었으며 한 명은 완치했다. 위장관을 발암물질로부터 보호했으며, 세포실험에서는 암세포의 자살을 유도하는 것으로 나타났다.

❖ 위장관에서 흡수되는가?   한 연구에서 7명의 건강한 사람에게 매일 3g을 복용시켰는데도 혈중 농도에 별 변화가 없어 흡수되지 않는 것은 아닌가 하는 의심을 일으킨 연구가 있었다. 그러나 GSH가 위장관을 통해 혈액 내로 흡수된다는 사실을 보여주는 연구도 많다.

GSH는 채소, 과일, 생선, 가금류(家禽類), 쇠고기 등에 풍부하고 가공과정에서 감소된다.

디메틸글리신(dimethylglycine, DMG) 1일 권장복용량 : 16.7mg
효과 : 한때 '비타민' B₁₅라고 불리기도 했음. 면역자극 및 활력제

디메틸글리신(DMG)은 영양과학에서 짧지만 화려한 기록을 가지고 있다. 의학박사 언스트 크렙스는 1951년 래트릴(laetrile, 비타민 B17)과 더불어 팬개믹산(pangamic acid, 비타민 B15)을 발견했다. 비타민 B15는 통곡, 맥주효모, 호박씨, 소 피 등에 풍부하며, 필수비타민으로 여겨지지는 않는다.

DMG는 인체 내에서 글루코닉산(gluconic acid)과 결합해 팬개믹산을 형성한다. 팬개믹산이 운동능력을 증진하고 노화를 되돌린다고 해서 러시아와 유럽에서 주목받아왔다.

이 밖에도 DMG는 에너지 대사, 간 해독작용을 개선하고, 혈압을 낮추며 알레

르기를 억제하고, 신경계와 내분비계를 자극하는 등 여러 가지 중요한 작용을 하는 것으로 보인다.

L-카르니틴(L-carnitine)
1일 권장복용량 : 100mg
효과 : 지방의 에너지 대사에 관여, 지방의 완전 연소를 촉진하므로 심장과 간에 지방이 축적되는 것을 방지. 암세포는 지방을 에너지원으로 사용할 수 없음

카르니틴은 미토콘드리아라는 용광로에 지방산이라는 석탄을 집어넣는 역할을 한다. 카르니틴은 1905년 고기에서 최초로 분리되었고, 식물에는 없는 것으로 알려져 있다. 사람의 경우 간과 신장에서 라이신(lysine), 메시오닌(methionine)을 원료로 비타민 C, B6, 나이아신, 철 등의 공조로 만들어진다.

이런 재료의 부족은 카르니틴의 부족으로 이어지며 혈액, 간, 근육의 지방축적, 무력감 등의 결과를 유발한다. 유아의 경우 카르니틴을 식사로 섭취해야 하며, 카르니틴 부족 증상을 나타내는 일부 성인도 있기 때문에 필수영양소에 포함시켜야 한다고 주장하기도 한다.

카르니틴은 다음의 작용을 하여 암 환자에게 도움이 된다.

· 지방간 억제
· 에너지 생산과 지구력 개선
· 아드리아마이신의 심독성 예방
· 면역기능 촉진

302

어린이, 노인, 스트레스와 독소에 자주 노출되는 사람들에게 카르니틴은 필수이다.

토코트리놀(tocotrienols)   1일 권장복용량 : 200mg
효과 : 항산화, 면역자극, 지방산 대사 조절

높은 산에 올라 망원경으로 보면 주변의 풍경을 좀더 속속들이 볼 수 있듯이, 계측기기들이 점점 발달함에 따라 비슷하게 보이는 영양소들도 서로 다른 작용을 하고 우열이 있음이 밝혀지고 있다. 특히 과거에 스타였던 비타민 E(토코페롤)가 실은 조연이고, 그 사촌인 토코트리놀이 주연임을 안 것은 좋은 예이다.

몇몇 영양학자는 야자수기름이 포화지방산을 많이 함유하고 있어 몸에 좋지 않다고 주장하지만, 실제로는 심장병의 위험을 오히려 감소시키는데 이는 토코트리놀 때문이다.

토코트리놀은 토코페롤과 화학구조가 비슷하며 30%의 활성을 공유하고 있지만, 항암효과에서는 탁월한 것으로 알려져 있다. 시험관 내 실험과 인체실험에서 발암원의 암 발생효과를 억제하는 것으로 나타났다.

퀘세틴(qeurcetin)   1일 권장복용량 : 167mg
효과 : 독특한 면역자극과 항암효과를 갖는 바이오플라보노이드

1983년 발표된 한 논문은 자연의 바이오플라보노이드 중 알려진 것이 500가지

정도라고 했는데, 지금은 그 수가 2만 가지에 달한다. 바이오플라보노이드는 기본적으로 식물의 광합성을 돕고 햇빛으로부터 식물을 보호하는 부속인자이다.

감귤류, 양파, 파슬리, 콩, 녹차, 화분, 각종 베리에 풍부하고, 보통 100~150mg 정도를 매일 섭취하고 있다. 이 중에는 25mg 정도의 퀘세틴이 들어 있다. 퀘세틴은 감귤류의 하얀 껍질에 풍부하고, 암세포를 정상세포로 바꾸는 신기한 효과를 지닌 몇 안 되는 물질 중 하나이다.

퀘세틴은 다음과 같은 기능으로 암 환자에게 도움이 된다.

- 암세포의 자살 유도
- 히스타민 방출 억제를 통한 염증 감소
- 암 증식 억제
- 암세포의 항암제 저항성 억제
- 항산화제
- 혈관생성 억제
- 결합조직 보호
- 항바이러스 효과
- 혈소판 응집 억제를 통한 전이 억제
- 독성 중금속 제거

1977년 퀘세틴이 시험관 내 실험에서 발암원으로 판정된 적이 있다. 그러나 이후의 수많은 연구는 퀘세틴이 강력한 항암작용을 한다는 것을 증명했다.

퀘세틴을 둘러싼 논쟁 중 하나는 생체활용 가능성이다. 한 실험에서 4g의 퀘세틴을 6명의 건강한 사람에게 먹였는데 혈액검사상 하나도 흡수되지 않은 것으로 나타났다. 그러나 이와 반대로 퀘세틴을 경구투여하면 소화흡수되어 치료효과를 나타낸다는 많은 연구결과도 있다. 아마도 퀘세틴은 혈액 속으로 소화흡수되는 과정에서 우리가 발견하기 어려운 형태의 비슷한 구조의 분자로 변했을지도 모른다.

식사 가운데 5%의 퀘세틴을 먹인 동물을 발암원에 노출시켰을 때 암 발생률이 50% 감소했으며, 2%의 퀘세틴을 먹인 경우에는 25% 감소했다. 에스트로겐 수용체에 결합해서 에스트로겐 의존성 암도 억제하고 암의 전이도 억제한다. 또 의학치료에 저항성이 높고 재발률도 높은 머리와 목의 편평상피 세포암에도 용량에 비례해서 선택적인 독성을 나타낸다.

암 환자에게 일어날 수 있는 또 하나의 문제는 염증이다. 면역계에 의해 발생되는 염증반응은 인체를 보호하기 위해 꼭 필요한 반응이지만 심할 경우 통증, 불편감, 쇠약을 유발하는 일종의 필요악이다.

암에서의 활발한 면역반응 역시 한편으로는 암세포를 죽이는 작용을 하지만, 다른 한편으로는 암 환자를 죽일 수도 있는 독성 부산물을 만들기 때문에 면역반응의 속도가 지나치게 빨라서는 안 된다.

퀘세틴은 항염증 프로스타글란딘을 생산해서 이를 돕고 히스타민 생산을 억제해서 알레르기 반응을 억제한다. 또한 세포막을 안정시키고 지방 과산화를 억제하며 결합조직의 붕괴를 막는다.

지방산은 탄소 2개짜리부터 24개짜리까지 다양한 크기로 존재한다. 콩과 쇠고기에 들어 있는 지방인 긴 사슬 지방은 특별한 담즙산의 도움을 받아야만 림프관으로 흡수될 수 있다.

중간 사슬 지방산은 이보다는 쉽게 소화흡수되어 빨리 산화될 수 있다. MCT는 코코넛오일에 많으며, 인체에 들어가서는 마치 장작더미에 떨어진 불씨처럼 몸 전체의 지방산화를 촉진해서 열 생산을 돕는다.

MCT는 다음의 작용을 나타낸다.

- 비만조절
- 혈중 콜레스테롤 저하
- 에너지원
- 상처가 회복되는 동안 몸 안의 단백질 유지
- 열에 취약한 암세포 살해

글리신은 스레오닌(threonine)과 세린(serine)으로부터 만들어질 수 있기 때문에 필수아미노산은 아니지만, 다음의 작용을 하여 암 환자에게 도움을 준다.

- 음식 방부제로 작용
- 당처럼 단맛을 나타내지만 당뇨에 해롭지 않음
- 글루타치온으로 변환
- 디메틸글리신으로 변환
- 신경안정제, 항경련제, 항무력제
- 암을 둘러싸는 콜라겐 형성 촉진

글루카릭산(glucaric acid, calcium D glucarate)
1일 권장복용량 : 500mg
효과 : 장과 간에서 해독작용 개선, 조직 밖으로 에스트로겐을 데리고 나감, 항증식 작용

칼슘 D 글루카레이트(calcium D glucarate, CDG)는 암 환자에게 도움을 줄 수 있는 안전한 물질로 오렌지, 브로콜리, 감자 등에 풍부하다.

CDG는 장 내 세균에 의해 생산되는 베타-글루쿠로니다제(β-glucuronidase)를 억제해서 해독과정을 돕고, 배양된 암세포에서는 레티노이드(retinoid : 비타민 A 유사물질)와 결합해서 종양성장을 억제한다. D 글루카릭산이 칼슘과 결합한 칼슘 D 글루카레이트는 위장관에서 서서히 방출되어 독소를 해독하고 비정상적인 세포성장을 억제한다.

환자 사례 _ 혈관외피세포종 치료

S. M.은 44세 된 남자 환자로, 등과 다리에 통증, 무력감, 저린 증상을 유발하는 혈관외피세포종이라는 드문 형태의 암 진단을 받았다. 척추에 13회에 걸친 방사선요법을 시행한 결과 통증과 무력감이 덜해졌다. 그런데 한 달 뒤 받은 검사에서 암이 췌장, 간, 신장, 폐 등으로 전이된 것이 확인되었고, 의사는 불치로 판정했다.

환자는 대체의학으로 눈을 돌려 해독 프로그램과 식이요법을 받았고, 3개월간 화학요법도 병행했다. 발병 7개월 만에 종양은 없어졌고 폐, 신, 췌장의 종양도 50% 작아졌다. 그리고 화학요법으로 인한 빈혈, 백혈구 감소 같은 부작용도 없었다. 환자는 건강한 삶을 유지하고 있고, 의사도 예후를 희망적으로 생각하고 있다.

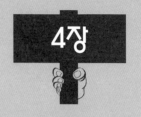

4장

전반적인 건강상태 개선하기

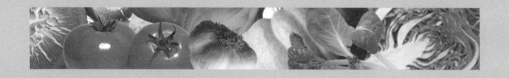

22
암의 기저요인 변화시키기

> *"암은 죽음이나 세금처럼 피할 수 없는 것은 아니라는*
> *의식을 확산시켜야 한다."*
>
> – 《식이, 영양, 그리고 암》, 국립과학아카데미, 1982년

밥(J. Bob)은 아내의 성화를 못 이겨 의사를 찾아갔다. 가슴이 타는 듯한 증상이 종종 나타나 가족과의 즐거운 식사도 망치고 공석에서 곤란해진 때도 있었다.

의사는 소화성 궤양 치료제를 처방했고, 증상은 사라지는 듯했다. 그런데 다음 검진 때 그는 고혈압이라는 판정을 받았다. 의사는 베타-차단제와 이뇨제를 처방했고, 혈압은 바로 내려갔다. 1년 후 밥은 이뇨제로 인해 발기불능 상태가 되어 심한 우울증에 빠졌다. 의사는 항우울제 프로작을 처방했다.

몇 년 후 그는 대변에 피가 섞여 나와 병원에 갔는데 거기서 대장암 진단을 받았다. 지금까지 눈 가리고 아웅식의 임시방편적인 진료가 계속된 것이다. '증상의 기

저에 있는 원인은 무엇인가?'라는 간단하지만 꼭 필요한 질문을 아무도 하지 않았다. 밥의 경우에는 급한 식사습관, 스트레스, 운동부족, 지나친 투약이 생명을 위협하는 심각한 상황에 이르게 했다.

두통은 아스피린이 부족한 상태가 아니고, 관절염은 스테로이드가 부족해서 걸린 병이 아니며, 암은 항암제가 부족한 병이 아니다. 이런 치료들은 단기간에 증상을 해소해서 환자가 편안함을 느끼게 만들어주지만 병의 기저에 있는 원인을 변화시킬 수는 없다.

일반적인 발병조건

– 정신적인 원인	– 소화불량
– 독소	– 만성 감염
– 영양실조	– pH
– 운동	– 허혈
– 혈당	– 노화
– 산화, 환원	– 면역기능 실조
– 선/기관 기능 부족	– 물리적인 손상

심근경색 환자에게 시행하는 혈관수술이나 고혈압 환자에게 주는 혈압약이 궁극적으로 환자의 수명을 연장하지 못한다는 연구결과가 많다. 따라서 최선의 치료는 최소한의 약으로 단기간에 증상을 줄이고, 병의 원인을 바로잡는 장기간의 치료를 병행하는 것이다.

■ 잘못된 부분을 정확히 알아내어 바로잡는다

만약 아연이 부족한 상태라면 비타민 C가 한 트럭 있다 해도 아연 한 조각을 대신할 수는 없다. 납중독과 수은중독이라면 정신요법보다는 이 중금속을 제거하는 것이 효과적이다. 위산 부족이 소화불량의 원인이라면 위산 보조제가 그 답이다.

병의 원인을 찾아 바로 그 부분을 바로잡는 것은 암치료에서도 매우 중요한 부분이다. 내 경험상 100명의 암 환자를 가정한다면 10명은 정신치료 상담이 필요하고, 10명은 면역 보조제가 필요하고, 5명은 해독 프로그램이 필요하고, 나머지 75명은 복합적인 문제를 가지고 있어 여러 가지 치료를 함께해야 할 필요가 있다.

이런 이유로 암치료는 복잡해질 수밖에 없고, 암치료를 단순화해서 간단한 교본을 만드는 일은 헛된 일일 수밖에 없다.

암치료의 진보가 더딘 것도 이런 암 원인의 복합성과 치료의 단순성에 기인한다고 할 수 있다. 따라서 몸이 진정으로 원하는 것, 고장난 부분을 바로 판단해서 적절히 조치하는 것이 암치료의 지름길이다. 그러나 이것이 말처럼 쉬운 것은 아니다.

1) 정신치료

해결책 : 위기를 기회로 삼는 긍정적인 사고

스트레스를 받은 동물에 흉선 위축(면역 억제), 혈압 상승, 위궤양, 혈중 지질 상승 등의 증상이 나타난다는 사실을 처음으로 보여준 사람은 한스 셀리 박사다.

이후 수천 명의 과학자는 분노, 스트레스, 우울 등의 정신적 요인이 면역을 저하시켜 암과 감염을 유발한다는 사실을 증명했다. 1976년 로케 박사와 호닝 박사는 마음과 면역의 관계를 증명하는 논문 1,300개를 검토, 정리해서 교과서도 만들었다.

우리는 결국 철학자들과 정신적 지도자들이 수천 년 동안 이야기한 사실을 받아들이기 시작한 것이다. 정신이 육체를 지배한다. 성경의 잠언 17장 22절에는 "마음의 즐거움은 좋은 약이지만 심령의 근심은 뼈를 마르게 한다"라고 나와 있으며, 100년 전 한 의사는 인생에서 일어나는 충격적인 사건이 암의 위험을 증가시킨다고 주장했다. 이혼이나 사별 등으로 인한 상실감과 우울이 암의 위험을 증가시킨다는 것이다.

국립보건원의 연구자들은 뇌의 화학물질인 카테콜아민, 엔도르핀 등이 암에 미치는 영향을 조사하고, 그 관계가 밀접하다는 것을 확인하였다. 유명한 연구자 장 아처버그 박사는 암 환자의 마음자세와 삶의 질이 밀접하게 연관되어 있다고 밝힌 적이 있다.

내 경험상 10% 이상의 암 환자가 암 발병 전 1~2년 내에 정신적인 충격을 경험한 것으로 나타났으며, 이런 연관성은 특히 유방암 환자에게 두드러졌던 것 같다. 정신의 우울이 면역 억제를 유발할 뿐 아니라 암의 위치에 대해서도 은유적인 연관성을 갖는 경우가 종종 있다.

마음은 암으로부터 우리를 지키는 안전요원이고, 스트레스는 계속해서 암을 우리 몸으로 초대하고 있다. 다행스러운 것은 마음이 암을 제거할 수 있는 강력한 힘을 가지고 있다는 것이다. 나을 수 있다는 확신은 병을 고칠 수 있지만, 절망감은 담배나 총알처럼 우리 몸에 치명적으로 작용한다.

예일대학의 외과의사 버니 시겔 박사는 암 환자의 성격이 예후를 결정한다고 했다. 매순간 살면서 자신을 표현하고 꿈에 가치를 두고 병과 싸울 수 있다는 생각을 하는 것이 매우 중요하다.

암학자 칼 시몬튼 박사는 정신요법이 암치료에 매우 중요하다는 사실을 인정했으며, 국립암센터의 한 연구에서는 암 환자의 태도를 보고 2개월 생존율을 정확하게 예측했다.

엔케팔린(enkephalin)과 엔도르핀은 마음이 행복할 때 분비되는 뇌 화학물질이다. 엔도르핀은 T세포의 생산을 촉진하고, 엔케팔린은 T세포의 활성을 증가시켜 면역계가 암과 감염에 효율적으로 대처하게 해준다. 면역계가 암과 감염으로부터 우리를 보호해주는 군대라면 정신은 이 군대를 지휘하는 장군이다.

최고 의료진에게 치료받고 가장 좋은 영양식을 섭취한다고 해도 마음의 준비가 되어 있지 않다면 효과를 나타낼 수 없다는 사실을 잊어서는 안 된다.

우리는 인생에서 좌절, 불의, 상실 등 많은 아픈 경험을 할 것이고, 이에 어떻게 대처하느냐는 우리 인생의 질과 양을 결정한다. 이런 상황에 잘 대처해서 피해를 최소화할 수 있는 '충격 흡수 시스템'을 평소에 마련해두어야 한다.

2) 독성물질의 부담

우리는 약물, 술, 담배, 토양·대기·수질오염 등으로 자의적·타의적으로 많은 독소를 섭취하고 있다.

해결책 : 다음을 통한 해독

- 소변 : 비타민 C, 물, 마늘, 콩 등의 섭취를 증가시켜야 한다.
- 대변 : 1kg의 대변에는 수백억 마리의 세균이 있고, 변비는 이런 독성물질 축적을 유발한다. 수분, 섬유질, 유산균, 한약 완하제(緩下劑) 등으로 배변을 유도해야 한다.
- 땀 : 피부는 우리 몸에서 가장 넓은 기관이며, 1cm²에는 300개가 넘는 땀구멍이 있다. 땀을 충분히 흘리게 하고 체온을 높게 하는 것이 좋다.
- 간 : 인체 내에서 가장 중요한 해독기관으로, 글루타치온, 마늘, 비타민 E, 셀레늄을 많이 섭취하는 게 좋다.
- 기타 : 수은 제거를 위한 킬레이트요법, 전자파 중화를 위한 자석도 도움이 된다.

쓰레기를 버릴 것

모든 사람은 순간마다 자신의 몸을 해독하고 있으며, 해독 속도가 느리면 독성물질이 쌓여서 죽게 된다. 풀리지 않는 수수께끼인 노화에 대한 그럴듯한 이론이 많은데, 그중 하나는 이런 독성물질이 세포에 쌓여서 세포들이 죽기 시작한다는 것이다.

알코올을 생산하는 효모가 알코올을 배출하지 못한 상태에서 많이 생산하면 죽게 된다는 사실도 이와 같은 맥락이다. 세포를 배양할 때도 매일 배양액을 교환해서 신선한 영양으로 채워주어도 조금씩 진행되는 노화를 막을 수는 없다.

만일 나에게 건강의 비결을 가장 간단하게 요약하라고 한다면, '적절한 영양섭취와 독소배출'이라고 말할 것이다. 따라서 암은 적절하지 못한 영양섭취와 독소의 축적으로 발생한다고 할 수 있다.

다행스럽게도 인체는 독소를 중화하거나 배출하는 방법을 알고 있다. 그러나 최근 환경오염으로 인한 독소들은 우리 몸이 가진 해독체계의 한계를 뛰어넘고 있다. 우리 몸은 땀, 소변, 대변, 눈물, 내쉬는 숨 등으로 독소를 배출할 뿐 아니라, 여러 화학요소로 독소를 중화한다. 간이 2차적으로 암에 잘 걸리는 이유가 여기에 있다.

많은 사람은 담배, 술, 약 등의 독소를 스스로 섭취하기도 하고 공기, 물, 토양의 오염에 자신도 모르는 사이에 노출되기도 한다. 특히 이런 환경오염은 날이 갈수록 심해지고 있다.

이를 생각해보면 "왜 이렇게 많은 사람이 암에 걸리는가?"라는 질문을 해야 하는 것이 아니라 "왜 이만큼의 사람밖에 암에 걸리지 않는 걸까?"라는 질문을 해야 할 실정이다. 환경을 단시간 내에 정화하는 것은 불가능하기 때문에, 독소를 배출하기 위해 인체에 적절한 영양을 공급해주는 것이 반드시 필요하다.

독소 중에는 우리가 생명활동의 부산물로 만들어내는 것도 있다. 소변은 이런 암모니아를 포함한 독소들로 가득하고, 대변은 장 내 세균이 만든 화학물질과 가스로 가득하다.

- 소변 : 깨끗한 물을 하루에 8~10컵 정도 마셔 소변의 색이 맑은 노란색이 되게 하고 악취가 나지 않게 하는 것이 중요하다. 킬레이트요법은 중금속을 소변으로 배출한다.

- 대변 : 식이섬유를 섭취해서 대변이 부드럽고 덩어리지게 만들어야 한다. 한약 하제(下劑)를 복용하는 것도 도움이 되고, 관장을 사용하는 사람도 많다. 식이섬유가 낮은 음식을 주로 섭취하는 현대인에게는 대장 세척도 도움이 된다.

커피관장

관장은 인류 역사상 매우 오래된 치료수단 중 하나이다.
우유관장은 저명한 외과의사와 위장관 학자가 약으로 멈추지 못하는 설사를 막기 위해 여전히 사용하고 있다.
커피관장도 결장과 간의 죽은 조직과 독소를 배출하기 위해 많이 사용되었는데, 현재는 대체의학 비판의 핵심이 되어버렸다. 방법은 기본적인 관장법과 같다. 단 재료로 커피를 끓여 식혀서 사용하는데, 커피의 카페인이 담즙 배출을 자극하여 독성물질을 제거한다는 원리이다.

- 땀 : 더운 물 목욕이나 훈증욕으로 땀샘을 통한 독소배출을 촉진한다.

- 수은 : 치과에서 사용하는 수은 아말감을 한 사람들이 엄청나게 많아졌기 때문에 아말감으로 인한 수은중독이 종종 논의되고 있다. 1% 정도의 사람은 수은에 민감하기 때문에, 수은을 금이나 세라믹으로 바꾸고 나서 여러 질환의 호전을 경험한 사람들이 많다.

- 중금속 킬레이트 : 납중독은 수은중독보다 더 흔하다. 납은 면역계에 치명적

318

인 독이며, 사용이 줄어든 최근에도 우선적으로 제거해야 할 중금속으로 생각된다.

킬레이트요법이란 EDTA와 같은 화학물질을 주사해서 중금속이 독소로 작용하지 못하게 가둬 소변으로 배출시키는 방법이다. 킬레이트요법의 중금속 독성 감소효과는 소변으로 배출되는 중금속의 양이나 손톱·머리카락 분석으로 측정할 수 있다.

- 독소섭취 줄이기 : 흡연과 암의 연관성은 이미 잘 알려져 있고, 암 이외의 여러 질환에도 흡연이 치명적인 영향을 미친다는 것을 모르는 사람이 없을 정도인데도 아직 성인 남자 중에는 담배를 피우는 사람들이 안 피우는 사람보다 훨씬 많다. 담배를 끊고 나서 기운이 빠지는 사람들은 담배의 갑상선 기능 증진작용이 감소해서 생기는 증상이므로, 갑상선 호르몬을 보조해주는 게 금연에 도움이 된다.

농약으로 생기는 암도 급증해서 전체 암 발생건수의 1%가 농약에 의해 발생한다고 추산하고 있다.

과일과 채소 깨끗이 씻기

유기농 제품을 쉽게 구할 수 없다면 농약을 사용하지 않은 것이라도 찾는 것이 좋다. 이마저도 할 수 없다면 과일과 채소를 식초를 탄 따뜻한 물(식초 : 물 = 1큰술 : 2L)에 담갔다가 헹구면 농약이 제거되며, 껍질을 벗기고 씻는 과정은 꼭 필요하다.

---

3) 영양실조

거대 영양소
- 탄수화물
- 섬유질
- 지방
- 단백질
- 물

미세 영양소
- 비타민
- 미네랄
- 극미량미네랄
- 부수적인 식이 구성성분. 예를 들어 토마토의 라이코펜, 마늘의 알리신, 양배추의 술포라판
- 경우에 따라 필수적인 영양소. 예를 들어 코엔자임 Q-10, 타우린, 아르기닌, EPA

너무 많은 양이나 너무 적은 양이나 영양소의 불균형은 영양실조를 유발한다. 영양실조는 대부분 임상적인 증상을 나타내지 않는, 장기간 부족이 축적되어 나타난다.

적절한 영양을 섭취하기 위한 간단한 방법

❖ **자연 그대로의 상태로** 정제된 식품은 설탕, 지방, 소금 등 해로운 첨가물을 더하고 비타민, 미네랄, 식이섬유 등 이로운 영양소를 빼서 값만 비싸게 받는다.

❖ **다양하게 먹을 것** 여러 가지 음식을 먹으면 이미 그 우수성이 알려진 여러 영양소를 섭취할 수 있을 뿐 아니라, 아직 밝혀지지 않은 필수적인 영양소도 많이 섭취할 수 있다.

❖ **조금씩 자주 먹을 것** 우리 조상들은 하루 종일 조금씩 자주 먹으며 살았다. 하지만 현대생활은 이런 생활방식을 불가능하게 만들었다. 음식을 조금씩 자주 먹는 것은 혈당을 안정시키고 고혈압, 비만, 심장병의 위험도 낮춰준다.

즙을 낸 것과 통째로 간 것

예전의 암치료 방법은 채소와 과일을 규칙적으로 먹는 것이었다. 즙을 내서 먹으면 과일과 채소를 농축한 형태로 먹을 수 있다는 장점이 있는 반면, 과일과 채소를 짜고 난 후 남은 찌꺼기에 있는 중요한 영양소를 섭취할 수 없는 단점이 있다. 따라서 즙을 먹는 것보다 통째로 갈아서 먹는 것이 좋다.

❖ **문제가 되는 음식은 피할 것** 지방, 소금, 설탕, 콜레스테롤, 카페인, 알코올 등이 많이 함유된 몸에 좋지 않은 음식을 최소화하는 것이 좋다.

❖ **영양이 밀집된 음식을 찾을 것**　신선한 채소, 통곡, 콩, 과일, 저지방 고기(생선, 닭), 깨끗한 물 등 생명을 주는 음식을 많이 먹어야 한다. 우유에 알레르기가 없다면 요구르트도 좋은 음식이다.

❖ **비만을 조심할 것**　비만을 측정하기 위해서는 단순한 체중이 아닌 체지방을 측정해야 한다. 체지방을 측정하는 방법으로는 간단하게 피부를 집어 피하지방을 측정해보는 방법에서 첨단 체성분 분석기를 이용해 지방의 비율을 정확하게 측정하는 방법까지 다양한 측정법이 있다. 비만은 암과도 밀접히 관련되어 있기 때문에 암 환자의 비만 관리는 매우 중요하다.

❖ **단백질을 충분히 섭취할 것**　암은 소모성 질환이다. 암치료 도중 단백질을 적절히 공급하지 않으면 체중이 빠지는 것은 시간문제이다.

체중 1kg당 단백질 1~2g(예를 들어 체중이 79kg인 경우 70~140g의 단백질)을 섭취하는 것이 좋다. 그러나 단백질도 너무 많이 섭취하면 부작용이 있을 수 있다.

❖ **좋은 음식에 보조식품을 더할 것**　건강보조식품이 신선한 음식을 대신할 수는 없다. 일반적으로 건강보조식품이 탄수화물, 단백질, 지방, 식이섬유, 수분 등을 채워줄 수는 없고 단지 미네랄, 비타민 등의 필수영양소만 보충해줄 수 있지만, 좋은 음식은 이 모든 걸 다 보충해줄 수 있다.

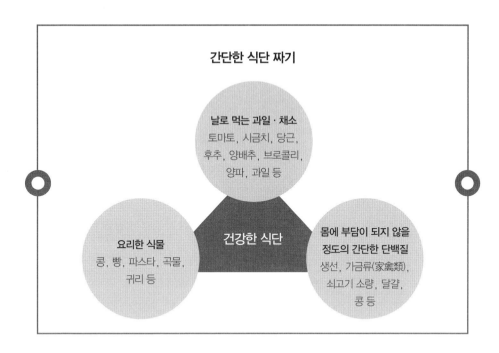

간단한 식단 짜기

날로 먹는 과일 · 채소
토마토, 시금치, 당근,
후추, 양배추, 브로콜리,
양파, 과일 등

요리한 식물
콩, 빵, 파스타, 곡물,
귀리 등

건강한 식단

**몸에 부담이 되지 않을
정도의 간단한 단백질**
생선, 가금류(家禽類),
쇠고기 소량, 달걀,
콩 등

❖ **채소에 싹이 나지 않거나 채소가 썩지 않는다면 먹지 말고 버릴 것** 싹이 나지 않는 것은 생명활동을 할 수 없다는 것을 의미하고, 썩지 않는 것은 세균조차 살 수 없다는 것을 의미한다. 생명이 시작될 수도 없고 자랄 수도 없는 음식이 우리 몸에 도움이 될 리 없다.

❖ **설거지하기 쉬운 음식이 좋다** 튀긴 음식, 기름기 많은 음식, 치즈나 버터처럼 우유를 응고시킨 음식은 잘 씻기지도 않을 뿐 아니라 소화되기도 어렵고 몸에도 좋지 않다.

필수영양소 피라미드

우리는 음식 없이 몇 주를 살 수 있고 물 없이도 며칠을 지낼 수 있지만, 산소 없이는 몇 분도 버티지 못한다. 산소와 물은 생명의 기초로, 그 중요성은 아무리 강조해도 지나치지 않다. 단백질, 탄수화물, 섬유질, 지방이 그다음이고, 비타민, 미네랄도 건강을 위해 꼭 필요하다.

퀄린 박사의 건강을 위한 조언

1. 자연상태의 음식
2. 다양한 종류의 많은 채소
3. 설탕과 단 음식을 줄일 것
4. 충분한 단백질
5. 운동

6. 많은 물
7. 충분한 섬유질
8. 적절히 처방된 영양보조제
9. 독소 해독
10. 밝고 긍정적인 사고

---

4) 운동

인간은 활동하는 생명체이다. 우리 몸의 생화학적 시스템은 운동을 통해 항상성을 유지하도록 이루어져 있다. 스탠퍼드대학 윌리엄 볼츠 박사는 운동에 관한 연구를 검토하고 "우리의 병(dis-ease)은 몸을 쓰지 않아(dis-use) 발생한다"고 말했다.

운동하는 암 환자는 항암요법의 부작용도 적다. 운동은 조직의 호기성 대사를 촉진하고 혈당을 안정화해 암세포의 성장을 막는다. 산소는 우리 몸의 가장 필수

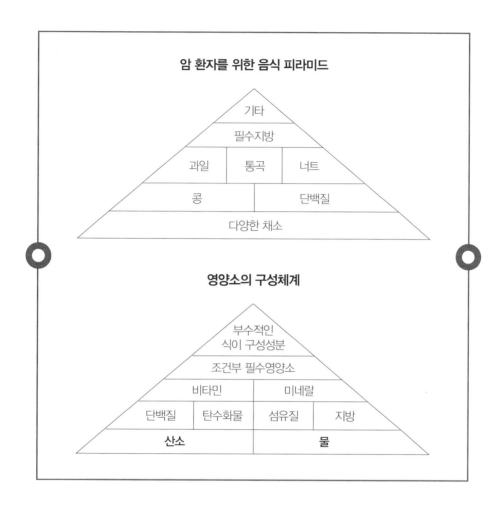

암 환자를 위한 음식 피라미드

기타

필수지방

| 과일 | 통곡 | 너트 |

| 콩 | 단백질 |

다양한 채소

영양소의 구성체계

부수적인
식이 구성성분

조건부 필수영양소

| 비타민 | 미네랄 |

| 단백질 | 탄수화물 | 섬유질 | 지방 |

| 산소 | 물 |

적인 영양소인데, 호흡을 얕게 하고 주로 앉아서 생활하는 현대의 생활방식은 암의 발생과 성장을 위한 완벽한 조건이다.

운동은 해독, 소화 개선, 스트레스 내성, 호르몬 방출 개선(예 : 성장 호르몬), 지방조직 산화 등 건강을 위해 중요한 역할을 한다.

5) 혈당

혈당은 암세포의 주에너지원이다.

6) 산화 · 환원

생명활동을 화학적으로 보면 산화와 환원의 동적 균형 상태라고 할 수 있다. 인체조직을 산화시켜 전산화물질(pro-oxidants)을 만드는 한편, 과도한 산화물질로부터 건강한 조직을 보호하는 항산화물질(anti-oxidants)도 원하고 있다.

베타카로틴, 비타민 C, 비타민 E, 셀레늄, 아연, 리보플라빈, 망간, 시스테인, 그 밖에 한약 추출물(녹차, 피크노제놀, 커큐민) 등 많은 항산화제는 암세포에는 잘 흡수되지 않고 정상세포에 많이 흡수되어 화학요법 및 방사선요법으로부터 정상세포를 보호해준다.

7) 면역기능 이상

독소, 스트레스, 운동부족, 항생제 남용 등 현대생활에 만연한 건강에 좋지 않은 요소들은 수시로 면역계를 약화시키고 있다.

8) 선·기관의 기능 부족

나이가 들어감에 따라 많은 선과 기관의 호르몬 생산·분비가 부족해진다.

- 위 : 위산

- 췌장 : 소화효소

- 갑상선 : 갑상선 호르몬

- 부신 : DHEA, 코르티솔

- 흉선 : 흉선 추출물

- 비장 : 비장 농축물

- 관절 : 글루코사민

- 송과체 : 멜라토닌

- 뇌하수체 : 성장호르몬

대사물질 보충요법

노화, 스트레스, 독소, 병, 영양실조로 인한 호르몬 부족 보충

- 멜라토닌(송과체)   - 갑상선 호르몬(갑상선)
- 흉선 농축물   - 염산(위)
- 소화효소(소장)   - DHEA(부신)
- 테스토스테론(생식선)   - 에스트로겐, 프로게스테론(난소)

■ **조건부 필수 영양소** : EPA, DHA, GLA, 카르니틴, 코엔자임 Q-10, 콜린, 레시틴, 이노시톨, 바이오플라보노이드, DNA, RNA, 리포익산

생산·분비가 부족한 호르몬 대사물질을 보충해주면 건강이 극적으로 좋아지는 때가 종종 있다.

갑상선 기능 체크

단백질 칼로리 부족에 이어 세계에서 두 번째로 흔한 영양실조는 요오드 부족이다. 전 세계적으로 약 4억 명이 요오드 부족으로 고생하고 있다. 목 부분에 있는 호두 크기의 갑상선은 요오드를 재료로 갑상선 호르몬을 생산한다. 1년 동안 생산된 갑상선 호르몬을 모아봤자 찻숟가락 하나 정도밖에 되지 않는 양이지만, 인체에서는 실로 중요한 작용을 한다.

갑상선 호르몬이 부족하면 정신·육체 활동이 모두 저하되어 힘이 없고 멍청해진다. 갑상선 호르몬 부족이 흔한 내륙·산간 지방에서는 갑상선이 비대한 사람이 많다.

갑상선 호르몬 부족이 암의 위험성을 증가시킨다는 증거도 있다. 의학박사 브로다 반즈가 50년간(1930~1980) 연구한 결과에 따르면, 갑상선 호르몬 부족은 낮은 체온, 체중증가, 변비, 성기능 장애, 한랭(寒冷), 혈중 지질 상승, 저혈당과 당뇨, 암 등으로 이어진다.

갑상선 호르몬 부족이 이처럼 많은 질환과 연관된다는 것은 얼핏 보면 말이 안 되는 얘기인 것 같지만, 갑상선이 모든 기능의 기초가 되는 에너지 대사를 조절한다는 사실을 생각해보면 연관성을 인정할 수도 있다.

갑상선 기능 혈액검사는 거의 모든 사람이 정상으로 나오기 때문에 별 도움이 되지 않고, 체온을 재는 것이 갑상선 기능 저하증을 측정하는 최선의 방법이다. 아침에 일어나자마자 잠자리에서 나오기 전에 측정한 체온이 36.5℃ 이하이면 갑상선 기능이 저하된 것을 의미한다.

이런 경우에는 갑상선 추출물, 인삼, 해조류, 운동, 카르니틴, 중간 크기 지방 등으로 쉽게 해결할 수 있다. 특히 요오드가 풍부한 해조류는 갑상선 기능에 많은 도움을 주기 때문에 암 환자에게도 좋다.

9) 소화불량

고지방 식이, 고당분 식이, 과식, 알코올, 약, 스트레스 등의 요인은 장운동과 소화액 분비를 방해하고 음식을 흡수하는 장 표면을 망가뜨리며 장 내 세균군의 불균형을 야기한다. 이럴 경우 위장관이 회복될 때까지 짧은 시간 음식을 잘 배합하는 것이 좋다. 또 소화효소와 위산 보조제를 함께 복용하는 것도 도움이 된다.

위산과 소화효소를 생산할 능력이 감소하고 장 내 유해세균이 자랄 가능성은 노화에 의해 증가하는 자연스러운 현상이다. 위장관 이상을 알아보기 위해서는 복잡한 검사가 필요하지만, 다음의 간단한 증상들의 유무를 확인함으로써 위장관 건강을 판단해볼 수 있다.

- 식후 약 30~60분 후 공복감이 느껴지면 위장관은 건강하다.
- 소화되지 않은 음식이 없는 정상적인 장운동을 느낀다면 위장관은 건강하다.
- 배에 가스가 차거나 불편감이 있으면 위장관에 문제가 있다.
- 대변이 지나치게 기름지거나 심한 악취가 난다면 위장관에 문제가 있다.

위장관에 문제가 있다면 다음 내용이 도움이 될 것이다.

❖ **위산 부족**   식후 30분이 지나도 속이 더부룩하다면 위산 부족일 가능성이 높다. 위산 보조제를 복용하고 증상의 진행을 살펴보면 위산 부족인지 아닌지를 알 수 있다. 단 타는 듯한 통증이나 쓰린 증상이 나타나면 중지해야 한다.

❖ **췌장기능 부전**   복통, 속쓰림, 기름진 변(便) 등의 증상이 나타나면 소화효소가 충분하지 않다는 뜻이다. 소화효소 보조제로 췌장기능 부전을 확인할 수 있다.

❖ **기생충**   사람들은 대부분 장에 기생충을 가지고 있지만 이것이 심각한 문제를 일으키는 사람은 소수일 뿐이다. 우리 조상들은 이 벌레들을 물리치는 기술을 많이 개발했다. 굶으면서 한약 하제를 복용한다든지, 마늘을 정기적으로 많이 먹는 것 등이 도움이 된다.

10) 만성 감염

우리는 간염 바이러스가 간암을 유발할 수 있고, 헤르페스(herpes) 바이러스가 골수암을 유발할 수 있으며, 인간 유두종 바이러스(human papilloma virus)가 자궁경부암을 유발할 수 있고, 곰팡이 부산물인 아플라톡신이 간암을 유발할 수 있다는 사실을 알고 있다. 몸 안에 만성적으로 감염되는 여러 미생물이 암의 단일 원인은 아니지만 여러 원인 중 하나라는 사실을 부인할 수는 없다.

진균류*는 모든 생명체에 기생할 수 있다. 40만 종이 넘고, 사람에게 질병을 일으키는 종류만 해도 400여 종이 넘는다. 진균류는 유기물을 분해하는 효소 공장으로 우리 몸속에도 살고 있다. 우리는 몸속에서 곰팡이를 완전히 제거할 수는 없지만, 이로운 세균들로 해로운 것의 자리를 대신할 수는 있다.

곰팡이는 몸 안 어디든지 살 수 있고 피로, 면역 억제, 염증, 통증, 우울, 복만감, 음식 알레르기, 피부문제(곰팡이가 병이 될 때 생기는 첫 번째 증상) 등을 일으킬 수 있다.

보통 균형 잡힌 시스템에서는 수십억 마리의 유익한 세균(요구르트의 유산균 같은)들이 장 속에 살면서 소화를 돕고, 비타민 K와 바이오틴 등을 만들고 있다. 그러나 우리는 당분을 너무 많이 먹고 항생제를 남용하며 스트레스와 영양실조 속에 살고 있기 때문에, 몸속에서 유익한 세균을 죽이고 해로운 곰팡이를 키우고 있다.

곰팡이는 면역이 저하된 사람에게만 문제를 일으키는 것으로 알려져 있지만 젊고 건강한 사람들도 무좀, 비듬과 같은 곰팡이로 발생한 질환을 앓고 있다. 또한 만성 부비동염(축농증)의 96%가 곰팡이 감염 때문이라는 연구결과도 있다. 즉 무좀이나 비듬처럼 사소한 것으로 보이는 문제가 몸속의 감염도 암시한다.

곰팡이 감염을 도와주는 조건

독소(예: 수은, 살충제 등), 스트레스, 영양실조, 고혈당, 주로 앉아 있는 생활습관, 항생제, 곰팡이에 잦은 노출

---

*진균류에는 효모, 곰팡이, 버섯이 포함된다. - 옮긴이

치료방법

❖ **굶길 것**　음식은 싱싱한 전체 음식으로 먹을 것. 고기, 닭, 생선, 다양한 채소가 핵심이다. 너트, 씨, 통곡 소량, 신선한 과일 아주 조금. 설탕은 절대 먹지 말 것. 혈당을 60~90mg%로 유지하고 곰팡이가 있는 음식은 피해야 한다.

❖ **죽일 것**

- 항진균제
- 마늘, 오레가노 기름, 포도씨 추출물, 중간 크기 지방
- 숙변제거(유산균을 이용한 관장), 요구르트 희석액을 이용한 구강·질세척, 포도씨 추출물 희석액(120cc 소금물에 6방울)으로 코 세척

❖ **효모가 사는 환경 개선**　프로바이오틱스, 바이오틴(하루에 5mg)

11) pH

산·염기 균형(정맥혈의 pH가 7.41이면 정상)은 다음을 통해 이루어진다.

- 적당한 호흡
- 운동
- 식이(채식은 pH를 높이고 육식은 pH를 낮춘다)
- 물

- 곰팡이 감염은 산성을 조장

암은 산성조직이다. 혈액, 침, 소변 등에서 나타나는 pH가 건강에 중요한 인자라는 것은 모든 생리학 교과서에 나와 있는 내용이다. 혈액의 pH는 보통 7.35~7.45이고 침은 6.0~7.5, 위는 1.0~3.5, 결장은 5.0~8.4, 소변은 4.5~8.4이며, 종양조직 정맥혈의 pH는 6.41이다.

pH는 화학물질의 산·염기도를 나타내는 로그값이다. pH값이 7보다 낮으면 산성을 의미하고 7보다 높으면 염기성을 의미한다. 입으로 들어오는 모든 것(산소를 포함한)은 몸 안의 pH를 변화시킨다. 이런 pH의 변동은 몸 안의 충격 완화장치를 통해 일정 범위 안에서 변동하며 동적 균형상태를 유지한다.

암조직이 산성이라는 것은 주위 혈액의 산소운반 능력이 감소되었음을 의미한다. 깊은 호흡은 혈액을 염기성으로 만들어주는 효과를 가지며, 채식을 많이 하는 것도 그렇다. 또한 채식은 중금속을 제거하는 것도 도와준다.

정맥혈 pH는 전신의 pH를 측정하는 정확한 방법이지만, 주사기로 혈액을 채취해야 한다는 부담과 검사비도 비싸다는 단점이 있기 때문에 침이나 소변의 pH를 측정하는 것도 유용하다.

12) 저산소증

인간은 산소를 이용하는 유기체이다. 모든 세포는 적절한 산소가 공급되어야 살 수 있다. 산소를 운반하는 적혈구의 생산은 철, 구리, 비타민 B_6, 엽산, 비타민 B_{12}, 단백질, 아연 등에 따라 결정된다. 적당한 운동과 호흡도 도움이 된다.

코엔자임 Q-10과 비타민 B 같은 공통인자들은 세포 미토콘드리아에서 에너지 대사를 개선하고, 지방은 세포막을 구성해서 산소를 흡수하는 역할을 한다.

건강한 세포와 암세포의 중요한 차이점은, 암세포는 산소 없이도 음식을 발효시켜 살 수 있다는 것이다. 1931년과 1944년에 노벨상을 수상한 오토 와버그 박사는 "암의 주된 원인은 정상세포가 산소호흡을 하지 못하고 발효하는 것에서 비롯된다"라고 말했다. 이러한 측면에서 볼 때 암세포는 효모와 유사하다.

포도당을 발효시켜 에너지를 얻는 비효율적인 대사를 하는 암세포는 자랄수록 더 많은 포도당을 필요로 하기 때문에, 나중에는 인체 내 단백질도 포도당으로 바뀌고 몸은 점점 마르게 된다. 암조직에 산소 부족이 심할수록 방사선요법에 대한 저항성도 커지게 된다.

❖ **산소 증강 영양소(aerobic-enhancing nutrients)**   산소가 암에 미치는 영향은 햇빛이 흡혈귀에 미치는 영향과 비슷하다. 비타민 B_1, 바이오틴, 비타민 B_2, 비타민 B_3, 인삼, 은행 등의 한약들은 미토콘드리아의 산소 대사를 촉진하고, 코엔자임 Q-10도 호기성 대사의 속도를 결정하는 중요한 요소이다.

❖ **호흡**   고대 철학자들은 호흡을 생명의 정수로 생각했다. 오늘날 많은 사람은 호흡의 중요성을 잊고 하루 종일 앉아서 얕은 호흡만 하고 살아가고 있다. 횡격막, 위장이 모두 움직이는 깊은 호흡은 폐의 가스교환만 도와주는 것이 아니라 조직에

도 많은 산소를 공급해준다.

13) 노화의 효과

보통 사람들은 65세가 될 때까지 약 50톤의 식사를 한다. 한 끼 식사를 대충 때우는 것은 괜찮다고 생각할지 모르지만, 오랜 기간 적당한 영양소를 섭취하지 못하면 그 효과가 축적되어서 반드시 병을 일으킨다.

예를 들어 칼슘이 부족하면 골다공증이 유발되고, 크롬이 부족하면 당뇨병이, 비타민 E가 부족하면 심장병이, 비타민 C가 부족하면 암이 발생한다. 독소를 지속적으로 섭취해도 지방과 간에 쌓여 결국 병을 유발한다. 전산화물질에 계속 노출되면 관절염, 암, 치매, 중풍, 심장병에 걸리고, DNA 복제 시 에러율이 높아져 암이 발생할 확률이 증가한다.

오늘날의 노화는 인간의 몸에 있는 생체시계가 흘러서 생기는 자연스러운 현상이라기보다 공해와 잘못된 생활습관, 식습관으로 생기는 인공적인 원인에 의해 진행되는 측면이 많다. 그래서 미국 전체 인구 중 65세 이상은 12%밖에 되지 않는데 반해 암 환자 중 65세 이상은 67%에 이른다.

H. G.는 담배, 와인, 웃음을 즐기는 재미있는 사람이었는데 50대 중반에 뼈로 전이된 전립선암에 걸렸다. 그는 정신신경면역 클리닉을 찾아갔고, 거기서 학교, 가정, 직업 등에서 끊임없이 부담감을 느껴왔다는 사실을 깨달았다. 그는 모든 부담에서 벗어나기 위해 아내를 떠났고, 암은 그를 떠났다.

그런데 평소 담배도 안 피우고 과음도 안 하고 운동을 즐겨 하며 몸에 좋은 식사를 하는 건강한 습관을 지닌 그의 아내가 남편이 떠난 1년 후 뇌암에 걸려 6주 만에 죽고 말았다. 영양이 건강을 위해 중요하기는 하지만, 영양보다 더 중요한 것이 마음속에 있다는 것은 부인할 수 없는 사실이다.

23
암의 증상 이겨내기

> "암이 할 수 없는 것들 : 암은 사랑을 무능하게 할 수 없고 희망을
> 부술 수도, 믿음을 부식하거나, 평화를 파괴하거나, 우정을 죽이거나,
> 추억을 억누르거나, 용기를 잠재우거나, 영혼을 침범하거나,
> 영원한 삶을 훔치거나, 신을 정복할 수 없다."
>
> – 익명. 앤 랜더스 칼럼에서

많은 암 환자에게 부작용은 암 자체보다 훨씬 더 두려운 존재이다. 다음은 암과 항암치료로 인한 합병증을 최소화해줄 수 있는 방법을 간단하게 정리한 것이다.

- 오심 : 효소, 생간, 지압 밴드, 침술
- 구토 : 요구르트, 생강, 침술
- 식욕부진 : 생강, 효소, 아연, 비타민 B
- 영양실조 : 효소, 고단백 식이
- 설사 : 우유관장, 침술

- 소화불량 : 효소, 관장, 위산 보조제, 생강, 겨자

- 변비 : 유산균 보조제, 고섬유 식이, 한약 완하제

- 가스 : 효소, 유산균 보조제, 걷기

- 빈혈 : 간 추출물, 비타민 B_{12}, 엽산, 구리, 상어 간 기름

- 백혈구 감소증 : 면역 활성제, 소 연골, 마늘, 인삼, 황기, 은행, 상어 간 기름, 비타민 C · E · A, 베타카로틴, 셀레늄, 아연, 마그네슘

- 모발 손실 : 화학요법 시작 전의 비타민 E 1,600iu, 알로에, 비타민 E 연고

- 피로 : 비타민 B, 화분, 크롬, DHEA(호르몬성 암 제외), 차의 카페인, 고단백 식이

- 구강 점막염 : 솜에 묻혀 하루 세 번 환부에 바르는 비타민 E 캡슐

- 칸디다 감염 : 마늘, 프로바이오틱스, 입에 바르는 오스트레일리아 차나무 기름

- 우울증 : 성 요한의 풀, 햇빛, 은행, DHEA(호르몬성 암 제외)

- 불안장애 : 호프, 발레리안, 카바

- 불면 : 멜라토닌

- 통증 : 침술, 최면

338

24
맺음말

나는 암 환자에게서 인간의 마음과 몸의 믿을 수 없는 강인함을 배웠다. 인간의 무한한 고귀함과 관대함은 그 진면목을 드러내기를 기다리고 있다. 사랑하는 사람에 대한 열정과 헌신, 생명의 고귀함은 진정으로 위급하고 어두운 상황에서 찬란하게 빛나, 날로 각박해지는 세상을 사는 우리에게 사랑, 열정, 자유, 아름다움, 의미 있는 일, 웃음 등의 가치를 깨닫게 하려고 기다리고 있다. 암은 사람들이 진정으로 소중한 것이 무엇인가를 깨닫게 해주는 기회가 될 수 있다.

이 책은 암치료 결과를 개선하기 위한 영양요법에 대한 책이다. 오늘날 의학을 제도적으로 관리 · 감독하는 정부는 우리가 진정으로 합리적인 암치료법을 찾는 것을 방해하고 있다. 화학요법 및 방사선요법, 수술이 합법적이라고 해서 가장 뛰어난 효과를 나타내는 것은 아니다.

미국에서는 7개 주정부가 의학치료 접근 법령(Access to Medical Treatment Act)을 제정해서 의사와 환자가 적합하다고 동의한 치료는 어떤 것이든 간에 건강관리 전문가(health care professional)가 제공할 수 있도록 만들었다.

물론 의학치료의 기준이 없어서도 안 되고 관리·감독을 소홀히 해서도 안 된다. 하지만 이미 많은 사람이 이용하고 있고 바라고 있는 치료법을 위험할 것 같다는 이유로 시험조차 해보지 않고 금지된 상태로만 놔둔다면, 의학의 발전 저해는 물론이고 난치로 판정받은 수많은 환자를 정말로 위험한 상태로 방치하는 것이다.

미국 독립선언서 서명자인 벤저민 러시는 "헌법이 의학의 자유를 보장하지 않더라도, 의학이 보이지 않는 권력에 재편성되는 때는 오고야 말 것이다"라고 말했다.

당신과 함께 이겨낼 수 있는 동료 환자를 찾는다

암은 치료하기 어려운 병이므로 혼자서 이겨내려면 어려움은 더욱 커진다. 믿음, 희망, 유머감각을 가지고 서로 격려해줄 수 있는 동료 환자를 찾아보라.

많은 시간을 함께 보내며 치료에 관한 정보도 공유하고 힘든 여정을 희망과 열정으로 서로 격려한다면 좋은 결과를 낳는 데 결정적인 도움을 받을 수 있다.

석탄으로 다이아몬드 만들기

이 책의 대부분은 여러분의 몸에 꼭 필요한 영양소에 관한 내용으로 채워져 있지만, 내가 마지막으로 바라는 것은 여러분의 영혼이 풍성해지는 것이다. 왜냐하면 암은 생화학적 기전으로 발생하는 육체의 병이지만, 마음이 관여하는 영혼의 병이기도 하기 때문이다.

좋은 영양소를 섭취하여 몸을 건강하게 하듯이, 긍정적인 생각으로 마음을 가꿔야 한다. 오늘이 내 인생의 마지막 날이라 할지라도 친절과 사랑으로 좌절과 포기를 물리치고, 새로운 힘과 인생의 목적을 가지고 다시 태어날 수 있는 절호의 기회를 맞았다고 생각하기 바란다.

환자들을 위한 나의 기도는, 앞에서 말한 바와 같이 그들이 "암은 나에게 일어났던 일 중에 가장 멋진 사건이었다"라고 말할 수 있게 되는 것이다. 암을 이겨냄으로써 극한의 도전을 궁극적인 승리로 바꾸고 인생을 하나의 걸작으로 만들 수 있으면 좋겠다.

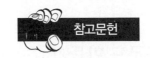

논문마다 수준차이가 있기는 하지만 기본적으로 하나의 논문이 세상에 발표되는 과정은 눈물 겨울 정도로 고달프다. 머릿속으로는 빈틈없이 완벽한 이론이라 하더라도 그것을 눈으로 확인해줄 실험을 통과하지 못한다면 논문으로 만들어지지 못한다.

또 실험에 실험, 확인에 확인을 거듭한 후에도 그 분야의 전문가가 검토자로서 혹은 편집자로서 신랄한 비평을 가하고 수정에 수정을 거듭한 이후에야 비로소 논문은 빛을 볼 수 있다. 이 때문에 논문은 학자가 자기 생각을 세상에 알릴 수 있는 가장 중요한 수단이며, 훌륭한 논문으로 발표된 사실은 세계적 권위자의 머리에서 나온 생각보다 믿을 만한 것이다.

옮긴이의 말에서 이 책의 우수성이 과학적 근거에 있다고 했다. 원서에는 책의 중요한 데이터마다 각주를 달아 인용된 논문을 장마다 표시했으나 각 장에 있는 논문들이 아래의 긴 논문 목록에서 크게 벗어나지 않기 때문에 부록으로 이를 실었다.

사실 미국에서 출판된 건강서적을 보다 보면 어떻게 이런 책을 일반인을 대상으로 출판할 수 있을까 하는 생각이 들 정도로 그 내용이 심도 깊고 다양한 분야의 책이 많아 부럽기도 하고, 또 책 속에 참고문헌과 논문의 목록을 빼놓은 책을 본 적이 없어 부끄럽기도 했다.

아무리 영어를 모국어로 사용하는 미국인이라 하더라도 어떻게 과학논문을 쉽게 읽을 수 있겠는가? 그럼에도 그들이 책에 참고문헌을 제시하는 이유는 책에 쓴 자기 생각의 근거를 밝히기 위함일 것이다.

342

이런 논문을 찾아보기가 더 힘든 우리나라의 번역서에 논문목록을 몇 페이지씩 싣는 게 지면 낭비라고 생각하실 분도 있겠지만 책의 신뢰도를 높이기 위해, 또 이 책을 볼 소수의 전문인을 위해 아래의 논문목록을 싣기로 했다.

- Alexander, JW, et.al., Nutritional immodulation in burn patients, Critical Care Medicine, vol. 18, no. 2, pg. 149, 1990
- Alexander, JW, Nutrition and Infection, Archives of Surgery, vol. 121, p. 966, Aug. 1986
- Alexander, JW, Nutrition and infection: new perspectives for an old problem, Archives of Surgery, vol. 121, pg. 966, 1986
- Baehner, RL, Autooxidation as a basis for altered function by polymorphonuclear Leukocytes, Blood, vol. 50, no. 2, p. 327, Aug. 1977
- Barone J., et.al., Dietary fat and natural-killer-cell activity, American Journal Clinical Nutrition, vol. 50, no. 4, pg. 861, Oct. 1989
- Beisel WR, Single nutrients and immunity, American Journal Clinical Nutrition, vol. 35, (Suppl.), pg. 417, 1982
- Beisel, WR, et.al., Single-Nutrient effects on immunologic functions, Journal of the American Medical Association, vol. 245, no. 1, p. 53, Jan. 2, 1981
- Beisel, WR, Single nutrients and immunity, American Journal Clinical Nutrition, vol. 35, p. 417, Feb. supp., 1982
- Beisel, WR, The history of nutritional immunology, Journal of Nutritional Immunology, vol. 1(1), p. 5, 1992
- Bendich, A., Anti-oxidant vitamins and immune responses, in NUTRITION AND IMMUNOLOGY, p. 125, Liss, NY, 1988
- Bower, RH, Nutrition and immune function, Nutrition in Clinical Practice, vol. 5, no. 5, pg. 189, 1990
- Bowman, TA, et.al., Vitamin A deficiency decreases natural killer cell activity and interfon production in rats, Journal Nutrition, vol. 120, no. 10, p. 1264, Oct. 1990
- Carver, JD, et.al., Dietary nucleotide effects upon murine natural killer cell activity and macrophage activation, Journal of Parenteral and Enteral Nutrition, vol. 14, no. 1, pg. 18, Jan. 1990
- Cerra, FB, et.al., Effect of enteral nutrient on in vitro tests of immune function in ICU patients: a preliminary report, Nutrition, vol. 6, no. 1, pg. 84, 1990
- Cerra, FB, Immune system modulation: nutritional and pharmacologic approaches, Critical Care Medicine, vol. 18, no. 2, Jan. 1990
- Cerra, FB, Nutrient modulation of inflammatory and immune function, American Journal of Surgery,

vol. 161, p. 230, Feb. 1991

— Chandra RK, ed., Comtemporary issues in clinical nutrition, vol. 11, NUTRITIONAL IMMUNOLOGY, New York, Alan R. Liss, Inc., 1988

— Chandra RK, Nutrition, immunity and outcome; past, present and future, Nutrition Research, vol. 8, no. 3, pg. 225, 1988

— Chandra, RK, et.al., Effect of two feeding formulas on immune responses and mortality in mice challenged with listeria monoclytogenes, Immunology Letters, vol. 27, pg. 45, 1991

— Chandra, RK, Immunodeficiency in Undernutrition and Overnutrition, Nutrition Reviews, vol. 39, no. 6, pg. 225, June 1981

— Chandra, RK, Nutrition and immunity-basic considerations. Part 1., Contemporary Nutrition, vol. 11, no. 11, 1986

— Chang, KJ, et.al,, Comparison of the effect of lipoxygenase metabolites of arachidonic acid and eicosapentaenoic acid on human natural killer cell cytotoxicity, Prostaglandins Leukotrienes Essentially Fatty Acids, vol. 38, no. 2, pg. 87, Nov. 1989

— Chang, KJ, et.al., Role of 5-lipoxygenase products of arachidonic acid in cell-to-cell interaction between macrophages and natural killer cells in rat spleen, Journal Leucocyte Biology, vol. 50, no. 3, pg. 273, Sept. 1991

— Chang, 1 KJ, et.al., Effect of oral ingestion of eicosapentaenoic acid-ethyl ester on natural killer cell activity in rat spleen cells, Prostaglandins Leukotrienes Essential Fatty Acids, vol. 37, no. 1, pg. 31, July 1989

— Chowdhury, BA, et.al., Effect of zinc administration on cadmium-induced suppression of natural killer cell activity in mice, Immunology Letters, vol. 22, no. 4, pg. 287, Oct. 1989

— Christou, N., Perioperative nutritional support; immunologic defects, Journal of Parenteral and Enteral Nutrition, vol. 14, no. 5, supp., Sept. 1990

— Cifone, MG, et.al., In vivo cadmium treatment alters natural killer activity and large granular lymphocyte number in the rat, Immunopharmacology, vol. 18, no. 3, pg. 149, Nov-Dec. 1989

— Daly, JM, et.al., Enteral nutrition with supplemental arginine, RNA and Omega-3 fatty acids: a prospective clinical trial, Journal of Parenteral and Enteral Nutrition, vol. 15, no. 1, pg. 19S, 1991

— Garre MA, et.al., Current concepts in immune derangement due to undernutrition, Journal of Parenteral and Enteral Nutrition vol. 11, no. 3, pg. 309, 1987

— Gershwin ME, et.al., NUTRITION AND IMMUNITY, Orlando, Academic Press, Inc., 1985

— Ghoneum, M., et.al., Suppression of murine natural killer cell activity by tributyltin; in vivo and in vitro assessment, Environmental Research, vol. 52, no. 2, p. 178, Aug. 1990

— Gottschlich MM, Differential effects of three enteral dietary regimens on selected outcome variables in burn patients, Journal of Parenteral and Enteral Nutrition, vol. 14, no. 3, pg. 225, 1990

— Hallquist, NA, et.al., Maternal-iron-deficiency effects on peritoneal macrophage and peritoneal natural

natural-killer-cell cytotoxicity in rat pups, American Journal Clinical Nutrition, vol. 55, no. 3, pg. 741, March 1992

— Halstead, BW, immune augmentation therapy, Journal International Academy Preventive Medicine, vol. 9, no. 1, pg. 5, 1985

— Ilback, NG, Effects of methyl mercury exposure on spleen and blood natural killer(NK) cell activity in the mouse., Toxicocology, vol. 25, no. 1, pg. 117, March 1991

— Immune system modulation: symposium on nutritional and pharmacologic approaches, Critical Care Medicine, vol. 18, no. 2, (S) pg. 85, 1990

— Kafkewitz, D., et.al., Deficiency is immunosuppressive, American Journal Clinical Nutrition, vol. 37, pg. 1025, 1983

— Katz, DP, et.al., Enteral nutrition; potential role in regulating immune function, Current Opinion in Gastroenterology, vol. 6, pg. 199, 1990

— Kelly, Cathal, Immunosuppression in the surgical oncology patient, Nutrition and Immunology Digest, vol. 1, no. 2, 1991

— Kennes, B., et.al., Effect of vitamin C supplements on cell-mediated immunity in old people, Gerontology, vol. 29, no. 5, pg. 305, 1983

— KINNEY, JM, et.al., NUTRITION AND METABOLISM IN PATIENT CARE, Philadelphia, W.B. Saunders Co., 1988

— Kulkarni, AD, et.al., Influence of dietary glutamine and IMPACT, on in vivo cell-mediated immune response in mice, Nutrition, vol. 6, no. 1, pg. 66, 1990

— Levy, JA., Nutrition and the immune system, in Stites DP et.al., Basic and Clinical Immunology, 4th Edition, Los Altos, Ca., Lange Medical Publications, pg. 297, 1982

— Lieberman, MD, Effects of nutrient substrates on immune function, Nutrition, vol. 6, no.1, pg. 88, 1990

— Meadows GG, l et.al., Ethanol induces marked changes in lymphocyte populations and natural killer cell activity in mice, Alcohol Clinical Exp Research, vol. 16, no. 3, p. 47, June 1992

— Muzzioli, M., et.al., In vitro restoration by thymulin of NK activity of cells from old mice, International Journal of Immunopharmacol, vol. 14, no. 1, pg. 57, Jan. 1992

— Nair, MP, et.al., Immunoregulation of natural and lymphokine-activated killer cells by selenium, Immunopharmacology, vol. 19, no. 3, pg. 177, May-June, 1990

— Nutrition and the immune response, Dairy Council Digest, vol. 56, no. 2, March-April, 1985

— Nuwayri-Salti, N., et.al., Immunologic and anti-immunosuppressive effects of vitamin A, Pharmacology, vol. 30, no. 4, pg. 181, 1985

— Palombo, JD, et.al., (Collective Review), Endothelial cell factors and response to injury, Surgery, Gynecology & Obstetrics, vol. 173, p. 505, Dec. 1991

— Petrie, HT, et.al., Selenium and the immune response: 2. Enhancement of murine cytotoxic T-lymphocyte and natural killer cell cytotoxicity in vivo, Journal Leucocyte Biology, vol. 45, no. 3, pg.

215, March 1989

— Petrie, HT, Selenium and the immune response: 2. Enhancement of murine cytotoxic T-lymphocyte and natural killer cell cytotoxicity in vivo, Journal Leucocyte Biology, vol. 45, no. 3, p. 215, March 1989
— Randall, HT, Enteral nutrition: tube feeding in acute and chronic illness, Journal of Parenteral and Enteral Nutrition, vol. 8, no. 2, pg. 113, 1984
— Reynolds, JV, The influence of protein malnutrition on T cell, natural killer cell, and lymphokine-activated killer cell function, and on biological responsiveness to high-dose interleukin-2, Cellular Immunology, vol. 128, no. 2, pg. 569, July 1990
— Riley, ML, et.al., Failure of dietary restriction to influence natural killer activity in old rats, Mechanisms of Ageing and Development, vol. 50, no. 1, pg. 81, Oct. 1989
— Roth, JA, et.al., In vivo effect of ascorbic acid on neutrophil function in healthy and dexamethasone-treated cattle, American Journal Veterinary Research, vol. 46, no. 12, Dec. 1985
— Schlichter, LC, et.al., Interactive effects of Na and K in killing by human natural killer cells, Experimental Cell Research, vol. 184, no.1, pg.99, Sep. 1989
— Schriever, MM, et.al., Natural killer cells, vitamins, and other blood components of vegetarian and omnivorous men, Nutrition Cancer, vol. 12, no. 3, p. 271, 1989
— Spear, AT, et.al., Iron deficiency alters DMBA-induced tumor burden and natural killer cell cytotoxicity in rats, Journal Nutrition, vol. 122, no. 1, pg. 46, Jan. 1992
— Talbott, MC, et.al., Pyridoxine supplementation: effect on lymphocyte responses in elderly persons, Journal of Clinical Nutrition, vol. 46, p. 659, 1987
— Update on Immanonutrition symposium, Nutrition, vol. 6, no. 1, pg. 1, 1990
— Vijayaratnam, V., et.al., The effects of malnutrition on lymphoid tissues, Nutrition, vol. 3, no. 3, pg. 213, 1987
— Wagner, PA, et.al., Zinc nutriture and cell-mediated immunity in the aged, International Journal Vitamin Nutrition Research, vol. 53, no. 1, pg. 94, 1983
— Wan, JMF, et.al., Symposium on the interaction between nutrition and inflammation, Proceedings of the Nutrition Society, vol. 48, p. 315, 1989
— Watson, RR, Immunological enhancement by fat-soluble vitamins, minerals, and trace metals, Cancer Detection and Prevention, vol. 9, p. 67, 1986
— Wollschlager, C., et.al., A lipid, arginine and RNA supplemented enteral formula (IMPACT) alters airway colonization in intubated patients, American Review of Respiratory Diseases, 141:334A, 1990
— Yamashita, N., et.al., Effect of eicosapentaenoic and docosahexaenoic acid on natural killer cell activity in human peripherlal blood lymphocytes, Clinical Immunology Immunopathology, vol. 59, no. 3, pg. 335, June 1991
— Yirmiya, R., et.al., Ethanol increases tumor progression in rats: possible involvement of natural killer cells, Brain Behavior Immun, vol. 6, no. 1, pg. 74, March 1992

음식 & 약초 & 지압

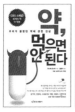 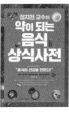 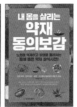

약, 먹으면 안 된다
후나세 슌스케 지음 | 강봉수 옮김

정지천 교수의 **약이 되는 음식 상식사전**
정지천 지음

내 몸을 살리는 **약재 동의보감**
정지천 지음

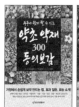 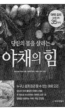 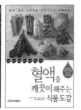

누구나 쉽게 할 수 있는 **약초 약재 300 동의보감**
엄용태 글 · 사진 | 정구영 감수 | 올컬러

당신의 몸을 살리는 **야채의 힘**
하시모토 키요코 지음 | 백성진 편역 · 요리 · 감수 | 올컬러

혈액을 깨끗이 해주는 **식품 도감**
구라사와 다다히로 외 지음 | 이준 · 타키자와 야요이 옮김

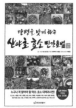 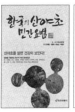 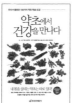

만병을 낫게 하는 **산야초 효소 민간요법**
정구영 글 · 사진 | 올컬러

한국의 산야초 민간요법
정구영 글 · 사진 | 올컬러

약초에서 건강을 만나다
정구영 글 · 사진 | 유승원 박사 추천 | 올컬러

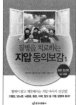 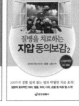

질병을 치료하는 **지압 동의보감 1, 2**   `20년 스테디셀러`
세리자와 가츠스케 지음 | 김창환 · 김용석 편역

그림을 보면서 누구나 쉽고 간단하게 따라할 수 있는 지압 건강서로
1권 〈질병·증상편〉, 2권 〈신체부위편〉으로 구성되었다.

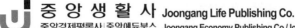

중앙생활사 Joongang Life Publishing Co.
중앙경제평론사 | 중앙에듀북스 Joongang Economy Publishing Co./Joongang Edubooks Publishing Co.

중앙생활사는 건강한 생활, 행복한 삶을 일군다는 신념 아래 설립된 건강 · 실용서 전문 출판사로서
치열한 생존경쟁에 심신이 지친 현대인에게 건강과 생활의 지혜를 주는 책을 발간하고 있습니다.

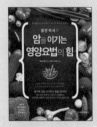

퀼린 박사의 암을 이기는 영양요법의 힘

초판 1쇄 발행 | 2017년 7월 25일
초판 2쇄 발행 | 2019년 11월 25일

지은이 | 패트릭 퀼린(Patrick Quillin)
옮긴이 | 박창은(ChangEun Park) · 한재복(JaeBok Han)
펴낸이 | 최점옥(JeomOg Choi)
펴낸곳 | 중앙생활사(Joongang Life Publishing Co.)

대   표 | 김용주
편   집 | 한옥수 · 유라미
디자인 | 박근영
마케팅 | 김희석
인터넷 | 김회승

출력 | 삼신문화 종이 | 에이엔페이퍼 인쇄 | 삼신문화 제본 | 은정제책사

잘못된 책은 구입한 서점에서 바꿔드립니다.
가격은 표지 뒷면에 있습니다.

ISBN 978-89-6141-204-9(03510)

원서명 | Beating Cancer with Nutrition

등록 | 1999년 1월 16일 제2-2730호
주소 | ⑨04590 서울시 중구 다산로20길 5(신당4동 340-128) 중앙빌딩
전화 | (02)2253-4463(代) 팩스 | (02)2253-7988
홈페이지 | www.japub.co.kr 블로그 | http://blog.naver.com/japub
페이스북 | https://www.facebook.com/japub.co.kr 이메일 | japub@naver.com
♣ 중앙생활사는 중앙경제평론사 · 중앙에듀북스와 자매회사입니다.

이 책은 중앙생활사가 저작권자와의 계약에 따라 발행한 것이므로 본사의 서면 허락 없이는
어떠한 형태나 수단으로도 이 책의 내용을 이용하지 못합니다.
※ 이 책은《암을 이기는 영양요법》을 독자들의 요구에 맞춰 새롭게 출간하였습니다.

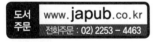

※ 이 도서의 국립중앙도서관 출판시도서목록(CIP)은 서지정보유통지원시스템 홈페이지(http://seoji.nl.go.kr)와
국가자료공동목록시스템(http://www.nl.go.kr/kolisnet)에서 이용하실 수 있습니다.(CIP제어번호:CIP2017015793)

중앙생활사에서는 여러분의 소중한 원고를 기다리고 있습니다. 원고 투고는 이메일을 이용해주세요. 최선을 다해
독자들에게 사랑받는 양서로 만들어 드리겠습니다. **이메일** | japub@naver.com